嗜酸性粒细胞增多相关疾病诊断与治疗

主　编　陈宝安　周卢琨

副主编　王　倩　刘　爽

东南大学出版社
SOUTHEAST UNIVERSITY PRESS
· 南京 ·

图书在版编目(CIP)数据

嗜酸性粒细胞增多相关疾病诊断与治疗 / 陈宝安，
周卢琨主编. —南京：东南大学出版社，2021.12
　ISBN 978-7-5641-9819-0

　Ⅰ. ①嗜…　Ⅱ. ①陈…　②周…　Ⅲ. ①嗜酸粒
细胞增多症-诊疗　Ⅳ. ①R557

中国版本图书馆 CIP 数据核字(2021)第 238223 号

责任编辑:褚蔚　责任校对:子雪莲　封面设计:王玥　责任印制:周荣虎

嗜酸性粒细胞增多相关疾病诊断与治疗

Shisuanxing Lixibao Zengduo Xiangguan Jibing Zhenduan Yu Zhiliao

主　　编	陈宝安　周卢琨
出版发行	东南大学出版社
社　　址	南京市四牌楼 2 号(邮编:210096)
经　　销	全国各地新华书店
印　　刷	广东虎彩云印刷有限公司
开　　本	700mm×1000mm　1/16
印　　张	16
字　　数	313 千字
版　　次	2021 年 12 月第 1 版
印　　次	2021 年 12 月第 1 次印刷
书　　号	ISBN 978-7-5641-9819-0
定　　价	68.00 元

(本社图书若有印装质量问题,请直接与营销部联系。电话:025-83791830)

本书编委会

主　编　陈宝安　周卢琨

副主编　王　倩　刘　爽

编　委　（按姓氏笔画排序）

王　倩　刘　爽　刘天昉

刘珂菲　陈宝安　吴　雪

张　静　周卢琨　彭逸伦

其他参与编写者（按姓氏笔画排序）

丁小琼（东南大学附属中大医院 耳鼻咽喉科）

刘　宏（东南大学附属中大医院 肾脏内科）

许容容（东南大学附属中大医院 呼吸内科）

陈立娟（东南大学附属中大医院 心血管内科）

张　群（东南大学附属中大医院 感染科）

张　蕾（东南大学附属中大医院 呼吸内科）

张忠红（东南大学附属中大医院 眼科）

吴　婷（东南大学附属中大医院 呼吸内科）

胡　悦（东南大学附属中大医院 呼吸内科）

俞　婷（东南大学附属中大医院 消化内科）

袁　成（东南大学附属中大医院 呼吸内科）

徐晓夔（东南大学附属中大医院 风湿免疫科）

程　坚（东南大学附属中大医院 血液内科）

葛路遥（东南大学附属中大医院 呼吸内科）

魏　琼（东南大学附属中大医院 内分泌科）

前言
Qianyan

嗜酸性粒细胞起源于骨髓造血干细胞,主要存在于外周血和一些组织中。在多种疾病状态下,外周血及组织中嗜酸性粒细胞的数量可增加,严重程度从轻度到危及生命不等。在嗜酸性粒细胞增多相关疾病中,皮肤、气道和胃肠道是常见的靶器官,心脏和神经等系统也可受累。约十余年前,国内出版过嗜酸性粒细胞增多症的相关书籍。近年来,随着基础医学与临床医学的飞速发展,嗜酸性粒细胞增多症的诊疗模式已经发生了巨大的变化,既往的诊治手段不断优化,新兴的诊治方法层出不穷,极大地改善了嗜酸性粒细胞增多症的诊疗。这些进展在恶性髓系或淋巴系肿瘤伴嗜酸性粒细胞增多诊疗领域尤为显著。

临床各学科和专业的医师在实践中都会遇见到嗜酸性粒细胞增多病例,系统了解这一跨学科领域的进展可提升一线医师的临床思维,有助于精准诊疗,更好地服务病人。本书以嗜酸性粒细胞增多为主线,分系统介绍近年来嗜酸性粒细胞增多症领域的相关进展。全书共十二章,分别从血液系统、呼吸系统、消化系统、皮肤系统、感染性疾病、免疫系统、循环系统、泌尿系统、内分泌系统、眼部相关性疾病、组织相关性疾病的角度,详细阐述嗜酸性粒细胞增高及其相关疾病的临床诊疗思路。

本书编写过程中,编者对内容进行了多次修改和校正,但难免存在疏漏和不足之处。我们希望本书有助于提升嗜酸性粒细胞增多的诊疗水平,也真诚地欢迎读者对其内容批评指正。

感谢东南大学附属中大医院各相关科室专家们对本书出版提供的宝贵资料!

陈宝安　卢传义

2021 年 12 月

目录

第一章

嗜酸性粒细胞增多相关疾病总论

第一节 嗜酸性粒细胞的病理生理

嗜酸性粒细胞是高度分化的功能性血液白细胞,在机体防御和组织重塑中发挥着重要作用。嗜酸性粒细胞产生、储存并释放多种生物活性物质,包括具有细胞毒性的蛋白类因子、脂质类介质、化学趋化性蛋白因子和各种细胞因子。在多种特定生理和病理状态下,嗜酸性粒细胞会迁移至靶器官,然后激活并释放胞浆颗粒物质,导致局部炎症反应、组织重塑,甚至组织损伤。

分化与增殖:嗜酸性粒细胞来源于骨髓多能造血干细胞,多能造血干细胞逐步分化为幼稚嗜酸性粒细胞,然后成熟并进入血液。嗜酸性粒细胞在骨髓的发育、成熟依赖于多种造血因子,特别是白细胞介素-3(IL-3)、白细胞介素-5(IL-5)和粒细胞-巨噬细胞集落刺激因子(GM-CSF)。研究表明,嗜酸性粒细胞来源于产生所有髓系细胞的祖细胞群:前粒细胞-巨噬细胞祖细胞(pre-granulocyte-macrophage progenitor,pre-GM)和粒细胞-巨噬细胞祖细胞(granulocytemacrophage progenitor,GMP)。嗜酸性粒细胞祖细胞表面表达多种受体,其中最重要的是具有高亲和力 α 亚单位的 IL-5 受体(IL-5Rα),使得嗜酸性粒细胞祖细胞仅分化为嗜酸性粒细胞,而不分化为嗜碱性粒细胞或肥大细胞。

循环的流动:嗜酸性粒细胞从骨髓释放入外周循环,主要由 IL-5(又被称为嗜酸性粒细胞趋化因子)介导。资料表明,IL-5 生产过多可能与 Th2 细胞有关,一些血液系统恶性肿瘤患者恶性增殖的 T 细胞克隆或因染色体易位引起基因转录的激活可引起 IL-5 增多。

黏附与迁移:嗜酸性粒细胞对应的配体结合内皮细胞表面的黏附分子,后通过内皮细胞之间的缝隙进入组织。黏附在嗜酸性粒细胞的滚动主要是 P-选择素(P-Selectin)介导的,而中性粒细胞的滚动主要由 E-选择素(E-Selectin)介导。活化的嗜酸性粒细胞通过整合素家族的黏附分子如 CD18(β2-整合素)和特晚期抗原-4(VLA-4)分子(β1-整合素)等与内皮细胞紧密黏附。在血管内皮细胞上CD18与细胞间黏附分子-1(ICAM-1)相互作用,适合于所有的白细胞;而VLA-4与血管细胞黏附分子-1(VCAM-1)相互作用,适合于嗜酸性粒细胞和单核细胞。嗜酸性粒细胞移行到炎症组织,成为活化的细胞并释放炎症介质。一些刺激如免疫球蛋白(尤其是分泌型IgA和IgG)以及细胞因子(如IL-5、GM-CSF和IL-3)可激活嗜酸性粒细胞。这些刺激引起的嗜酸性粒细胞激活严格依赖CD18,尤其是巨噬细胞抗原复合体-1(Mac-1,αMβ2)。研究发现,呼吸道合胞病毒也可刺激嗜酸性粒细胞活化。

趋化:大多数趋化因子通过嗜酸性粒细胞的趋化因子受体(CCR-3)与嗜酸性粒细胞的相互作用,其化学诱导影响可被IL-5加强。局部趋化分子可能在胃肠道嗜酸性粒细胞直接进入黏膜固有层和嗜酸性粒细胞向炎症组织募集两方面起主要作用。除了两个趋化因子——嗜酸性粒细胞活化趋化因子-1和嗜酸性粒细胞活化趋化因子-2对嗜酸性粒细胞有相对特异性,大多是非特异的。

生存与破坏:嗜酸性粒细胞在组织中长期生存(大约数周)主要依赖于微环境中的细胞因子,也可以通过自分泌途径调节其自身的生存。

嗜酸性粒细胞在骨髓中的发育受转录因子(尤其是转录因子GATA-1)的控制。IL-3、IL-5与GM-CSF促进嗜酸性粒细胞增殖、分化与成熟。IL-5促进嗜酸性粒细胞由骨髓向血液的迁移。嗜酸性粒细胞由血液向周围组织的运动依赖于细胞间的相互作用以及黏附分子和趋化因子与内皮细胞的作用,其中包括Eotaxin-1。

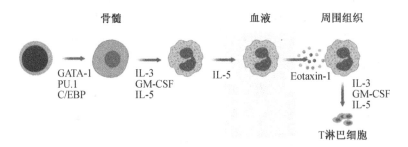

图1-1　嗜酸性粒细胞生理学

注:GATA-1表示转录因子GATA-1;PU.1表示转录因子PU.1;C/EBP代表转录因子C/EBP;IL-3、IL-5分别为白细胞介素-3与白细胞介素-5;GM-CSF表示粒细胞-单核细胞集落刺激因子;Eotaxin-1代表嗜酸性粒细胞活化趋化因子-1。

在活化过程中,嗜酸性粒细胞产生相对高浓度的破坏组织的超氧化物及其毒性代谢产物。膜相关 NADPH 氧化酶复合物是炎症细胞中调节超氧化物生成的主要成分,包含四种对其活化至关重要的蛋白质。它们分别是细胞色素 b558、p47phox、p67phox 和 GTPase Rac2。Rac2 与胞质 Rho GDP 解离抑制剂(RhoGDI)结合,phox 蛋白激活后与膜相关细胞色素 b558 结合。这一过程之后,Rac2 从 RhoGDI 解离并转移到复合物中产生超氧化物。Rac2 和 Cdc42 在人类嗜酸性粒细胞超氧化物生成和脱颗粒中的表达和具体作用机制仍需进一步研究。

在局部组织聚集的嗜酸性粒细胞脱颗粒,释放毒性炎症介质,包括主要碱性蛋白(MBP)、嗜酸性粒细胞阳离子蛋白(ECP)、嗜酸性粒细胞过氧化物酶(EPO)以及嗜酸性粒细胞衍生的神经毒素(EDN),还可合成血小板激活因子、白三烯等血管活性物质,进而导致组织破坏和更多嗜酸性粒细胞聚集。

第二节　嗜酸性粒细胞增多相关疾病分类

嗜酸性粒细胞增多症可见于多种疾病,指外周血嗜酸细胞绝对计数(AEC)超过正常上限$(0.35 \sim 0.5) \times 10^9/L$。根据外周血嗜酸性粒细胞计数可分为三级:轻度增多为$(0.5 \sim 1.5) \times 10^9/L$,中度增多为$(1.5 \sim 5) \times 10^9/L$和重度增多为$>5.0 \times 10^9/L$。全球最常见的病因是蠕虫感染,在工业化国家,最常见的病因是过敏性疾病。

表 1-1　嗜酸性粒细胞增多疾病的分类[a]

HE 分类条件	病　因
继发性 HE (反应性,HE_R)[b] 非肿瘤性	过敏和超敏反应(如哮喘) 药物反应(过敏或中毒) 寄生虫感染(如蠕虫病) 疥疮和其他感染 胶原性血管疾病(自身免疫) 皮肤病(如特应性皮炎) 慢性炎症性疾病(如 IBD) 代谢功能异常(如肾上腺功能不全) 慢性移植物抗宿主病 嗜酸性肌痛综合征 异常淋巴型 HE/HES

续表 1 - 1

HE 分类条件	病因
肿瘤性(副瘤性)	实体瘤 T 细胞淋巴瘤/白血病 霍奇金淋巴瘤 B 细胞急淋,伴有 t(5;14)/IL3IgH 朗格汉斯细胞组织细胞增生症
原发性 HE(肿瘤性,HE_N)[c]	慢性嗜酸性粒细胞白血病 骨髓系/淋巴系肿瘤伴嗜酸性粒细胞增多和基因重排($PDGFRA$,$PDGFRB$,$FGFR1$,$JAK2$,$FLT3$,$ABL1$) MPN 伴嗜酸性粒细胞增多症(如 CML 和 JAK2V617F+MPN) AML,伴有 inv(16)或 t(16;16)/CBFB - MYH11 MDS 伴嗜酸性粒细胞增多症 MDS/MPN 伴嗜酸性粒细胞增多症 伴嗜酸性粒细胞增多的侵袭性系统性肥大细胞增多症(ASM)
特发性嗜酸性粒细胞增多(HE_{US})	HE 持续≥6 个月且无潜在反应性或肿瘤病因
家族性嗜酸性粒细胞增多(HE_{FA})	罕见,遗传性,常染色体显性遗传;发病机制不明;临床预后良好

HES:高嗜酸性粒细胞综合征;HE_{US}:未确定意义;IBD:炎症性肠病;MDS:骨髓增生异常综合征;MPN:骨髓增殖性肿瘤;MDS/MPN:骨髓增生异常/骨髓增殖重叠肿瘤;NOS:非特别型。

a:在大多数情况下,当器官损伤/功能障碍伴随并可归因于 HE 时,应被命名为高嗜酸性粒细胞综合征或 HES(例如继发性 HES,原发性 HES,以及特发性 HES)。

b:HE 是由相应细胞因子触发的。

c:嗜酸性粒细胞是克隆性的(恶性嗜酸性粒细胞)。

表 1-2 嗜酸性粒细胞增多症的常见原因

系统分类	常见原因
感染性疾病	非寄生虫感染:球孢子菌病、HIV 感染、瘤型麻风、猩红热、卡氏肺孢子菌感染、慢性肺结核; 寄生虫感染:以蠕虫感染最多见,蛔虫病,部分原虫也可引起
过敏或特应性疾病	药物超敏反应、药物反应伴嗜酸性粒细胞增多症与全身症状综合征、嗜酸性粒细胞增多性肌痛综合征、剥脱性皮炎、变应性血管炎、急性变应性间质性肾炎、慢性荨麻疹和血管性水肿
皮肤疾病	特应性皮炎、大疱性类天疱疮、嗜酸性蜂窝织炎(Wells' syndrome)、嗜酸性粒细胞增多性毛囊炎、发作性血管性水肿伴嗜酸性粒细胞增多、妊娠疱疹
免疫性与风湿性疾病	变应性肉芽肿病伴血管炎(Churg-Strauss syndrome)、韦格纳肉芽肿病(Wegener granuomatosis)、类风湿关节炎合并嗜酸性粒细胞增多症、干燥综合征与嗜酸性粒细胞增多症、器官移植后反应、原发性免疫缺陷综合征、Job 综合征(Job's syndrome)、Omenn 综合征、血清病
血液肿瘤与副瘤性嗜酸性粒细胞增多症	慢性嗜酸性粒细胞性白血病、骨髓系/淋巴系肿瘤伴嗜酸性粒细胞增多和基因重排肥大细胞增多症、T 细胞淋巴瘤/白血病、其他克隆性嗜酸性粒细胞增多症(MPN,MDS,MDS/MPN,急淋或急粒白血病等)、副瘤性嗜酸性粒细胞增多症、家族性嗜酸性粒细胞增多症、特发性嗜酸性粒细胞增多综合征
呼吸系统疾病	变应性鼻炎、鼻息肉、慢性鼻窦炎、变应性真菌性鼻窦炎、伴嗜酸性粒细胞增多综合的非变应性鼻炎、变应性支气管肺曲菌病、变应性支气管肺青霉菌病、支气管哮喘、非哮喘嗜酸性粒细胞性支气管炎、嗜酸性粒细胞增多性肺浸润、嗜酸性粒细胞性胸腔积液、嗜酸性肉芽肿、慢性阻塞性肺病
其他疾病及原因不明疾病	放疗相关的嗜酸性粒细胞增多症、胆固醇结晶栓塞、嗜酸性粒细胞性肌炎、嗜酸性粒细胞性脂膜炎、嗜酸性粒细胞性肌炎、结节病、嗜酸性粒细胞性胃肠炎及其他消化系统疾病、嗜酸性粒细胞性膀胱炎、慢性肾上腺皮质功能减退症

第三节　嗜酸性粒细胞增多相关疾病治疗总论

一、诊断程序

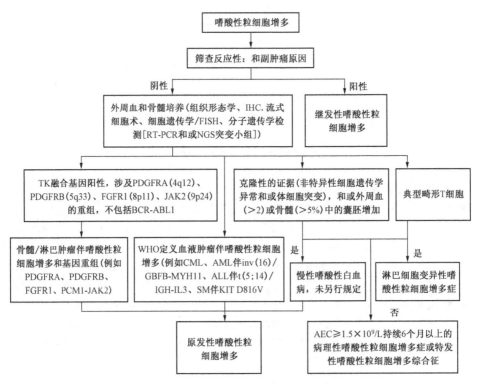

图 1-2　嗜酸性粒细胞增多相关疾病诊断程序

(一) 病史

询问时应仔细询问有无过敏性疾病、有无皮疹或淋巴结肿大史、有无心肺和胃肠道症状;有无发热、盗汗、体重下降、瘙痒和酒精诱导的疼痛等体质性症状;详细询问旅游史,特别是有无热带地区旅游史。

(二) 实验室检查

所有嗜酸粒细胞增多症患者均应进行以下常规实验室检查:①全血细胞计数和外周血涂片分类计数;②常规生化检查,包括肝、肾功能,电解质和乳酸脱氢酶;③红细胞沉降率和(或)C 反应蛋白;④血清维生素 B_{12} 。

（三）确定或排除可能的继发原因

那些无症状且仅轻至中度嗜酸性粒细胞增多[嗜酸性粒细胞绝对计数$(0.5 \sim 1.5) \times 10^9 / L$]，可以暂不进行进一步检查。

有全身症状或持续性嗜酸粒细胞增多（嗜酸粒细胞绝对计数$\geqslant 1.5 \times 10^9 / L$），伴或不伴有可疑器官受损，首先应进行以下（表1-3）检查，确定或排除可能的继发原因。

表1-3　确定或排除可能的继发原因

分类	常见原因
过敏原因	血清 IgE，变应原特异的 IgE，特异过敏症的皮肤针刺实验；考虑非过敏性皮肤原因；皮肤活检
感染原因	大便寄生虫和虫卵镜检，可疑感染寄生虫的血清学实验，HIV、人类 T 细胞淋巴病毒Ⅰ型（HTLV-1）、HBV、HCV、HIV、CMV 和 B19 病毒的血清学检测
胃肠道原因	上消化道内镜、小肠镜或肛肠镜检查，血清淀粉酶，乳糜泻相关自身抗体的血清学检测
结缔组织病	抗核抗体（ANA）或抗双链 DNA 抗体（dsDNA），瓜氨酸环肽（CCP）抗体，体液免疫特定蛋白，IgG4
血管炎	抗中性粒细胞胞质抗体（ANCA）
呼吸疾病	影像检查，纤支镜检查

（四）确定或排除可能疾病

无明确继发原因且嗜酸粒细胞增多（嗜酸粒细胞绝对计数$\geqslant 1.5 \times 10^9 / L$）患者，应考虑血液系统恶性肿瘤伴克隆性嗜酸性粒细胞增多。为确定或排除可能疾病，应进行以下检查：

①骨髓穿刺涂片分类计数；

②骨髓活检活组织切片病理细胞学分析；

③ FISH 或 RT-PCR 检测 FIP1L1-PDGFRA 融合基因；

④染色体核型分析；

⑤血清胰蛋白酶（筛查肥大细胞增多症）；

⑥ T 细胞免疫表型分析±TCR 基因重排；

⑦如果染色体核型分析示有累及 4q12（PDGFRA）、5q31-33（PDGFRB）、8P11-12（FGFR1）、9p24（JAK2）、13q12（FLT3）或其他酪氨酸激酶基因位点的

染色体易位,则应采取 RT - PCR 或 NGS 测序方法确定相关融合基因。常规核型分析会漏检 FIP1L1 - PDGFRA。

(五) 受累器官的评估

如果有可疑嗜酸粒细胞增多所致的器官受损,应进行受累器官的评估。

①心脏评估:X 线胸片、心电图、超声心动图、心肌酶谱、血清肌钙蛋白 T 或 I、ProBNP。

②肺脏评估:肺活量测定,血氧饱和度和一氧化碳肺转移因子(TLCO)。

③不明原因的血栓事件应记录为一种嗜酸粒细胞相关的组织损害。

④有终末器官受损的患者,随访期间器官功能的监测频率应根据器官受损的严重程度和(或)嗜酸粒细胞增多症的恶性程度来决定。

二、诊断与鉴别诊断

(一) 排除继发原因

继发性嗜酸性粒细胞增多症有许多原因。在发展中国家,最常见原因是感染,特别是寄生虫感染。过敏和超敏、药物反应、胶原血管疾病、肺嗜酸细胞性疾病、过敏性胃肠炎、代谢性疾病、非髓系恶性肿瘤也可能与继发嗜酸细胞增多有关。罕见情况包括:家族性嗜酸细胞增多症、高 IgE 综合征、Omenn 综合征、发作性血管水肿和 Gleich's 综合征(间隙性血管水肿伴嗜酸粒细胞增多)以及嗜酸细胞增多-肌痛综合征。详细询问旅行史、重复寄生虫检测、粪便检测以及寄生虫特异性抗体检测,对诊断有帮助。其他实验室检查和影像学检查应根据患者旅行史、症状来决定。

(二) 原发性嗜酸性粒细胞增多症评估

提示原发性嗜酸性粒细胞增多症的临床表现包括全身症状(例如发热、体重下降、盗汗、疲劳等),进行性加重并对激素治疗无效的嗜酸性粒细胞增多,白细胞增多(如中性粒细胞增多、单核细胞增多、嗜碱粒细胞增多等),外周血中现幼稚或异常变异白细胞,血小板升高或降低,血维生素 B_{12} 升高(比如 ≥1 000 pg/mL)或类胰蛋白酶增高(比如 >12 ng/mL)等。

对原发性骨髓疾病进行评估,血液检查(注意是否存在外周血原始细胞、发育异常细胞、单核细胞增多、血清维生素 B_{12} 或类胰蛋白酶增高)结合骨髓形态学、细胞遗传学、免疫学和分子生物学分析,有助于鉴别诊断。可能诊断包括系统性肥大细胞增多症(SM)、慢性髓系白血病(CML)、急性髓系白血病(AML)、骨髓增殖异常综合征(MDS)或 MDS/MPN 重叠肿瘤(如 CMML)。"HE 骨髓增殖性疾病变异型"多指骨髓来源的髓系嗜酸粒细胞的恶性疾病,与 CML 和 BCR - ABL1 阴性 MPNs 有相似之处,血清维生素 B_{12} 升高。

原发性嗜酸性粒细胞增多症应先筛查外周血 FIP1L1 - PDGFRA 基因融合 (RT - PCR 或 FISH),FIP1L1 - PDGFRA 基因融合也见于因骨髓肥大细胞增生而致外周血嗜酸细胞增多时,骨髓存在松散的肥大细胞簇。而典型 SM 是致密的肥大细胞簇且携带 KITD816V 突变。两种疾病中,肥大细胞的类胰蛋白酶、CD117 和 CD25 均为阳性。FIP1L1 - PDGFRA 也可见于 AML 和 T 淋巴母细胞淋巴瘤,并伴有嗜酸性粒细胞增多。

无 FIP1L1 - PDGFRA 融合时应评价其他分子异常。PDGFRA、PDGFRB 或 FGFR1 融合基因通常伴有异常核型:4q12(PDGFRA)、5q31~33(PDGFRB)或 8p11~12(FGFR1)易位。如果发现上述染色体区域易位,建议 FISH 检测确认可疑基因重排。PDGFRB 或 FGFR1 重排时可无嗜酸性粒细胞增多,偶尔 PDGFRB 重排细胞遗传学检查不易发现,可通过 RT - PCR 或 RNAseq 检测。尽管 CMML 和其他髓系肿瘤 PDGFRB 重排不常见,但因其对伊马替尼治疗有反应,因此进行相关筛查很关键。PDGFRB 融合配对基因超过 30 个。与 FGFR1 基因融合相关的嗜酸细胞性髓系肿瘤罕见,已知共 14 个 FGFR1 融合基因。PCM1 - JAK2 融合是临时分类。累及 FLT3 的 ETV6 - FLT3 融合常见于 MPN 和/或 T 淋巴母细胞白血病/淋巴瘤伴嗜酸性粒细胞增多,尚未正式纳入 WHO 诊断标准。JAK2 和 FLT3 基因均可通过交互性易位发生重排。二代测序(NGS)可帮助识别更多与嗜酸细胞增多相关的体突变和常见基因融合。

上述筛查阴性,但存在嗜酸性粒细胞性髓系恶性肿瘤的细胞遗传学、分子和/或形态学证据时,应考虑慢性嗜酸性粒细胞白血病非特指型(CEL,NOS)。CEL,NOS 与 HES 的区别在于是否存在非特异性的克隆性细胞遗传学或分子异常或原始细胞增加(外周血>2%,骨髓>5%,均低于 20%)。常见于 CEL,NOS 的基因突变包括 ASXL1,TET2,DNMT3A,EZH2,SETBP1 和 NOTCH1 突变,等。另外,近年来发现的激活性 STAT5B N642H 突变也提示 CEL,NOS。有研究显示,CEL,NOS 的骨髓形态不同于 HES,异常核型和髓系突变频度更高,患者生存期缩短。

(三) 淋巴细胞变异性嗜酸性粒细胞增多(LV - HE)

有些患者存在能产生促嗜酸性粒细胞增多因子的异常 T 淋巴细胞。流式细胞表型分析是诊断 LV - HE 的必须检测。这些 T 淋巴细胞的异常免疫表型包括 sCD3⁻/CD4⁺/CD8⁻,sCD3⁺/CD4⁻/CD8⁻(双阴 T 细胞)及 CD27 缺失等。该病多无显著淋巴细胞增多,皮肤常为首要表现,可多器官受累。部分个体存在 T 细胞受体基因克隆性重排,异常 T 细胞也可能带激活性 STAT3 基因突变。淋巴细胞变异型嗜酸性粒细胞增多缺少诊断共识,PCR 检测发现 T 细胞克隆性,但没有 T 细胞免疫表型异常或证实有相关细胞因子增高,不能作出 LV - HE 诊断。诊断 LV - HE 前须排除 T 细胞淋巴瘤。

如上述情况均不存在,伴器官损害时诊断为 HES,无器官损害时诊断为意义不明 HE。随着 NGS 的应用,意义不明 HE/HES 发现了更多突变,并因此归入 CEL,NOS。

三、危险分层

表 1 - 4　分型、危险因素及预后

分型	危险因素	预后
HES	外周血原始细胞或 WBC 计数> $100×10^9/L$	多因心脏疾病早期死亡,预后较差
CEL,NOS	年龄>60 岁、血红蛋白<10 g/dL、心脏受累、肝脾肿大	预后较差
淋巴细胞变异型嗜酸细胞增多	合并 T 细胞淋巴瘤或 Sézary 综合征	提示有恶性潜能

四、治疗

(一) 治疗原则

继发性嗜酸粒细胞增多症主要是针对原发病的治疗。原发性和特发性嗜酸粒细胞增多症一般以重要器官受累和功能障碍作为主要治疗指征。由于外周血嗜酸粒细胞绝对计数不一定与终末器官受损成正比,如果没有明确的器官受累和功能障碍,迄今尚无何时及是否需要治疗的共识。嗜酸粒细胞增多症治疗的目的是降低嗜酸粒细胞计数和减少嗜酸粒细胞介导的器官功能受损。

(二) 基本治疗

很难预测嗜酸细胞增多症的持续时间和严重程度以及造成哪些组织损伤。有人推荐 AEC(1.5~2)×10⁹/L 时开始治疗,治疗包括动态监测嗜酸细胞计数、骨髓检查和活检及细胞遗传学、克隆性评估和器官损伤评估,以确定隐匿性器官损害和病因。鉴于 CEL,NOS 和 HES 预后不良,以及 PDGFRA/B 重排对伊马替尼高度敏感,因此即便没有器官功能损害也应治疗,防止组织损伤,目标是获得完全分子缓解。存在器官损害时,应根据 WHO 诊断标准明确嗜酸细胞增多症分类并根据风险进行个体化治疗。髓系恶性肿瘤按相关指南治疗:伊马替尼是 PDGFRA 或 PDGFRB 融合基因阳性患者的首选;FGFR1、JAK2 和 FLT3 重排患者也有相应治疗;目前还没有 CEL,NOS、HES 和淋巴细胞变异型嗜酸细胞增多症的靶向治疗方法。

表 1-5 嗜酸细胞增多症的分类、常用治疗方法

疾病分类	常用疗法	推荐剂量
PDGFRA 重排肿瘤	伊马替尼	100～400 mg, qd
PDGFRB 重排肿瘤	伊马替尼	400 mg, qd
FGFR1 重排肿瘤	化疗后行 allo-SCT； 可考虑新药 Pemigatinib	
JAK2 重排肿瘤	芦可替尼后行 allo-SCT	
慢性嗜酸性粒细胞白血病非特指型	羟基脲 干扰素-α 或聚乙二醇化干扰素 化疗后行 allo-SCT[a]	500～1 000 mg, qd 3～4 mU, tiw 90 μg, qw
特发性嗜酸性粒细胞增多症	强的松 羟基脲 干扰素-α 聚乙二醇化干扰素 伊马替尼[a] 美泊利单抗[b] 化疗后行 allo-SCT[c]	500～2 000 mg, qd 1 mU, qd～3 mU, tiw 45～90 μg, qw 400～800 mg, qd 300 mg, iv/sc, monthly
淋巴细胞变异性嗜酸性粒细胞增多	泼尼松 干扰素-α 聚乙二醇化干扰素-α-2b 美泊利单抗 阿仑单抗	1 mg/kg, qd 3～4 mU, tiw 45～90 μg, qw 300～700 mg, iv/sc, monthly 5～30g, iv, tiw

备注: "qd"每日一次；"tiw"每周 3 次；"qw"每周 1 次；"iv"静脉；"sc"皮下；"allo-SCT"异基因造血干细胞移植。

1. PDGFRA/B 重排肿瘤的治疗

目前伊马替尼是治疗 PDGFRA/B 重排肿瘤伴嗜酸细胞增多的有效方法，FDA 推荐 FIP1L1-PDGFRA 重排患者起始剂量 100 mg/天，髓系肿瘤（通常 MDS/MPNs）伴嗜酸细胞增多和 PDGFRB 重排患者，推荐 400 mg/天，维持剂量 100 mg/天。

研究证实了伊马替尼在 FIP1L1-PDGFRA 阳性髓系肿瘤中的作用。一些患者 100 mg/天即可达分子缓解，某些患者则需 300～400 mg/天，每周 100～200 mg 可维持部分患者的分子缓解，维持分子缓解的最佳剂量尚未确定。伊马替尼停药或减量时疾病可复发，重新使用可再次诱导分子缓解，但也有患者停药后疾病长

期缓解。通常推荐持续治疗,如何停药需要进一步探索。

FIP1L1 - PDGFRA 阳性疾病伊马替尼治疗耐药较少,多数源于疾病急变时 PDGFRA 的 ATP 结合域内的 T674I 突变。T674I 突变类似 CML 的 T315IBCR - ABL1 突变,对伊马替尼、达沙替尼和尼洛替尼耐药。PDGFRA 串联突变 S601P 和 L629P 也对伊马替尼原发耐药。其他可导致伊马替尼耐药的突变包括 F604S 和 L629P。FIP1L1 - PDGFRA 之外的 PDGFRB 或 PDGFRA 重排变体中,伊马替尼通常也是 100~400 mg/天,可诱导持久血液学、细胞遗传学和分子缓解。PDGFRA 或 PDGFRB 重排疾病急变时,伊马替尼仍有效,但急变和复杂细胞遗传学异常影响其疗效。伊马替尼总体耐受好,但曾有 FIP1L1 - PDGFRA 阳性患者出现心源性休克报道,故建议治疗前 7~10 天对已知有心脏病和/或血清肌钙蛋白水平升高的患者预防性使用激素,因其可能与嗜酸细胞介导的心脏损害或其他心脏并发症有关。

2. FGFR1,JAK2 和 FLT3 重排肿瘤的治疗

FGFR1 重排髓系/淋系肿瘤病程侵袭,通常 1~2 年发展为 AML 或 T - ALL,因此推荐类似 hyperCVAD 的方案进行强化疗,然后尽早准备异基因移植。小分子抑制剂治疗 FGFR1 重排疾病的数据很少。米哚妥林能体外抑制 ZNF198 - FGFR1 融合。Ponatinib 对 FGFR1 激酶有部分活性,但有报道在 7 例 FGFR1 重排患者中未能证实其作用。Pemigatinib 是新型口服 FGFR 抑制剂,2018ASH 会议一项 Ⅱ 期研究显示,总反应率 85%(11/13 例),6 例获完全细胞遗传学反应。

3. 髓系肿瘤伴 JAK2 和 FLT3 重排

应考虑使用小分子抑制剂芦可替尼、索拉非尼或舒尼替尼治疗。因疗效变化大、持续时间短,因此应考虑尽早 HSCT。

4. 肿瘤伴 HES 和 CEL,NOS 的治疗:激素、羟基脲和干扰素 α

对严格定义的 HES,激素(如强的松 1 mg/kg)是基本治疗,能迅速减少嗜酸细胞计数,适当背景下也可考虑经验性治疗,例如考虑类圆线虫感染时应用伊维菌素。尤其血清抗体检测结果未报时,防止激素引起的感染加重和播散。长期激素治疗可能出现副作用,随着症状控制和嗜酸细胞计数 $<1.5\times10^9$/L,激素应逐渐减量。强的松 >10 mg 时出现症状复发、器官损害以及嗜酸细胞计数显著增加是加用其他药物的指征。

羟基脲是有效的一线治疗 HES 药物,可与激素联合或用于激素无反应者。起始剂量 500~1 000 mg/天。强的松和(或)羟基脲耐药 HES 和 CEL,NOS 患者,干扰素 α(IFN - α)可产生血液学和细胞遗传学缓解,与激素联用可减少激素用量。IFNα 最佳剂量尚未明确,起始 100 万单位,每周 3 次皮下注射,逐步增加到 300 万~400 万单位或更高,以控制嗜酸细胞增多。也可采用聚乙二醇干扰素 α2b 治疗,孕妇也可使用干扰素。

二线和三线药物如长春新碱、环磷酰胺、依托泊苷等也有一定疗效,单独 2 - 氯脱氧腺苷或联合阿糖胞苷以及环孢素 A 也可用于 HES 治疗。最近发现,右旋哌啶醇也可减少绝对嗜酸细胞数,但需要进一步证实。部分 CEL,NOS 或 HES 患者可能受益于伊马替尼,剂量>400 mg/天,通常只是部分血液学反应,持续时间短。罕见的完全缓解可能代表隐匿性 PDGFRA 或 PDGFRB 突变或其他未知靶点。

5. 治疗淋巴细胞变异型嗜酸细胞增多(LV - HE)

具有异常免疫表型和/或产生细胞因子的 T 细胞克隆的患者最初应使用激素治疗,难治或复发时考虑使用 IFNα 或免疫抑制剂治疗。羟基脲和伊马替尼鲜有疗效,血清 IgE 和 TARC 升高与该病对激素的反应有关。应注意病人随访,因为 10%～20% 病人最终会患 T 细胞淋巴瘤。T 细胞核型异常(如染色体 6q 或 10p 的丢失,7 号三体症等)或 CD3$^-$/CD4$^+$ 表型进展为 T 细胞淋巴瘤的风险相对较高。

6. HES 的抗体治疗

(1) 美泊利单抗(mepolizumab) 鉴于细胞因子对嗜酸细胞分化、活化和生存的作用,可采用抗 IL - 5 抗体治疗 HES。美泊利单抗是全人源化单克隆 IgG 抗体,抑制 IL - 5 与嗜酸细胞 IL - 5 受体结合,可改善患者皮肤病变和肺受损患者的肺功能。治疗前 IL - 5 水平或 F1L1 - PDGFRA 不能预测治疗反应。类似的单抗还包括 reslizumab(抗 IL - 5 单抗)和 benralizumab(抗 IL - 5 受体单抗)。

(2) 阿仑单抗(alemtuzumab) 阿仑单抗是抗 CD52 单抗,用于意义不明 HES 治疗,5～30 mg/次,每周 3 次,部分患者可获得完全血液学缓解,缓解后采用维持治疗者的无进展时间明显长于未维持治疗者。复发时再次阿仑单抗治疗仍可获血液学缓解。副作用主要是免疫抑制,限制了其应用。

骨髓/外周血异基因造血干细胞移植尝试用于侵袭性疾病患者,无病生存 8 个月至 5 年。移植在 HES 中的作用还有待确定。

7. 支持治疗与手术

白细胞单采可使高白细胞和嗜酸细胞计数迅速降低,但不能有效维持。脾切除适合脾功能亢进相关腹痛和脾梗塞,但不是标准治疗。抗凝和抗血小板药物预防复发性血栓栓塞疗效差异较大。因嗜酸疾病导致晚期心脏疾病的患者并不常见,心脏手术可延长晚期心脏疾病患者的生命。

主要参考文献

[1] Nagata M, Nakagome K, Soma T. Mechanisms of eosinophilic inflammation[J]. Asia Pacific Allergy, 2020, 10(2): e14.

[2] Helbig G, Klion A D. Hypereosinophilic syndromes—An enigmatic group of disorders with an intriguing clinical spectrum and challenging treatment[J]. Blood Reviews, 2021, 49: 100809.

[3] Yousefi S, Simon D, Simon H U. Eosinophil extracellular DNA traps: Molecular mechanisms and potential roles in disease[J]. Current Opinion in Immunology, 2012, 24(6): 736 – 739.

[4] Klion A D, Ackerman S J, Bochner B S. Contributions of eosinophils to human health and disease[J]. Annual Review of Pathology, 2020, 15: 179 – 209.

[5] Bozza M T, Lintomen L, Kitoko J Z, et al. The role of MIF on eosinophil biology and eosinophilic inflammation[J]. Clinical Reviews in Allergy & Immunology, 2020, 58(1): 15 – 24.

[6] Klion A D, Nutman T B. The role of eosinophils in host defense against helminth parasites[J]. Journal of Allergy and Clinical Immunology, 2004, 113(1): 30 – 37.

[7] Strandmark J, Rausch S, Hartmann S. Eosinophils in homeostasis and their contrasting roles during inflammation and helminth infections[J]. Critical Reviews in Immunology, 2016, 36(3): 193 – 238.

[8] Lloyd C M, Snelgrove R J. Type 2 immunity: Expanding our view [J]. Science Immunology, 2018, 3(25): DOI:10.1126/sciimmunol.aat1604

[9] Aoki A, Hirahara K, Kiuchi M, et al. Eosinophils: Cells known for over 140 years with broad and new functions[J]. Allergology International, 2021, 70(1): 3 – 8.

[10] Lloyd C M, Snelgrove R J. Type 2 immunity: Expanding our view [J]. Science Immunology, 2018, 3(25): DOI:10.1126/sciimmunol.aat1604

[11] Thompson-Souza G A, Gropillo I, Neves J S. Cysteinyl leukotrienes in eosinophil biology: Functional roles and therapeutic perspectives in eosinophilic disorders [J]. Frontiers in Medicine, 2017, 4: 106.

[12] Ferrari D, Vuerich M, Casciano F, et al. Eosinophils and purinergic signaling in health and disease[J]. Frontiers in Immunology, 2020, 11: 1339.

[13] Ravin K A, Loy M. The eosinophil in infection[J]. Clinical Reviews in Allergy & Immunology, 2016, 50(2): 214 – 227.

[14] Bolscher B G J M, Koenderman L, Tool A T J, et al. NADPH: O2oxidoreductase of human eosinophils in the cell-free system[J]. FEBS Letters, 1990, 268(1): 269 – 273.

[15] DeLeo F R, Quinn M T. Assembly of the phagocyte NADPH oxidase: Molecular interaction of oxidase proteins[J]. Journal of Leukocyte Biology, 1996, 60(6): 677 – 691.

[16] Knaus U G，Heyworth P G，Evans T，et al. Regulation of phagocyte oxygen radical production by the GTP-binding protein rac 2[J]. Science，1991，254(5037)：1512 – 1515.

[17] Abo A，Pick E，Hall A，et al. Activation of the NADPH oxidase involves the small GTP-binding protein p21ʰracl[J]. Nature，1991，353(6345)：668 – 670.

[18] Bokoch G M，Knaus U G. The role of small GTP-binding proteins in leukocyte function[J]. Current Opinion in Immunology，1994，6(1)：98 – 105.

[19] 宋瑶，朱朝敏.嗜酸性粒细胞增多与临床研究进展[J].国际检验医学杂志，2013，34(10)：1268 – 1270.

[20] Jeremy A. O'Sullivan，Bruces. Bochner，王子熹，等.嗜酸性粒细胞及嗜酸性粒细胞相关疾病研究进展[J].中华临床免疫和变态反应杂志，2018，12(3)：360 – 372.

[21] Jacobsen E A，Helmers R A，Lee J J，et al. The expanding role(s) of eosinophils in health and disease[J]. Blood，2012，120(19)：3882 – 3890.

[22] Travers J，Rothenberg M E. Eosinophils in mucosal immune responses[J]. Mucosal Immunology，2015，8(3)：464 – 475.

第二章

血液系统疾病伴嗜酸性粒细胞增多

第一节　概　述

一、嗜酸性粒细胞增多症定义

嗜酸粒细胞增多症(Eosinophilia):外周血嗜酸粒细胞绝对计数$>0.5\times10^9$/L。

高嗜酸粒细胞增多症(Hypereosinophilia，HE):外周血两次检查(间隔时间>1个月)嗜酸粒细胞绝对计数$>1.5\times10^9$/L和(或)骨髓有核细胞计数嗜酸粒细胞比例$\geqslant20\%$和(或)病理证实组织嗜酸粒细胞广泛浸润和(或)发现嗜酸粒细胞颗粒蛋白显著沉积(在有或没有较明显的组织嗜酸粒细胞浸润情况下)。

二、HE 的分类

HE 的分类:分为遗传性 HE(HE$_{FA}$)、继发性 HE(HE$_R$)、原发性 HE(HE$_N$)和意义未定 HE(HE$_{US}$)的四大类,其中与血液系统密切相关的包括:血液系统肿瘤继发性嗜酸性粒细胞增多症及原发性 HE(HE$_N$)。

血液系统肿瘤继发性嗜酸性粒细胞增多症可见于淋巴瘤和急性淋巴细胞白血病(嗜酸粒细胞为非克隆性,即非恶性)、系统性肥大细胞增多症(嗜酸粒细胞为非克隆性)等。

HE$_N$又称克隆性 HE,是指嗜酸粒细胞起源于血液肿瘤克隆,属恶性,主要包括:①髓系和淋系肿瘤伴 PDGFRA、PDGFRB、FGFR1 重排或 PCM1 - JAK2、ETV6 - JAK2 或 BCR - JAK2 融合基因;②慢性嗜酸粒细胞白血病-非特指型(CEL - NOS);③非典型慢性髓性白血病伴嗜酸粒细胞增多(aCML - Eo);④慢性粒单核细胞白血病伴嗜酸粒细胞增多(CMML - Eo);⑤慢性髓性白血病加速期或急变期(偶见);⑥其他骨髓增殖性肿瘤急变期(偶见);⑦急性髓系白血病伴嗜酸粒细胞增多(AML - Eo),特别是伴 inv(16)(p13.1q22);⑧急性淋巴细胞白血病,如果证实嗜酸粒细胞来源于恶性克隆;⑨系统性肥大细胞增多症(如果嗜酸粒细胞证实为克隆性)。

原发性 HE 诊断需包括血液和骨髓形态学检查、细胞遗传学、荧光原位杂交

(FISH)、流式细胞免疫表型及 T 细胞克隆性评估,以发现急性或慢性血液淋巴系统肿瘤的组织病理学或克隆性证据。由于酪氨酸激酶基因融合引起的原发性HE 越来越多,2016 年版 WHO 分类从分子层面进行了分类,包括髓系/淋系肿瘤伴嗜酸细胞增多伴 PDGFRA,PDGFRB,FGFR1 重排或 PCM1 - JAK2、慢性嗜酸细胞白血病,非特指型(CEL - NOS 定义为缺少费城染色体或 PDGFRA/B 和FGFR1 重排,并排除其他急或慢性原发骨髓肿瘤相关的嗜酸细胞增多,骨髓或血液中原始细胞增加但少于 20％和/或存在克隆标记如体细胞基因突变)。

三、血液系统肿瘤伴嗜酸性粒细胞增多与酪氨酸激酶融合基因

表 2 - 1　血液系统肿瘤伴嗜酸性粒细胞增多与酪氨酸激酶融合基因[*]

融合驱动 TK 基因 (基因位点)	常见融合伴侣基因 (基因位点)	其他融合伴侣基因(基因位点)
PDGFRA(4q12)	FIP1L1(4q12)	BCR(22q11),CDK5RAP2(9q33),ETV6(12p13),FOXP1(3p14),KIF5B(10p11),STRN(2p24),TNKS2(10q23)
PDGFRB(5q31 - 33)	ETV6(12p13)	BIN2(12q13),CCDC6(10q21),CCDC88C(14q32),CEP85L(6q22),CPSF6(12q15),DIAPH1(5q31),DTD1(20p11),ERC1(12p13),GIT2(12q24),GOLGA4(3p22),GOLGB1(3q12),GPIAP1(11p13),HIP1(7q11),KANK1(9p24),MPRIP(17p11),MYO18A(17q11),NDE1(16p13),NDEL1(17p13),NIN(14q24),PDE4DIP(1q22),PRKG2(4q21),RABEP1(17p13),SART3(12q23),SPDR(2q32),SPECC1(17p11),SPTBN1(2p16),TNIP1(5q33),TP53BP1(15q22),TPM3(1q21),TRIP11(14q32),WDR48(3p22)
FGFR1(8p11)	ZMYM2(13q12) BCR(22q11), CNTRL(9q33)	CPSF6(12q15),CUX1(7q22),FGFR1OP(6q27),FGFR1OP2(12p11) HERV - K(19q13),LRRFIP1(2q37),MYO18A(17q11),RANBP2(2q13),SQSTM1(5q35),TPR1(1q25),TRIM24(7q34)
JAK2(9p34)	PCM1(8p22)	BCR(22q11),ETV6(12p13),RPN1(3q21)
FLT3(13q12)	/	ETV6(12p13),GOLGB1(3q12),SPTBN1(2p16),TRIP11(14q32),ZMYM2(13q12)

融合驱动基因 （基因位点）	（基因位点）	罕见的融合伴侣基因（基因位点）
ABL1(9q34)	/	ETV6(12p13)
其他 TK 基因	/	/
KIT(4q12)	/	CNTRL(9q33)
RET(10q11)	/	BCR(22q11)，FGFR1OP(6q27)
ALK(2p23)	/	RANBP2(2q13)
NTRK3(15q25)， LYN(8q12)， 和 SYK(9q22)	/	ETV6(12p13)，GOLGB1(3q12)，TRIP11(14q32)

诊断髓系或淋巴系肿瘤伴嗜酸性粒细胞增多，细胞遗传学、荧光原位杂交和/或分子遗传学方法检测酪氨酸激酶(TK)融合基因的结果，需要和形态学和免疫表型分析相结合。

四、血液系统嗜酸性粒细胞增多的临床表现

高嗜酸性粒细胞综合征(HES)的临床表现差异大，反映了疾病病理生理学的异质性。常见表现包括：虚弱疲劳、咳嗽、呼吸困难、肌痛或血管性水肿、皮疹或发热和鼻炎。HES 外周血白细胞和嗜酸细胞增高很常见，其他血液学表现包括外周血或骨髓中性粒细胞增多、嗜碱细胞增多、髓系去分化以及嗜酸细胞发育不良。贫血、血小板减少或增多、Charcot-Leyden 晶体、原始细胞增多和骨髓纤维化也有报道。

嗜酸细胞增多相关器官受损即器官功能受损，一般会有显著的组织嗜酸粒细胞浸润和(或)发现嗜酸粒细胞颗粒蛋白广泛沉积(在有或没有较显著的组织嗜酸粒细胞浸润情况下)，且至少有以下一条：①纤维化(肺、心脏、消化道、皮肤和其他脏器组织)；②血栓形成伴或不伴栓塞；③皮肤(包括黏膜)红斑、水肿/血管性水肿、溃疡、瘙痒和湿疹；④外周或中枢神经系统疾病伴或不伴慢性或反复神经功能障碍。

最常见受损的组织或器官是皮肤(占 40%～70%)、肺(占 25%～40%)和胃肠道(占 15%～35%)，其次是心脏(占 5%～20%)和神经性系统(占 5%～20%)。心脏受累时，可出现如心肌梗死、心力衰竭、血栓栓塞、心肌内纤维化及限制性心肌病等并发症，危及生命。

五、治疗

参照第一章第三节（"嗜酸性粒细胞增多相关疾病治疗总论"）。

第二节　特发性嗜酸性粒细胞增多

特发性即原因不明。特发性嗜酸性粒细胞增多症（idiopathic hypereosinophilia）是指持续性嗜酸粒细胞增多（＞$1.5×10^9$/L，超过 6 个月以上），通过一系列诊断检测，排除了各种已知原发性和继发性原因。没有克隆性嗜酸粒细胞增生证据。如果同时有器官损伤和功能障碍，则可诊断为特发性嗜酸粒细胞增多综合征（idiopathic hypereosinophilic syndrome，IHES）。IHES 一般需要治疗。

【病因与发病机制】

病因与发病机制尚不清楚。临床报道显示 IHES 可具有骨髓增殖性肿瘤的特性，但也有"免疫-过敏性"疾病表现，提示 T 细胞可能涉及其发病机制。

【实验室检查及其他检查】

特发性嗜酸性粒细胞增多症的诊断是一种排除性诊断，因此涉及一系列临床和实验室评估和检查。因为病人多无症状，一般是做常规体检和（或）血常规时被发现。如需要，二代测序（NGS）突变分析可以帮助排出非特指性慢性嗜酸粒细胞白血病（CEL-NOS）。

【诊断与鉴别诊断】

特发性高嗜酸粒细胞增多综合征（IHES）诊断标准：①排除以下情况：反应性嗜酸粒细胞增多症；淋巴细胞变异型嗜酸粒细胞增多症（产生细胞因子，免疫表型异常的 T 细胞亚群）；CEL-NOS；WHO 标准可确诊的髓系肿瘤（如 MDS、MPN、MDS/MPN、AML）伴嗜酸粒细胞增多；伴有 PDGFRA、PDGFRB、FGFR1 重排或 PCM1-JAK2 嗜酸性粒细胞增多相关的 MPN 或 AML/ALL。②嗜酸粒细胞绝对计数＞$1.5×10^9$/L 持续≥6 个月。如果没有组织受损，则诊断特发性嗜酸粒细胞增多症。

【治疗】

无症状或仅有轻微症状的病人无需治疗，但需定期随访复查（3-6 月间隔）。偶有病人自愈（AEC 降至正常水平）。

有症状病人则应考虑治疗，特别是有心血管，血栓栓塞或神经系统并发症时。治疗首选糖皮质激素（如强的松 1 mg/kg）。如有临床指征，实验性伊维菌素（治疗类圆线虫等）可考虑。对激素耐药，则需增加或改用细胞毒类药物，如羟基脲等。需注意骨髓抑制等不良反应。激素治疗失败后可选用 α-干扰素。其他治疗方法，如：IL-5 单克隆抗体，异基因造血干细胞移植，环孢霉素 A 等。

血液学完全缓解的定义是白细胞计数低于 $10\times10^9/L$,血小板计数大于 $100\times10^9/L$,外周血与骨髓嗜酸性粒细胞分类比例低于 0.05,外周血无原始与早幼粒细胞,无髓外受累。骨髓象检查可见治疗后形态特征、斑片状正常造血区,也可能见到夏科-莱登结晶。

【预后】

预后因人而异。

第三节　慢性嗜酸粒细胞白血病-非特指型

慢性嗜酸粒细胞白血病-非特指型(CEL-NOS),一种罕见的骨髓增生性肿瘤(myeloproliferative neoplasm,MPN)。恶性的嗜酸粒细胞持续性增多($>1.5\times10^9/L$),涉及外周血、骨髓和器官组织。常伴有器官功能障碍。本病是排除性诊断。

【病因与发病机制】

CEL-NOS 的病因尚不清楚,据报道,30%的嗜酸性粒细胞增多症病例存在与髓样肿瘤相关的体细胞突变(除外伴有 PDGFRA、PDGFRB、FGFR1 重排,以及 PCM1-JAK2 融合基因等)。

【临床表现】

临床表现不一,患者常伴有明显的脾大、体重减轻、盗汗、发热、脏器受累(心力衰竭、咳嗽、呼吸困难、精神障碍、视物模糊、共济失调、皮肤红斑等)、乏力等,出血和感染少见。临床上最严重的是心内膜纤维化和由此引起的限制性心肌病。

【实验室检查及其他检查】

1. 血常规　外周血嗜酸性粒细胞持续性增多,可占 20%以上,甚至达 90%;白细胞计数升高,可达 $(50-200)\times10^9/L$;常有贫血和血小板计数减少。

2. 骨髓象　主要为成熟嗜酸粒细胞,可出现一系列嗜酸性粒细胞异常,包括胞质颗粒稀疏(并有清晰的胞质区)、有胞质透明区、胞质空泡、胞核分叶过多或过少及胞体增大。以上改变缺乏特异性。原始细胞可能增多(5%～19%)。

3. 血清学检查　维生素 B_{12} 浓度增高;受累脏器生化异常(如肝、肾功能、心肌酶学等指标);IL-5 常不增高。

4. 骨髓活检　可见未成熟嗜酸性粒细胞增多,可有 Charcot-Leyden 结晶;红系造血和巨核系造血通常正常;约 1/3 的病例出现骨髓纤维化,但严重的骨髓纤维化罕见。

5. FISH 或 RT-PCR 检查　可除外有 BCR-ABL1 融合基因阳性;PDGFRA、PDGFRB、FGFR1 重排;PCM1-JAK2、ETV6-JAK2、BCR-JAK2 融合基因等病例。

6. 影像学检查 累及周围脏器时,胸部影像可发现肺浸润影;心脏超声心动图可发现心力衰竭与血栓征象等。

【诊断与鉴别诊断】

CEL－NOS 诊断标准(WHO 2016):①有嗜酸粒细胞增多(嗜酸粒细胞绝对计数＞$1.5×10^9$/L)。②不符合 BCR－ABL(＋)慢性粒细胞白血病(CML)、真性红细胞增多症(PV)、原发性血小板增多症(ET)、原发性骨髓纤维化(PMF)、慢性中性粒细胞白血病(CNL)、CMML 和 aCML 的 WHO 诊断标准。③无 PDGFRA、PDGFRB 和 FGFR1 重排,无 PCM1－JAK2、ETV6－JAK2 或 BCR－JAK2 融合基因。④外周和骨髓原始细胞比例＜20％、无 inv(16)(p13.1q22)/t(16;16)(p13;q22)、无其他 AML 的诊断特征。⑤有克隆性染色体或分子遗传学异常或原始细胞增多(外周血原始细胞≥2％或骨髓原始细胞≥5％)。

CEL－NOS 的诊断需满足以上五条。

【治疗】

治疗的目的是降低嗜酸粒细胞计数和减少嗜酸粒细胞介导的器官功能受损。可用的药物有分子靶向治疗药物(如实验性伊马替尼,＞400 mg/d)、化疗药物(如羟基脲)、干扰素 α、抗 IL－5 单克隆抗体(如美泊利单抗)等。

如临床条件适合,应考虑造血干细胞移植。

【预后】

预后差异大,多数患者预后较差,中位生存期为 22 个月。提示预后较差的因素包括脾大,原始细胞增多,巨核细胞异型性、外周血嗜酸性异型性、乳酸脱氢酶高和异常核型,等。

第四节 骨髓其他克隆性嗜酸性粒细胞增多症

可伴有克隆性嗜酸性粒细胞增多症的骨髓肿瘤主要包括:急性嗜酸性粒细胞性白血病(罕见)、急性粒单核细胞白血病(FAB M4)、骨髓增生异常综合征(MDS)、慢性髓细胞性白血病(CML)、系统性肥大细胞增多症(SM)等。克隆性是因为这些嗜酸性粒细胞是恶性克隆的一部分和(或)产生与恶性克隆细胞同样的细胞因子。鉴别诊断通过骨髓象与免疫组织化学、细胞遗传学、分子技术等手段进行综合分析,并通过组织器官受累程度进行分期。本类疾病的治疗需综合患者一般情况、骨髓肿瘤的种类、外周器官受累情况等因素。

一、急性髓性白血病

AML 中与嗜酸性粒细胞增多相关密切的是急性粒单核细胞白血病伴嗜酸性粒细胞增多症(AML－M4Eo),急性粒细胞白血病部分分化型(AML M2)也有报道。少数急性髓性白血病患者可伴反应性嗜酸性粒细胞增多症。

AML－M4Eo 外周血和骨髓中嗜酸粒细胞增多,形态也可异常,但仅轻度增多,通常低于 30%;占主要成分的仍是原始细胞及原幼单核细胞,且有标志性染色体异常 inv(16)(p13;q22)及相应的 CBFβ－MYH11 融合基因。

二、骨髓增生异常综合征

骨髓增生异常综合征(MDS)是一组起源于造血干细胞,以血细胞病态造血,高风险向急性髓系白血病(AML)转化为特征的难治性血细胞异常的异质性疾病。MDS 伴骨髓嗜酸性粒细胞增多症(MDS－Eos)是指骨髓嗜酸性粒细胞比例超过 0.05。针对本病的研究有限。在 MDS 中,MDS－Eos 的发生率为 10%～12.5%。

MDS 异常增高的嗜酸性粒细胞是否为肿瘤克隆尚有争议。t(5;12)(q33;p13)、5 号染色体易位、复杂核型及 i(17q)一定程度上参与了本病的发生与发展。

MDS－Eos 患者临床表现无特异性,老年男性多见。骨髓与外周血中均可见发育异常(包括嗜酸性粒细胞颗粒不成比例、环形核及胞浆空泡等)。

MDS 的预后与患者的年龄和体征,外周血象和骨髓象、FAB 分型,染色体异常有关。最常用的预后评分系统为 1997 年发表的国际预后评分系统(IPSS),将MDS 分为 4 个预后危险性亚组(低危、中危-1、中危-2、高危险性),评分依据细胞减少的等级、骨髓原始细胞百分比及染色体异常的类型(见表 2－2)。

表 2－2 骨髓增生异常综合征的国际预后积分系统(IPSS)

预后变量	积分				
	2	0	0.5	1	1.5
骨髓原始细胞(%)	<5	5～10	—	11～20	21～30
染色体核型[a]	好	中等	差		
血细胞减少系列[b]	0～1	2～3			

注:a 染色体核型中,预后较好核型:正常,－Y,del(5q),del(20q);预后中等核型:其余异常;预后差核型:复杂(≥3 个异常)或 7 号染色体异常。b 系列,中性粒细胞绝对计数<1.8×10^9/L,血红蛋白<100 g/L,血小板计数<100×10^9/L。

IPSS 危险度分类:低危:0 分;中危-1:0.5～1 分;中危-2:1.5～2 分;高危:≥2.5 分。

MDS－Eos 总体预后不良。MDS－Eos 死亡原因主要有进行性急性骨髓粒细胞白血病(AML)、骨髓衰竭引起的致死性感染与出血并发症。转化为 AML 的患者需立即治疗,Allo－HSCT 是目前唯一的根治方法。

第五节　家族性嗜酸性粒细胞增多症

家族性嗜酸性粒细胞增多症(FE)是一种以显著嗜酸性粒细胞增多症、家庭成员中个别有进行性器官损害为特点的常染色体显性遗传疾病。临床上习惯用良性嗜酸性粒细胞增多症来描述无器官损害证据的散发的 FE 病例。

【病因与发病机制】

FE 属常染色体显性遗传病,研究发现患者存在 5q31 - q33 部位的细胞因子基因簇缺陷。

疾病呈良性过程,可能与嗜酸性粒细胞活化相对不足有关。临床病理学的严重性与嗜酸性粒细胞组织活化的程度、血清及组织嗜酸性粒细胞颗粒蛋白的多少有关。

活化嗜酸性粒细胞数量上调的表面分子,包括 CD69、CD25、CD44 及 HLA - DR,推测其不仅反映活化的程度,也反映活化刺激的性质。

【临床表现】

疾病可见于任何年龄段。患者多无症状,亦无嗜酸性粒细胞介导的末梢器官损害的证据,个别病例可发展为致死性心内膜心肌纤维化症。

【实验室检查及其他检查】

1. 血常规　嗜酸性粒细胞计数显著增高,文献报道平均为 $3.3×10^9/L$,形态学正常。

2. 嗜酸性粒细胞性炎症因子　血清 EDN 与 MBP 水平与嗜酸性粒细胞绝对数有关,多升高。

3. 流式细胞仪　嗜酸性粒细胞活化标志物 CD69、CD25、HLA - DR 表面表达增加,但低于 HES。

4. 肺功能测定　FE 家族中受累家庭成员阻塞性肺病发病率下降。

【诊断与鉴别诊断】

1. 诊断　FE 患者确诊通过有 2 次测定嗜酸性粒细胞超过 $1.5×10^9/L$ 达至少 6 个月,无末梢器官受累,且呈家族性分布。

2. 鉴别诊断　其他引起嗜酸性粒细胞增多症的疾病如药物过敏、蠕虫感染、肿瘤、风湿性疾病等,详情见本书相关章节。

【治疗】

多数患者无需治疗,出现器官损害的患者可给予糖皮质激素,必要时给予甲磺酸伊马替尼。

【预后】

总体预后良好。出现器官损害时要密切监测。

第六节　原发性皮肤 T 细胞淋巴瘤与嗜酸性粒细胞增多

原发性皮肤 T 细胞淋巴瘤(PCTCL)是指发生于皮肤的外周 T 细胞淋巴瘤。PCTCL 占原发性皮肤淋巴瘤的 75%。临床上少见。2018 欧洲癌症研究与治疗组织(EORTC)的分类如表 2-3 所示。

表 2-3　2018 欧洲癌症研究与治疗组织的皮肤 T 细胞淋巴瘤分类

蕈样肉芽肿
　　亲毛囊性蕈样肉芽肿
　　Paget 样网状细胞增生症
　　肉芽肿性皮肤松弛症
Sézary 综合征
成人 T 细胞白血病/淋巴瘤
原发性皮肤 CD30$^+$ T 细胞淋巴增殖性疾病
　　原发性皮肤间变大细胞淋巴瘤(cALCL)
　　淋巴瘤样丘疹病 *
皮下脂膜炎样 T 细胞淋巴瘤
结外 NK/T 细胞淋巴瘤,鼻型
慢性活动性 EB 病毒感染
原发性皮肤外周 T 细胞淋巴瘤,罕见亚型
　　原发性皮肤 γ/δT 细胞淋巴瘤
　　原发性皮肤侵袭性亲表皮 CD8$^+$ 细胞淋巴瘤(暂定)
　　原发性皮肤 CD4$^+$ 小/中 T 细胞淋巴组织增殖性疾病(暂定)
　　原发性皮肤肢端 CD8$^+$ T 细胞淋巴瘤(暂定)
原发性皮肤外周 T 细胞淋巴瘤,非特指型

与嗜酸性粒细胞相关的皮肤 T 细胞淋巴瘤:蕈样肉芽肿病、Sézary 综合征、蕈样肉芽肿病相关性毛囊皮脂腺黏蛋白沉积症、CD30 阳性的大细胞皮肤 T 细胞淋巴瘤等。

一、蕈样肉芽肿

蕈样肉芽肿病(mycosis fungoides,MF)是最常见的原发性皮肤 T 细胞淋巴瘤(CTCL)。病程大致可分为以下 3 个时期:红斑期、斑块期与肿瘤期。

各年龄均可发病,50 岁以上人群多见,男女之比约为 2:1。疾病特征包括:免疫抑制伴异常的 T 细胞表现、皮肤无反应以及对细菌和机会性感染的易感性增加。

【病因与发病机制】

MF 的病因学尚不十分清楚,可能与感染、职业性暴露、遗传突变有关。研究发现,晚期患者血清巨细胞病毒反应多阳性。另外 MF 发病可能与组织相容性抗原有关,如 Aw31、Aw32、B8、Bw38、DR5 等。MF 没有典型的染色体易位,具有显著的染色体不稳定性(如 1p、10q、13q 和 17p 的损失以 17q 增加等)。

发病机制尚不明确,主要是 1974 年首次提出的慢性抗原刺激理论——慢性抗原或超抗原刺激会导致 T 细胞的克隆性扩增和恶性转化。恶性细胞来源于表达皮肤淋巴细胞抗原和趋化因子受体 CCR4 和 CCR7 的记忆性 T 细胞或皮肤归巢 $CD4^+$ T 细胞。通过产生 2 型 T 细胞(Th2)细胞因子,减少 IL-12 的产生,使干扰素 γ 和肿瘤坏死因子-α(TNF-a)的产生减少,从而抑制 Th1 免疫。疾病晚期产生增加的细胞因子如 IL-4 与 IL-5,可引起嗜酸性粒细胞增多症与过敏类症状,尤其见于红皮病患者。另外,这些活化细胞可产生大量可溶性 IL-2 受体,竞争性与 IL-2 结合。以上这些可增加蕈样肉芽肿病患者继发性癌症和感染发生的风险。

【病理】

本病具有向表皮性,组织学表现为皮肤与真皮淋巴细胞浸润。

【临床表现】

根据临床表现大致可分为三期:

1. 蕈样前期　也称斑片期或湿疹样期。表现为非特异性轻微鳞片样皮损,可自发消退,病理活检常常为阴性。此期可持续数月、数十年不等,一般从出现皮损到确诊 MF 至少 5 年以上。

2. 浸润期　也称斑块期,由斑片期发展而来。表现为不规则浸润性斑块,暗红色,可伴毛发脱落,可累及口腔黏膜。此期皮肤增厚,可伴剧烈瘙痒。

3. 肿瘤期　由浸润期发展而来。表现为溃疡型或蕈伞样肿瘤,溃疡型容易并发感染甚至菌血症,是 MF 常见的死亡原因。

MF 中红皮病的发生率较 SS 低,瘙痒剧烈,皮肤萎缩或呈苔藓样改变。常出现淋巴结肿大。

部分 MF 可转化为大细胞淋巴瘤,预后不良。皮肤外侵犯,如侵犯淋巴结与内脏。肿瘤首先侵犯引流区的浅表淋巴结(注意早期的反应性浅表淋巴结肿大并非肿瘤侵犯)。血液中出现 Sézary 细胞后可很快出现骨髓侵犯。

【实验室检查及其他检查】

1. 血常规　早期可正常。晚期可有轻度贫血,白细胞增高,嗜酸性粒细胞及单核细胞增高,淋巴细胞减少,部分患者外周血涂片出现异常淋巴细胞,多数患者血沉加快。

2. 骨髓象　大多数正常,偶有浆细胞增高。

3. 免疫学检查 细胞免疫功能低下。荧光抗体检查血管壁可见 IgG、IgA、IgM、IgD 沉积。

4. 皮肤活检 确诊的唯一手段。

5. 影像学检查 如彩色超声显像与胸腹部 CT、头颅 MRI 等检查,可发现内脏受累。

6. 其他检查 TCRB 基因高通量测序(HTS)的出现,使得通过其 CDR3 区的序列鉴定 T 细胞克隆比传统的 TCRG 聚合酶链反应具有更高的灵敏度。

【诊断与鉴别诊断】

确诊依靠皮肤活检,对怀疑 MF 患者皮损部位进行多次、多部位穿刺。此外还要结合皮肤外脏器检查及分子研究结果,传统聚合酶链反应(PCR)在早期疾病中具有显著的假阴性率。目前提出了一种算法来帮助早期 MF 的诊断,有效性尚未得到正式验证。该算法强调整合临床表现(持续的、进行性的斑块或斑块在非阳光照射的位置和形态)、组织病理学(浅表淋巴浸润、无海绵样变性的表皮样变性、淋巴样变)、免疫病理学(CD5、CD7 的表达减少或 CD2、CD3、CD5、CD7 的表皮表达不一致)和 T 细胞克隆性的分子评估。

本病早期皮损缺乏特异性,需要鉴别的疾病有:皮炎湿疹类皮肤病、苔藓样皮炎类皮肤病、银屑病样皮炎类皮肤病、光敏性网状细胞增生症、淋巴瘤样丘疹病、大细胞性淋巴瘤等。必要时行活组织检查。

【治疗】

本病缺乏特效疗法。治疗手段主要包括皮肤定向治疗与全身治疗,因分期不同而有所区别。

1. 皮肤定向疗法 用于早期疾病(IA - IIA)包括局部糖皮质激素,光疗[如包括紫外光 B(UVB)、补骨脂素＋紫外光 A(PUVA)],局部化学疗法(如氮芥、卡莫司汀、贝沙罗汀),局部放射疗法(电子束照射)等。近年来研究发现,低剂量、低频 PUVA 维持治疗可以延长无病缓解期。

2. 全身性治疗方法 适用于难治性早期和晚期疾病(IIB - IV),包括贝沙罗汀、干扰素 α、组蛋白脱乙酰基酶抑制剂和抗体疗法(阿仑单抗)、全身化疗等。造血干细胞移植是唯一可以根治的疗法。可使用的生物制剂数量众多,但包括新生物制剂如 brentuximab vedotin 和抗 CCR4 抗体 mogamulizumab 等在内,均存在同一问题,即作用持续时间短。

【预后】

不良预后因素:疾病分期、年龄大于 60 岁、皮肤外脏器受累等。有皮肤外脏器侵犯患者主要死于感染,其次为心肺意外与第二肿瘤。在较早的文献中,Sézary 综合征(SS)被认为是 MF 的红皮病性白血病变异型。

二、Sézary 综合征

Sézary 综合征(Sézary Syndrome,SS)和蕈样肉芽肿(MF)密切相关,多不可治愈,需要与众多良性皮肤病相鉴别。

【病因与发病机制】

Sézary 综合征和 MF 的病因与发病机制相近,详见上。

【病理】

SS 的组织学特点酷似 MF。Sézary 细胞直径多为 $10\sim40\ \mu m$,胞核盘曲、大,核占细胞大小的 80% 以上,典型核呈脑回状,核深染、胞浆少、嗜碱性。核周有时可见小空泡,内含 PAS 染色阳性物质。Sézary 细胞属于辅助性 T 细胞表型。

【临床表现】

SS 多见于老年男性,没有遗传倾向。有报道称与人类嗜 T 淋巴细胞病毒 1 型和 2 型相关瘙痒是大多 SS 患者最为突出的临床表现,其他表现如剥脱、浸润性红皮病、广泛淋巴结肿大、手(足)掌皮肤过度角化与增厚、指甲营养不良、脱发等,面部可呈"狮面"征。SS 晚期可有骨髓及内脏器官受累。

【诊断及鉴别诊断】

诊断根据:体表受累面积(BSA)大于 80% 的红皮病、经 PCR 或 Southern 印迹证实的克隆性 TCR 重排和 Sézary 细胞绝对计数至少 1×10^9/L,或符合以下任一标准的:$CD4^+$ 或 $CD3^+$ 增加,$CD4^+/CD8^+$ 细胞比值 ≥10;具有异常表型的 $CD4^+$ 细胞增加;$CD4^+/CD7^+$ 比率为 40% 或更高,或 $CD4^+$ CD26 比率为 30% 或更高。外周血具有沟槽细胞核的非典型循环淋巴细胞,称为 Sézary 或 Lutzner 细胞。

鉴别诊断详见本章相关章节。

SS 分期综合皮肤(T)、淋巴结(N)、内脏器官受累(M)和血液(B)表现。皮损类型及其累及范围决定了"T"期。"B"期取决于血液的肿瘤负荷。根据淋巴结和内脏受累的情况,SS 患者又可分为 IVA1、IVA2 和 IVB 期。

【治疗】

治疗目标是消除皮肤病变,最大程度减少复发,预防疾病进展以及改善生活质量。治疗大致可分为 SS 涉及白血病,需进行系统性治疗,本节不做具体介绍,具体措施取决于疾病的分期。

1. IVA 期(无内脏受累)患者　通常采用体外光疗(ECP)结合生物反应调节剂(类视黄醇和干扰素)进行治疗。其他替代品包括低剂量甲氨蝶呤和组蛋白去乙酰化酶抑制剂(HDAC)。以上的各种组合可以与皮肤导向疗法一起使用。皮肤导向疗法包括:局部或全身用糖皮质激素、局部氮芥、光线疗法(UVB 和 PUVA)和全皮肤电子束疗法(TSEBT)等内容。

2. IVB 期（内脏受累）患者　通常用组蛋白去乙酰化酶抑制剂或单剂化疗进行治疗。在复发和难治的情况下，可以使用多种单剂化疗，如阿霉素、吉西他滨和嘌呤、嘧啶类似物。在这种情况下，美国食品和药物管理局批准的药物包括中剂量甲氨蝶呤和普拉曲沙。其他在研的药物包括帕博利珠单抗、阿仑单抗、硼替佐米、IPH4102（KIR3DL2 抗体）和本妥昔单抗等。

3. 具有高危因素的年轻患者　建议行异基因造血干细胞移植。

【预后】

近年来发现，约 10%～20% 的 L-HES 患者最终发展为合并 T 细胞淋巴瘤或 Sézary 综合征。纳入 L-HES 和 SS 的 T 细胞免疫表型可以提高免疫表型数据的特异性，以识别 L-HES 和 SS 的高度相关免疫表型，并降低可能对患者进行错误分类的概率，对于制定具有高危因素的淋巴细胞变异型嗜酸性粒细胞增多症防治策略和提高患者的生存质量具有重要意义。

三、蕈样肉芽肿病相关性毛囊皮脂腺黏蛋白沉积症

蕈样肉芽肿病相关性毛囊皮脂腺黏蛋白沉积症（MFFM），也称为亲毛囊性 MF。多见于成人，男性多于女性。临床表现为簇集性毛囊丘疹、狼疮样皮疹、坚硬斑块或肿瘤病灶，头颈部多发并常伴毛发脱落。皮疹瘙痒剧烈，毛囊性损害可作为惟一表现，也可进展为经典型 MF，或与后者同时发生。组织学特征为肿瘤浸润深部毛囊及其周围，皮肤血管、附件周围可有浸润，表皮受累少。浸润细胞表型多为 CD3、CD4$^+$ 阳性，CD8$^+$ 弱阳性，与经典型 MF 类似。多有毛囊上皮黏液变性，常有大量嗜酸性粒细胞，可伴浆细胞。电子束照射、局部用药可能有效。

四、原发性皮肤 CD30$^+$ 淋巴细胞增殖性疾病

原发性皮肤 CD30$^+$ 淋巴细胞增殖性疾病是原发性皮肤 T 细胞淋巴瘤中继 MF 和 Sézary 综合征后常见的疾病，可分为原发性皮肤间变大细胞淋巴瘤（pcALCL）、淋巴瘤样丘疹病（LyP）以及交界性病变。pcALCL 和 LyP 在组织病理学和免疫表型特征上有重叠，诊断需结合临床表现与病程。总体预后良好，可复发。

（一）原发性皮肤间变大细胞淋巴瘤

好发于成人，平均年龄为 60 岁。主要表现为头颈部与四肢的皮肤红色结节或斑块，半数可有溃疡。5 年生存率为 90%，下肢多处病变的受累被认为是"广泛性肢体疾病"，预后较差。有些患者可有区域性淋巴结受累，一般无结外病变。免疫表型以 CD30 强阳性为特征。pcALCL 需要与 ALK 阴性 ALCL 相区别，ALK 阴性 ALCL 的 5 年生存率在 15%～45% 之间。对于孤立或局限性性病变可行手术切除、局部放疗、局部应用激素等；多灶情况下需要全身治疗。全身治疗包括类

视黄醇、甲氨蝶呤、普拉曲酸、干扰素,在更具侵袭性的情况下可应用布伦妥昔单抗和维多汀。部分患者可自愈,多复发。

(二)淋巴瘤样丘疹病

淋巴瘤样丘疹病(LyP)的特征是播散性、复发性可自愈的丘疹及结节。很少出现全身症状,可伴有瘙痒和压痛等局部症状。LyP 的发病机制尚不清楚,可能与慢性炎症有关,多数皮肤损伤与克隆性 T 细胞受体有关。总体预后良好,10 年生存率几乎为 100%,但来自 LyP 和相关淋巴瘤的淋巴细胞有相同的 T 细胞受体(TCR)基因重排,表明前体淋巴干细胞中可能有共同的起源。

2005 版原发性皮肤淋巴瘤世界卫生组织-欧洲癌症研究和治疗组织(WHO - EORTC)分类将淋巴瘤样丘疹病分为 A、B、C 三种亚型,2018 版新增了 D、E 和具有 DUSP22 - IRF4 基因重排的亚型。D 型特征为具有明显的嗜表皮现象,异形的小/中 CD8$^+$、CD30$^+$ 多形性 T 细胞呈"佩吉特样(Pagetoid)"浸润,类似原发性皮肤 CD8$^+$ 侵袭性嗜表皮毒性 T 细胞淋巴瘤。E 型特征为小/中 CD30$^+$、CD8$^+$ 的多形性 T 细胞,呈血管中心性和破坏性浸润,可见血栓形成、出血、严重坏死和溃疡,患者常表现为丘疹和结节性皮损,快速进展为溃疡、较大的坏死和焦痂。淋巴瘤样丘疹病伴 DUSP22 - IRF4 重排型(<5%)的特征为染色体 6p25.3 上有 DUSP22 - IRF4 位点的基因重排;患者常表现为局限性皮损;组织病理学特征为表皮内小至中等、脑回状核的 T 细胞嗜表皮浸润,细胞弱阳性表达 CD30,真皮内为中等至较大、强阳性表达 CD30 的母细胞浸润,类似于大细胞转化性蕈样肉芽肿。

第七节　肿瘤引起的反应性嗜酸性粒细胞增多症

肿瘤引起的反应性嗜酸性粒细胞增多症是指在骨髓或其他部位肿瘤时,伴随外周血或骨髓、淋巴结及其他组织嗜酸性粒细胞数目增多,但形态学与细胞、分子遗传学等均正常。根据肿瘤原发部位,可分为骨髓肿瘤与实体肿瘤两类。

一、骨髓肿瘤

包含霍奇金淋巴瘤、朗格汉斯细胞组织细胞增生症、嗜酸性粒细胞增多性血管淋巴样增生伴嗜酸性粒细胞增多症等。

1. 霍奇金淋巴瘤(HL)　常常表现为嗜酸性粒细胞增多症与组织嗜酸性粒细胞浸润,以低度恶性 Hodgkin、Reed-Sternberg(HRS)细胞及变异性肿瘤组织为特征。临床上可表现为嗜酸性粒细胞性脑膜炎及嗜酸性粒细胞性毛囊炎,偶尔可伴发嗜酸性粒细胞白血病与多脏器损害。

2. 木村病（Kimura 病）　即血管淋巴样增生伴嗜酸性粒细胞增多症,是一种病因不明的慢性肉芽肿性疾病,以皮肤结节为特征,可复发。

3. 血管免疫母细胞性淋巴结病（AIL）　可合并嗜酸性蜂窝织炎(也称为Well 综合征)。部分 AIL 患者可发展为外周 T 细胞恶性淋巴瘤,外周血嗜酸性粒细胞可升高;半数以上患者有骨髓受累和或淋巴结嗜酸性粒细胞增多。预后差,多在疾病发作 1 年左右死亡。预后不良的因素:疾病发作时需要药物维持、皮疹、淋巴结嗜酸性粒细胞增多症、血清乳酸脱氢酶、淋巴细胞减少、循环免疫复合物的存在等。

二、实体肿瘤

如肺、肾、乳腺、女性生殖系统肿瘤等,预后较好。甲状腺致硬化性黏液表皮样癌:本病罕见,组织病理学可表现为:甲状腺间质硬化伴大量嗜酸性粒细胞与淋巴细胞、浆细胞浸润。常见神经侵犯和血管闭塞。除肿瘤表现外,其他表现为桥本甲状腺炎或淋巴细胞性甲状腺炎,并常伴纤维化和灶性鳞状上皮化生。

肿瘤引起的反应性嗜酸性粒细胞增多症的治疗包括两个方面,即针对原发病的治疗与嗜酸性粒细胞增多症的治疗。

1. 原发病的治疗　如 HL,可采用放疗与化疗,脏器受累如心脏瓣膜等可行瓣膜置换等手术治疗;木村病治疗可应用激素、手术切除、冷冻疗法、激光切除放射线照射等;对于血管免疫母细胞性淋巴结病的治疗,目前仍有争议,停用可能的药物、对症治疗、泼尼松与化疗及自体干细胞移植术。甲状腺致硬化性黏液表皮样癌伴嗜酸性粒细胞增多症的处理,一般可行甲状腺次(或)全切除术,出现颈部淋巴结转移可进行改良的颈部根治性清扫术。

2. 糖皮质激素治疗　原发病不同,治疗剂量不同。

3. 针对嗜酸性粒细胞的治疗　如白三烯拮抗药与抑制药、抗组胺药等。

4. 其他　支持疗法,如人丙种球蛋白、肠内与肠外营养等。

第八节　肥大细胞增多症与嗜酸性粒细胞增多

肥大细胞增多症是一组病理性肥大细胞过度增殖、积聚的疾病。根据病变累及的范围可分为皮肤肥大细胞增多症(cutaneous mastocytosis,CM)和全身肥大细胞增多症(systemic mastocytosis,SM)。因 25％的 SM 患者存在嗜酸性粒细胞增多症,本节主要介绍 SM。SM 呈侵袭性,有多种临床亚型,常见症状包括瘙痒、潮红、腹泻和过敏反应。

【病因与发病机制】

目前发现的肥大细胞增多症相关基因有 KIT、TET2、IgE、JAK2V617F 和

RAS 等,其中 C-KIT 基因编码 CD117 跨膜酪氨酸激酶,CD117 有助于肥大细胞的生长、存活和迁移。KITD816V 是系统性肥大细胞增多症最常见的驱动突变,多发生在成人人体细胞。此外,目前研究发现 C-KIT 基因的其他突变也可能是肥大细胞增生症患者的发病因素,这些突变包括 V560G 和人肥大细胞白血病(MCL)细胞系的 HMC-1:D816Y、D816F、D816H 等。其他基因的作用机制尚不清楚。

肥大细胞通常位于结缔组织中,通过 IgE 和非 IgE 介导的机制被激活,在超敏反应和过敏反应中充当效应细胞。在 IgE 介导的机制中,过敏原与 IgE 受体形成交联,后激活肥大细胞导致脱颗粒,释放的常见的介质包括组胺、蛋白酶、细胞因子、生长激素等。其中,类胰蛋白酶几乎都由肥大细胞分泌,是重要的诊断因子。

【病理】

骨髓活检可见肥大细胞骨髓浸润,大多数是局灶性的,也可呈弥漫性。局灶性肥大细胞病变最常位于骨小梁旁,梭形肥大细胞局灶性聚集处常伴淋巴细胞与嗜酸性粒细胞。

肥大细胞白血病(Mast cell leukemia,MCL)是 SM 的血液病变异型,指骨髓涂片中不典型肥大细胞达 0.20 或以上,典型患者外周血肥大细胞超过粒细胞的0.10,但也可较低。部分病例可进展为白血病,预后同 MCL。不典型肥大细胞的细胞质颗粒通常非常细小且数量少,肥大细胞核异型可有碎裂核、双核或多核和有丝分裂象。

【临床表现】

SM 的临床表现包括肥大细胞介质症状(如头痛、面红、头晕、荨麻疹、呕吐、腹泻及血管扩张性休克等)、骨质损害(如骨痛、骨质疏松、骨折等)、肝脾大、中枢和外周淋巴结病等。呼吸系统、内分泌系统和肾脏较少受累,多为继发受累。

WHO 系统性肥大细胞增多症分为五类:①惰性系统性肥大细胞增多症(ISM);②隐匿性系统性肥大细胞增多症(SSM);③侵袭性系统性肥大细胞增多症(ASM);④系统性肥大细胞增多症伴相关血液肿瘤(SM-AHN);⑤肥大细胞白血病(MCL)。其中,SM-AHN 有 5 种亚型:SM 伴急性髓系白血病、SM 伴骨髓增生异常综合征、SM 伴一种骨髓增殖性疾病、SM 伴慢性粒单核细胞白血病、SM 伴嗜酸性粒细胞增多综合征。

【实验室检查及其他检查】

1. 外周血检查　可有肥大细胞、嗜酸性粒细胞计数增多,轻至中度贫血;肥大细胞介质(如血浆组胺、血浆类胰蛋白酶、肝素等)测定增高等。

2. FISH 分析与 RT-PCR 检查　可发现 C-KIT D816V 突变、CHIC2 缺失与 FIP1L1/PDGFRA 融合基因产物。

3. 组织活检　可见肥大细胞异常聚集在骨髓、脾脏、肝脏与淋巴结等病变部位。

4. 流式细胞仪检查　可发现 CD117(KIT)阳性肥大细胞表达 CD25,伴或不伴 CD2。

5. 其他　腹部 CT、骨密度测定、胃镜及肠镜、尿常规等检查。

【诊断与鉴别诊断】

1. 诊断　2019 WHO 系统性肥大细胞增多症的诊断标准:①主要标准:骨髓或皮肤外组织中存在多灶性异常肥大细胞簇(簇中肥大细胞>15%)。②次要标准:血清类胰蛋白酶水平升高(>20 ng/mL);异常肥大细胞 CD25 表达;存在 KIT D816V 突变;存在超过 25% 的非典型肥大细胞。系统性肥大细胞增多症的诊断需要同时符合 1 个主要和 1 个次要标准或 3 个次要标准。

器官功能障碍的评估:它包括 B 类和 C 类的发现。B 类发现包括:骨髓活检超过 30% 的肥大细胞和(或)异常高的血清类胰蛋白酶(>200 ng/mL);骨髓增生或异常增生,但不足以诊断 MDS 或 MPN,且外周血细胞计数基本正常;肝肿大或脾肿大或淋巴结病,但无功能性障碍;C 类发现包括:骨髓异常且有外周血细胞减少(ANC<1 000/uL,血红蛋白<10 g/dL,血小板<100×10^3/uL);可触及肝肿大以及脾肿大且有功能障碍(如肝功能异常,腹水,脾亢进,等);溶骨性病变(>2 cm)或病理性骨折;由胃肠道肥大细胞浸润引起的吸收不良;肥大细胞浸润致严重的局部器官功能障碍。ISM 一般无 B 类发现,SSM 则有 2 个或 2 个以上 B 类发现,ASM 则有 B 类发现加至少一个 C 类发现。

诊断依靠组织活检,分型尤其合并嗜酸性粒细胞增多症的病例,需要结合 FISH 分析与 RT-PCR 检查结果。

2. 鉴别诊断　骨髓肥大细胞过度增生除系统性肥大细胞增多症以外,也可见于尿毒症、骨质疏松症、以及淋巴瘤、白血病等。

KIT D816V 相关的 SM 伴嗜酸性粒细胞增多症(DASME)与 FIP1L1/PDGFRA 相关的 CEL(FPACEL)主要的区别点是 FPACEL 发现 CHIC2 缺陷,而无 KIT 编码子 816 突变。

【治疗】

ISM 和 SSM 的治疗目标在于消除肥大细胞释放介质引起的症状和控制肥大细胞增生;同时还应该避免各种诱因引起的肥大细胞介质释放,如物理环境刺激、情绪压力、感染、疫苗等。ISM 患者给予抗组胺药物、糖皮质激素、γ-干扰素、甲磺酸伊马替尼等治疗,疗效佳,患者基本都可以获得缓解。ASM 尚无标准的治疗方案。

1. 抗组胺药　最初的药物治疗包括使用 H$_1$ 和 H$_2$ 抗组胺药。H$_1$ 抗组胺药用于预防潮红和瘙痒;H$_2$ 抗组胺药用于缓解腹痛、胃灼热、痉挛、腹泻。无效者可加用抗白血病药物。对伴有复发性过敏反应或伴有血流动力学不稳定个体,最大剂量应用抗介质疗法(抗组胺药和抗白三烯药)可能有所帮助。

2. 奥马利珠单抗(Omalizumab) 通过抑制免疫球蛋白E(IgE)与肥大细胞的结合,降低过敏反应发生的频率。

3. 非甾体抗炎药(NSAIDs) 用于对抗组胺药无反应的显著潮红患者。

4. 糖皮质激素 可用于出现皮损、严重吸收不良、腹水、对抗介质疗法和奥马珠单抗无反应等患者。

5. 细胞减灭疗法 即应用干扰素 α、克拉屈滨或酪氨酸激酶抑制剂(TKI)等治疗,可用于复发难治 ISM 患者及 ASM 患者。

6. 其他 包括口服色甘酸钠、补充钙和维生素 D、造血细胞移植(HCT)、脾切除等。

进展期 MS(Advanced MS)包括 ASM,SM - AHN 和 MCL。治疗目标是缓解症状,减轻器官损伤和功能障碍,提升生活质量,和延长寿命。一般是药物治疗(本书不详叙),但异体造血干细胞移植(allo-HSCT)是位唯一治愈性手段。

【预后】

SM 的亚型是最强预后因素之一。ISM 预后相对较好,一般寿命正常,但2%~3%的病人会进展。ASM、SM - AHN、MCL 多数诊断时已累及其他器官、系统,病情较重,预后较差,中位存活时间短(ASM 41 个月,SM - AHN 24 个月,MCL 2 个月)死亡率高。儿童型预后较好,成人型常伴有系统受累。以下临床特征与疾病进展导致的死亡风险增加相关:血小板计数低($<100 \times 10^9$/L)、血清白蛋白低(<35 g/L)、血红蛋白水平低(<100 g/L 或输血依赖性)、乳酸脱氢酶(LDH)升高、老龄(>60 岁)、高碱性磷酸酶、肝脾肿大、腹水、过量骨髓成纤维细胞基因突变(ASXL1,SRSF2 或 RUNX1 等)。在一个包含 58 例系统性肥大细胞症患者的综述中,细胞增生的骨髓中脂肪细胞减少百分比(<20%)成为不良预后的重要预测指标(P$<$0.0001)。

主要参考文献

[1] Pimpinelli N, Olsen E A, Santucci M, et al. Defining early mycosis fungoides[J]. Journal of the American Academy of Dermatology, 2005, 53(6): 1053 - 1063.

[2] Whittaker S, Hoppe R, PrinceH M. How I treat mycosis fungoides and Sézary syndrome[J]. Blood, 2016, 127(25): 3142 - 3153.

[3] Erratum in Olsen et al. Revisions to the staging and classification of mycosis fungoides and Sézary syndrome: A proposal of the International Society for Cutaneous Lymphomas (ISCL) and the cutaneous lymphoma task force of the European Organization of Research and Treatment of Cancer (EORTC). Blood. 2007;110: 1713 - 1722[J]. Blood, 2008, 111(9): 4830.

［4］ Vieyra-Garcia P，Fink-Puches R，Porkert S，et al. Evaluation of low-dose，low-frequency oral psoralen-UV-A treatment with or without maintenance on early-stage mycosis fungoides［J］. JAMA Dermatology，2019，155(5)：538.

［5］ Olsen E A，Whittaker S，Kim Y H，et al. Clinical end points and response criteria in mycosis fungoides and sézary syndrome：A consensus statement of the international society for cutaneous lymphomas，the United States cutaneous lymphoma consortium，and the cutaneous lymphoma task force of the European organisation for research and treatment of cancer［J］. Journal of Clinical Oncology，2011，29(18)：2598 - 2607.

［6］ Jawed S I，Myskowski P L，Horwitz S，et al. Primary cutaneous T-cell lymphoma (mycosis fungoides and Sézary syndrome)：Part I. Diagnosis：Clinical and histopathologic features and new molecular and biologic markers［J］. Journal of the American Academy of Dermatology，2014，70(2)：205. e1 - 205. e16.

［7］ Jawed S I，Myskowski P L，Horwitz S，et al. Primary cutaneous T-cell lymphoma (mycosis fungoides and Sézary syndrome)：Part II. Prognosis，management，and future directions［J］. Journal of the American Academy of Dermatology，2014，70(2)：223. e1 - 17.

［8］ Bagot M，Porcu P，Marie-Cardine A，et al. IPH4102，a first-in-class anti-KIR3DL2 monoclonal antibody，in patients with relapsed or refractory cutaneous T-cell lymphoma：An international，first-in-human，open-label，phase 1 trial［J］. The Lancet Oncology，2019，20(8)：1160 - 1170.

［9］ Cristofoletti C，Bresin A，Caprini E，et al. Loss of β-arrestin-2 gene and possible functional consequences on Sezary Syndrome［J］. Cell Cycle，2019，18(11)：1292 - 1294.

［10］ Maitre E，Le-Page A L，Comoz F，et al. Usefulness of flow cytometry for the detection of cutaneous localization in malignant hematologic disorders［J］. Cytometry Part B：Clinical Cytometry，2019，96(4)：283 - 293.

［11］ Molloy K，Jonak C，Woei-A-jin F J S H，et al. Characteristics associated with significantly worse quality of life in mycosis fungoides/Sézary syndrome from the Prospective Cutaneous Lymphoma International Prognostic Index (PROCLIPI) study［J］. British Journal of Dermatology，2020，182(3)：770 - 779.

［12］ Johnson L D S，Banerjee S，Kruglov O，et al. Targeting CD47 in sézary syndrome with SIRPαFc［J］. Blood Advances，2019，3(7)：1145 - 1153.

［13］ Van-De-velde V，Zhou Y W. Existing and emerging therapies for cutaneous T-cell lymphoma［J］. Journal of Cutaneous Medicine and Surgery，2019，23(3)：319 - 327.

［14］ Lim H L J，Tan E S T，Tee S I，et al. Epidemiology and prognostic factors for mycosisfungoides and Sézary syndrome in a multi-ethnic Asian cohort：A 12-year review［J］. Journal of the European Academy of Dermatology and Venereology，2019，33(8)：1513 - 1521.

［15］ Damasco F M，Geskin L J，Akilov O E. Nail changes in sézary syndrome：A single-center study and review of the literature［J］. Journal of Cutaneous Medicine and Surgery，2019，23(4)：380 - 387.

[16] Alpdogan O，Kartan S，Johnson W，et al．Systemic therapy of cutaneous T-cell lymphoma (CTCL)[J]．Chinese Clinical Oncology，2019，8(1)：10．

[17] Wain T，Venning V L，Consuegra G，et al．Management of cutaneous T-cell lymphomas：Established and emergent therapies［J］．Australasian Journal of Dermatology，2019，60(3)：200－208．

[18] Shalabi D，Bistline A，Alpdogan O，et al．Immune evasion and current immunotherapy strategies in mycosis fungoides（MF）and Sézary syndrome（SS)[J]．Chinese Clinical Oncology，2019，8(1)：11．

[19] Cristofoletti C，Narducci M G，Russo G．Sézary Syndrome，recent biomarkers and new drugs[J]．Chinese Clinical Oncology，2019，8(1)：2．

[20] Willemze R，Cerroni L，Kempf W，et al．The 2018 update of the WHO-EORTC classification for primary cutaneous lymphomas．Blood．2019；133(16)：1703－1714[J]．Blood，2019，134(13)：1112．

[21] Raimondo C，Parekh V，Song J Y，et al．Primary cutaneous CD30＋lymphoproliferative disorders：A comprehensivereview[J]．Current Hematologic Malignancy Reports，2020，15(4)：333－342．

[22] 刘洁，罗毅鑫，刘兆睿，等．原发性皮肤淋巴瘤 WHO-EORTC 分类最新进展解读[J]．协和医学杂志，2020，11(6)：698－702．

[23] Shomali W，Gotlib J．World Health Organization-defined eosinophilic disorders：2019 update on diagnosis，risk stratification，and management［J］．American Journal of Hematology，2019，94(10)：1149－1167．

[24] Mattis D M，Wang S，Lu C M．Contemporary classification and diagnostic evaluation of Hypereosinophilia An ACLPS critical review［J］．American Journal of Clinical Pathology，2020，154(3)：305－318．

[25] Morsia E，Reichard K，Pardanani A，et al．WHO defined chronic eosinophilic leukemia，not otherwise specified (CEL，NOS)：A contemporary series from the Mayo Clinic[J]．American Journal of Hematology，2020，95(7)：E172－E174．

[26] Reiter A，Gotlib J．Myeloid neoplasms with eosinophilia[J]．Blood，2017，129(6)：704－714．

[27] Pardanani A，D'Souza A，Knudson R A，et al．Long-term follow-up of FIP1L1-PDGFRA-mutated patients with eosinophilia：Survival and clinical outcome［J］．Leukemia，2012，26(11)：2439－2441．

[28] Barraco D，Carobolante F，Candoni A，et al．Complete and long-lasting cytologic and molecular remission ofFIP1L1-PDGFRA-positive acute eosinophil myeloid leukaemia，treated with low－dose imatinib monotherapy[J]．European Journal of Haematology，2014，92(6)：541－545．

[29] 肖志坚，郝玉书，卞寿庚，等．嗜酸粒细胞白血病诊断标准探讨(附 4 例报告)[J]．白血病，2000，9(2)：73－75．

[30] 马金龙，陈宝安，葛峥，等．骨髓增生异常综合征转为急性嗜酸粒细胞白血病 1 例并文献复习．临床检验杂志．2018，36(03)：235－238．

[31] Wang S A, Hasserjian R P, Tam W, et al. Bone marrow morphology is a strong discriminator between chronic eosinophilic leukemia, not otherwise specified and reactive idiopathic hypereosinophilic syndrome[J]. Haematologica, 2017, 102(8): 1352 - 1360.

[32] Pardanani A, Lasho T, Wassie E, et al. Predictors of survival in WHO-defined hypereosinophilic syndrome and idiopathic hypereosinophilia and the role of next-generation sequencing[J]. Leukemia, 2016, 30(9): 1924 - 1926.

[33] Hu Z H, Boddu P C, Loghavi S, et al. A multimodality work-up of patients with Hypereosinophilia[J]. American Journal of Hematology, 2018, 93(11): 1337 - 1346.

[34] Helbig G, Soja A, Bartkowska-Chrobok A, et al. Chronic eosinophilic leukemia-not otherwise specified has a poor prognosis with unresponsiveness to conventional treatment and high risk of acute transformation[J]. American Journal of Hematology, 2012, 87(6): 643 - 645.

[35] 张昊天,陈燕珍,胡从华,等.系统性肥大细胞增多症 31 例及文献复习[J].临床血液学杂志,2018,31(3):213 - 218.

[36] 岳万波,徐倩玥,余红.肥大细胞增生症病因与治疗研究进展[J].中国麻风皮肤病杂志, 2019,35(8):505 - 508.

[37] 张敏,翟志芳,宋志强,等.肥大细胞增生症研究进展[J].现代生物医学进展,2017, 17(20):3987 - 3991.

[38] Abid A, Malone M A, Curci K. Mastocytosis[J]. Primary Care: Clinics in Office Practice, 2016, 43(3): 505 - 518.

[39] Scherber R M, Borate U. How we diagnose and treat systemic mastocytosis in adults[J]. British Journal of Haematology, 2018, 180(1): 11 - 23.

[40] Pardanani A. Systemic mastocytosis in adults: 2019 update on diagnosis, risk stratification and management[J]. American Journal of Hematology, 2018: ajh. 25371

[41] Wilson T M, Maric I, Simakova O, et al. Clonal analysis of NRAS activating mutations in KIT-D816V systemic mastocytosis[J]. Haematologica, 2011, 96(3): 459 - 463.

[42] Kirshenbaum A S, Kettelhut B V, Metcalfe D D, et al. Mastocytosis in infants and children: Recognition of patterns of skin disease[J]. Allergy and Asthma Proceedings, 1989, 10(1): 17 - 21.

[43] Kettelhut B V, Parker R I, Travis W D, et al. Hematopathology of the bone marrow in pediatric cutaneous mastocytosis: A study of 17 patients[J]. American Journal of Clinical Pathology, 1989, 91(5): 558 - 562.

[44] Wolff K, Komar M, Petzelbauer P. Clinical and histopathological aspects of cutaneous mastocytosis[J]. Leukemia Research, 2001, 25(7): 519 - 528.

[45] Valent P, Sperr W R, Schwartz L B, et al. Diagnosis and classification of mast cell proliferative disorders: Delineation from immunologic diseases and non-mast cell hematopoietic neoplasms[J]. Journal of Allergy and Clinical Immunology, 2004, 114(1): 3 - 11.

[46] Taylor M L, Metcalfe D D. Kit signal transduction[J]. Hematology/Oncology Clinics of North America, 2000, 14(3): 517 - 535

[47] Longley B J, Metcalfe D D, Tharp M, et al. Activating and dominant inactivating c-KIT catalytic domain mutations in distinct clinical forms of human mastocytosis[J]. PNAS, 1999, 96(4): 1609 – 1614.

[48] Yavuz A S, Lipsky P E, Yavuz S, et al. Evidence for the involvement of a hematopoietic progenitor cell in systemic mastocytosis from single-cell analysis of mutations in the c-kit gene[J]. Blood, 2002, 100(2): 661 – 665.

[49] Potier A, Lavigne C, Chappard D, et al. Cutaneous manifestations in Hymenoptera and Diptera anaphylaxis: Relationship with basal serum tryptase [J]. Clinical & Experimental Allergy, 2009, 39(5): 717 – 725

[50] Tolar J, Tope W D, Neglia J P. Leukotriene-receptor inhibition for the treatment of systemic mastocytosis[J]. New England Journal of Medicine, 2004, 350(7): 735 – 736.

[51] Carter M C, Robyn J A, Bressler P B, et al. Omalizumab for the treatment of unprovoked anaphylaxis in patients with systemic mastocytosis[J]. Journal of Allergy and Clinical Immunology, 2007, 119(6): 1550 – 1551.

[52] Worobec A S. Treatment of systemic mast cell disorders[J]. Hematology/Oncology Clinics of North America, 2000, 14(3): 659 – 687.

[53] Pardanani A. Systemic mastocytosis in adults: 2017 update on diagnosis, risk stratification and management[J]. American Journal of Hematology, 2016, 91(11): 1146 – 1159.

[54] Erratum in Olsen et al. Revisions to the staging and classification of mycosis fungoides and Sézary syndrome: A proposal of the International Society for Cutaneous Lymphomas (ISCL) and the cutaneous lymphoma task force of the European Organization of Research and Treatment of Cancer (EORTC). Blood. 2007;110: 1713 – 1722[J]. Blood, 2008, 111(9): 4830.

[55] Willemze R, Cerroni L, Kempf W, et al. The 2018 update of the WHO-EORTC classification for primary cutaneous lymphomas. Blood. 2019;133(16): 1703 – 1714[J]. Blood, 2019, 134(13): 1112

[56] Raimondo C, Parekh V, SongJ Y, et al. Primary cutaneous CD30＋ lymphoproliferative disorders: A comprehensive review[J]. Current Hematologic Malignancy Reports, 2020, 15(4): 333 – 342.

第三章

呼吸系统疾病伴嗜酸性粒细胞增多

第一节 变态反应性鼻炎与嗜酸性粒细胞增多

鼻炎即鼻黏膜的炎症,大致可分为感染性与非感染性鼻炎。其中,与嗜酸性粒细胞相关的鼻炎包括变态反应性鼻炎(又称变应性鼻炎、过敏性鼻炎)、常年性嗜酸性粒细胞增多型非变态反应性鼻炎及鼻息肉。本节主要叙述变态反应性鼻炎。

变态反应性鼻炎(allergic rhinitis,AR)发生于鼻黏膜,由 IgE 介导,是以鼻塞、鼻漏、鼻痒和发作性喷嚏为主要表现的慢性变态反应性炎症。AR 按过敏原大致可分为季节性(间歇性)和或常年性(持续性)鼻炎,约 20% 的病例为季节性、40% 为常年性、40% 同时具有两种特征。季节性过敏性鼻炎(又称花粉症)即花粉抗原引起的季节性过敏性鼻炎,多见于儿童,常并发过敏性结膜炎。常年性鼻炎多见于成人。

【病因】

变应原,主要为吸入性变应原,是触发本病的直接原因。吸入性变应原包括室外过敏原(花粉、真菌孢子等)及室内过敏原(动物皮屑、尘螨等),其中室外过敏原是季节性变应性鼻炎的主要致敏物。

【发病机制】

变应性鼻炎是鼻黏膜的 I 型变态反应,分为早期反应和晚期反应。

1. 早期反应 发生在抗原暴露的 5~15 分钟内,由 IgE 介导。吸入性过敏原导致 2 型辅助(Th2)细胞驱动的炎症,宿主肥大细胞脱颗粒,释放多种预先形成和新合成的介质,包括组胺、白三烯和前列腺素等。组胺主要通过刺激三叉神经诱导打喷嚏,并刺激黏液腺导致流鼻涕。

2. 晚期反应 发生在早期反应后 4~6 小时。肥大细胞产生细胞因子如 IL-4 和 IL-13,这些细胞因子反过来促进嗜酸性粒细胞、T 淋巴细胞和嗜碱性粒细胞向鼻黏膜的浸润,并产生鼻黏膜水肿,从而导致充血。由于嗜酸性粒细胞浸润和鼻黏膜闭塞,可出现非 IgE 介导的高反应性。鼻黏膜对正常刺激(如吸烟、冷空气)反应过度,并导致打喷嚏、流鼻涕和鼻瘙痒的症状。

有研究表明,过敏反应与染色体 3、4 上的特定区域相关。

【病理】

变应性鼻炎是以 T 淋巴细胞、嗜酸性粒细胞浸润为主的变态反应性炎症。主要表现为鼻黏膜水肿、血管扩张、腺细胞增生。黏膜表层乃至上皮细胞间肥大细胞增多;鼻分泌物中可见嗜酸性粒细胞,接触变应原后数量增加明显;鼻黏膜浅层活化的朗格汉斯细胞、巨噬细胞等 HLA - DR 阳性的抗原呈递细胞(APC)增多。

【临床表现】

根据病程,变应性鼻炎可分为间歇性和持续性两种。间歇性变应性鼻炎症状发作每周少于 4 天,全年病程少于 4 周;持续性变应性鼻炎症状发作每周不少于 4 天,全年病程不少于 4 周。

过敏性鼻炎临床特征为阵发性打喷嚏、流涕和鼻塞。患者常有过敏性鼻炎家族史或哮喘个人史。间歇性鼻炎患者常有花粉、动物皮屑、霉菌、香水等接触史。

除上述典型(鼻部)症状外,也可出现非特异性全身症状,如睡眠差、烦躁、疲劳等;注意其他伴随的变应性疾病如支气管哮喘、特应性皮炎等;季节性鼻炎者常可见眼睑水肿、结膜充血、流泪等。

由于鼻黏膜与呼吸道其他部位黏膜同属免疫系统的黏膜相关淋巴组织,本病可引起下列并发症:

①变应性鼻窦炎:鼻窦黏膜有明显水肿。X 线片显示窦腔均匀性雾状模糊。患者多有头部不适或头痛,系鼻黏膜水肿引起窦口引流不畅,或窦内渐变负压。继发感染时,可有脓涕。

②支气管哮喘:多发生于变应性鼻炎后,此时鼻炎症状多明显减轻。哮喘发作症状可呈典型或仅表现为胸闷、咳嗽等。

③变应性咽喉炎:表现为咽喉痒、咳嗽或有轻度声哑,严重者可出现呼吸困难。本病多为食物性和化学性变应原所致。

④中耳炎:表现为耳闷、耳鸣、听力下降,症状可随鼻部症状的变化波动,时轻时重。

【实验室检查及其他检查】

1. 血常规　发作期可有外周血嗜酸性粒细胞增高,多为 0.04～0.12,也可不高。合并细菌感染时,中性粒细胞增高,可掩盖嗜酸性粒细胞升高。

2. 鼻黏膜分泌物涂片　发作期可见较多嗜酸性粒细胞,诊断价值有限。

3. 血清总 IgE 水平　常在正常范围内,伴有哮喘时可升高。

4. 皮肤点刺试验(skin prick test,SPT)　适用于对经验性治疗无效或需要识别特定过敏原以进行靶向治疗的患者。禁忌证包括哮喘失控或严重、心血管疾病不稳定、怀孕和或同时接受 β 受体阻滞剂疗的患者。H_2 受体拮抗剂、三环类抗抑郁药和抗 IgE 单克隆抗体奥马珠单抗可干扰过敏皮肤试验反应,测试前需停药。偶可用可疑变应原行鼻内激发试验,若为阳性,则出现典型的变应性鼻炎症状。

5. 放射变应原吸附剂试验(radioallergosorbenttest,RAST) 是一种体外测定不同变应原特异性 IgE 的方法。以下情况下鼻分泌物 RAST 可代替皮肤特异性 IgE 试验:缺乏高质量变应原提取液的可能变应原、广泛皮肤病尤其特应性皮炎、采用抗过敏治疗不能停药、皮肤高度敏感者等。

6. 影像学检查 主要用于排除其他疾病。

7. 内镜 常显示鼻黏膜肿胀和稀薄、清晰的分泌物。下鼻甲可呈蓝色,鼻黏膜可出现鹅卵石样改变。常年性者间歇期鼻黏膜呈暗红色。部分患者可出现中耳腔积液,听力下降。气动耳镜可用于评估咽鼓管功能障碍。若伴有胸闷、哮喘,听诊可闻及肺部喘鸣音。

【诊断与鉴别诊断】

诊断需综合分析病史、体检及辅助检查结果。应注意询问发病诱因、时间、程度、家族及个人过敏史等。鼻糖皮质激素经验性治疗反应积极可支持诊断。通过血清过敏原特异性 IgE 测试或变应原皮肤试验,可进一步明确诊断。

过敏性鼻炎的诊断需要病史采集、辅助检查多个步骤,最终诊断以典型临床症状＋皮肤点刺试验或血清特异性 IgE 检测至少一项阳性为准。具体诊断流程见图 3-1。

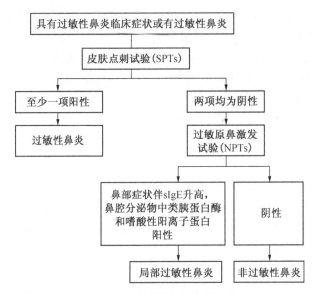

图 3-1 过敏性鼻炎诊断流程

2018 版中国变应性鼻炎诊治指南指出,应重视局部变应性鼻炎(local allergic rhinitis,LAR)的诊断,见表 3-1。

表 3-1　过敏性鼻炎(AR)与局部变应性鼻炎(LAR)的诊断

	AR	LAR
症状	流涕,鼻塞,鼻痒,喷嚏合并或不合并眼部症状	流涕,鼻塞,鼻痒,喷嚏合并或不合并眼部症状
疾病持续时间	持续性或间歇性	持续性或间歇性
实验室测试	过敏原 SPT 和血清特异性 IgE 阳性	过敏原 SPT 和血清特异性 IgE 阴性
过敏原鼻激发试验	阳性	阳性

本病应与下列疾病鉴别:

1. 血管运动性鼻炎　可能与自主神经系统功能失调有关,环境温度变化、情绪波动、疲劳、内分泌失调等因素可诱发本病。临床表现相似,但血管运动性鼻炎变应原皮肤试验和特异性 IgE 测定为阴性、鼻分泌物涂片无典型改变。

2. 非变应性鼻炎伴嗜酸性粒细胞增多综合征(NARES)　症状与变应性鼻炎相似,此处不再赘述,但皮肤试验和 IgE 测定均为阴性,症状发作无明显的诱因。NARES 的病因及发病机制不清楚,推测与阿司匹林耐受不良有关。

3. 反射亢进性鼻炎　本病以突发性喷嚏为主,发作突然、消失快。鼻黏膜高度敏感,临床检查无典型发现。该病可能与鼻黏膜感觉神经 C 类纤维释放过多神经肽类 P 物质有关。

4. 急性感染性鼻炎　病程短,一般为 7~10 天。发病早期有喷嚏、清涕,常伴随有四肢酸痛、周身不适、发热、咽痛等症状。早期鼻分泌物可见淋巴细胞,后期变为脓性,有大量中性粒细胞。

5. 其他　已知原因的非变应性鼻炎,如慢性鼻窦炎、鼻腔结构异常引起的鼻炎、肿瘤与肉芽肿病等。

【治疗】

治疗原则是避免接触变应原,正确使用抗组胺药和糖皮质激素。研究表明,免疫疗法对变应性鼻炎和过敏性哮喘有效。

1. 避免接触变应原　对已经明确的变应原,应尽量避免与之接触。

2. 药物治疗　由于操作简便、效果明确,是治疗本病的首选措施。

(1)抗组胺药:为本病治疗的一线药物,主要为组胺 H_1 受体拮抗剂。对治疗鼻痒、喷嚏和鼻分泌物增多有效,但对鼻塞及眼部症状无效。抗 H_3 和 H_4 抗组胺药疗效需进一步验证,目前主要用于抗逆转录病毒治疗。

第一代抗组胺药物如苯海拉明、茶苯海明(乘晕宁)、氯苯那敏(扑尔敏)、盐酸异丙嗪(非那根)等。主要作用于毒蕈碱受体,具有口干、尿潴留、便秘和或心动过速等副作用。本类药物可透过血脑屏障,具有镇静作用,因而从事驾驶、机械操作、精密设备使用等人员不宜服用。

第二代抗组胺药物又称非嗜睡性抗组胺药,如特非那定、阿司咪唑(息斯敏)、氯雷他定(开瑞坦)、西替利嗪(仙特明)、酮替芬等。较第一代药物,半衰期更长(12～24小时)。西替利嗪在所有第二代抗组胺药中镇静作用最大,非索非那定没有镇静作用,氯雷他定和地氯雷他定在较高剂量下可有镇静作用。本药不能与酮康唑、伊曲康唑和红霉素合用。鼻内抗组胺药,如氮䓬斯汀,起效快,可预防性使用。

(2)减充血剂:口服减充血剂(如伪麻黄碱)有助于缓解症状,因其副作用明显,不建议长期使用。有研究表明局部减充血剂连续使用5天以上可能导致反跳性鼻黏膜充血,长期使用可能导致药物性鼻炎。

(3)抗胆碱药:适用于发生严重鼻漏的常年性变应性鼻炎患者,可有效减少鼻水样分泌物,对鼻塞与喷嚏等效果不明显。

(4)肥大细胞稳定剂:色甘酸钠通过稳定肥大细胞膜,防止脱颗粒释放介质,有效减少打喷嚏、流鼻涕和鼻瘙痒。也可用于季节性AR预防。

(5)糖皮质激素:鼻内糖皮质激素可作为AR的一线治疗,可单独或与口服抗组胺药联合应用于轻度、中度或重度症状患者。常用的鼻腔喷雾剂包括倍氯米松、布地奈德、丙酸氟替卡松、糠酸莫米松和曲安奈德等。本类药物最常见的副作用是鼻腔刺激,其次是鼻出血。正确使用鼻喷雾剂可增强疗效和避免副作用。

口服和静脉应用糖皮质激素可缓解急性肾功能衰竭,但因显著的全身副作用,不建议常规使用。

(6)白三烯受体拮抗剂:常用的药物包括孟鲁司特和扎鲁司特。本类药物常与其他药物联合使用,夜间可改善睡眠。

上述各类药物在应用时应根据患者的临床表现选择使用。花粉症发病前1～2周开始鼻内应用糖皮质激素,至发病期加用抗组胺药,一般可使患者症状明显减轻。

表 3-2　过敏性鼻炎(AR)治疗药物及药理作用

治疗药物	药理作用
鼻用糖皮质激素（INS）	可显著抑制嗜酸性粒细胞、嗜碱性粒细胞,中性粒细胞和单核细胞的募集
白三烯受体拮抗剂（LTRA）	白三烯是 AR 发病机制中的主要介质,白三烯与受体结合,可介导一系列的气道反应,如:支气管收缩和平滑肌增殖、黏液分泌增加、血管通透性增加、嗜酸性粒细胞募集等。LTRA 可有效阻断白三烯受体,进而阻断靶器官对白三烯的反应
抗组胺药	反向激动剂,结合并稳定 H_1 受体的非活性构象,使平衡状态向非活性状态转变
肥大细胞稳定剂	肥大细胞稳定剂可稳定肥大细胞和嗜碱性粒细胞膜,防止其脱颗粒,从而抑制包括组胺在内的多种炎性介质的释放
局部减充血剂	使血管收缩,改善鼻腔通畅,从而缓解 AR 患者鼻阻塞症状
鼻用抗胆碱类药物	抑制鼻腺体分泌及气道血管舒张
盐水洗鼻	①清洁;②清除炎症介质和过敏蛋白,如组胺、前列腺素、白三烯、嗜酸性粒细胞释放的主要碱性蛋白、花粉等;③可以修复受损的异黏膜纤毛功能
中医药	中医强调辨证论治,根据不同证型,给予温阳补肾(肾阳虚型)、温肺散寒(肺气虚型)、益气健脾(脾气虚型)、清肺热(肺热型)等

3. 手术治疗　仅适用于鼻息肉、下鼻甲肥大导致顽固性鼻塞或药物治疗无效的慢性鼻窦疾病患者。

4. 过敏原免疫治疗(allergen-specific immunotherapy,AIT)　常用的疗法有皮下免疫疗法(subcutaneousimmunotherapy,SCIT)和舌下免疫疗法(sublingual immunotherapy,SLIT)。每周递增剂量给药 6~8 个月,随后维持剂量 3~5 年。有文献报道,度普利尤单抗可改善 AR 相关鼻部症状。

适应证:AR 伴或不伴有结膜炎、过敏性哮喘患者,并且具有针对临床相关过敏原特异性 IgE 抗体的明显证据。包括以下患者:①采取避免接触过敏原及药物治疗后仍未获得症状控制;②不愿意持续或长期的药物治疗;③药物治疗后引起不良反应。

禁忌证:①正在使用 β 受体阻滞剂的患者;②患有未控制或严重哮喘的患者;③有显著的共患疾病,如心血管疾病。

对于以下人群应用过敏原免疫治疗尚无定论:① 5 岁以下的儿童;②妊娠期

妇女;③老人;④患有恶性肿瘤、免疫缺陷或自身免疫疾病的患者。

5. 其他

如鼻内选择性神经切断术、奥马珠单抗、鼻用生理盐水等。有研究指出,磷酸二酯酶-4(PDE4)抑制剂罗氟司特对 AR 有益,仍需行进一步研究证实。

6. 综合管理

过敏性鼻炎综合管理包括环境管理、药物治疗、过敏原特异性免疫治疗(脱敏疗法)、患者宣教四个主要方面,现有治疗及管理手段尚不能根治过敏性鼻炎,但可缓解和控制症状,提高患者生活质量。

【预后】

过敏性鼻炎患病率在青春期达到峰值,并随着年龄的增长而逐渐降低。有研究报道,约 50％接受免疫治疗的患者在停止治疗后三年,症状持续改善。

第二节　变应性真菌性鼻窦炎与嗜酸性粒细胞增多

变应性真菌性鼻窦炎(allergic fungal rhinosinusitis,AFRS)是机体对鼻腔及鼻窦内的真菌发生变态反应而产生的炎症。本病是真菌性鼻窦炎最常见的形式,最常见的病原体是曲霉菌。临床表现为顽固性鼻窦炎及鼻息肉,也有认为是慢性鼻窦炎伴鼻息肉(CRSwNP)的亚型。可伴有血清真菌特异性 IgE 与外周血嗜酸性粒细胞增高。

【病因与发病机制】

目前认为,本病主要与真菌感染有关。常见的真菌如包括曲霉类、链格孢属、双极化菌属、弯孢菌属、锥虫属和镰孢属等。有研究表明,嗜酸性粒细胞胞外DNA 陷阱可能有抗真菌作用。

AFRS 是由 I 型变态反应引起,鼻窦内容物中的非侵袭性真菌等与鼻腔鼻窦黏膜相互作用,导致的慢性嗜酸性粒细胞炎症过程。呼吸道阻塞与疾病之间可能存在剂量—反应相关性。本病总 IgE 浓度高可能与细菌共生产生超抗原活性,促进非特异性 T 细胞的激活有关。

目前触发嗜酸性粒细胞性炎症反应的确切因素尚不清楚,可能涉及多因素,包括 IgE 介导的超敏反应、特异性 T 淋巴细胞、暴露于特异性真菌抗原和鼻窦黏膜防御机制的异常等。本病可能与基因突变有关,如囊性纤维化(CF)跨膜电导调节基因(CFTR)突变等。对 AFRS 患者窦黏膜活检,显示补体途径上调,特别是替代途径(因子 B)和共同途径(C3 和 C5)。TH17 驱动的反应可能会促进鼻息肉病的加重。

【病理】

肉眼可见鼻黏膜水肿,鼻息肉形成。组织学检查可见分层的黏液栓,伴嗜酸性粒细胞性黏蛋白、鳞状上皮细胞及嗜酸性粒细胞为主的混合性炎症细胞浸润。

【临床表现】

AFRS典型表现是单侧、多鼻窦受累,筛窦最常见并很少单独受累,而额窦极少受累。主要见于20~30岁人群。AFRS主要表现为鼻塞、流脓涕、头面部疼痛,次要表现为复视、视力下降和远离植物。常见的症状为鼻塞、流涕和局部疼痛。20%~90%的AFRS患者发生骨质变形,最常见的部位是眼眶,特别是纸样板。重者眶周软组织肿胀、疼痛,累及眶内和视神经可致视力减退或失明,甚至发生颅内侵犯。

【实验室检查及其他检查】

1. 血常规 白细胞计数多正常,嗜酸性粒细胞轻、中度增高,可达20%以上。继发细菌感染时,白细胞与中性粒细胞可增高。

2. 血清总IgE测定 多明显升高,可高达正常值高限的20~50倍以上。对于临床症状明显、高度怀疑为AFRS,特别是皮肤点刺实验或血清真菌IgE阴性的患者,局部组织真菌IgE的检测为诊断AFRS提供了一种诊断方法。

3. 皮肤点刺实验或放射性变应原吸附试验(RAST) 阳性结果可见于链格孢属、德氏霉属、弯孢(霉)属、匍柄霉属、曲霉类、分枝孢子菌属等。

4. 黏液栓显微镜检查 可见嗜酸性粒细胞性黏蛋白、鳞状上皮细胞、嗜酸性粒细胞及嗜酸性粒细胞为主的混合性炎症细胞浸润。黏液样物质HE染色可见大量黏蛋白与六角形夏科-莱登晶体。

5. 鼻窦黏膜病理学检查 可见嗜酸性粒细胞性黏膜浸润。聚合酶链反应(PCR)是最敏感的方法,可排除其他疾病。

6. 胸片检查 多正常。SAM患者可见支气管周围袖口征,也可见肺内浸润影或孤立性结节影。

7. 鼻窦CT检查 CT表现为单侧、非对称性鼻窦受累,病变中央高密度变应性黏蛋白影(磨玻璃样密度影伴中央区星状分布的钙化点),可伴周围骨质的吸收或破坏。术前CT检查有助于评估疾病严重程度,该病的一个显著特征是在伴有鼻息肉的鼻窦炎中出现骨质破坏及黏液囊肿。部分病例可出现鼻孔阻塞、鼻中隔移位,骨线消失提示软骨压迫性坏死。

8. 鼻窦磁共振(MRI)检查 黏蛋白中蛋白浓度增高,可导致MRI T1和T2加权像中的中央明显低信号,此效应在T2加权像上更明显。本病可合并过敏性支气管肺曲霉病(allergic broncho pulmonary aspergillosis,ABPA)。

【诊断与鉴别诊断】

1. 诊断 AFRS的统一诊断标准还存在争议,目前公认的标准由Bent和Kuhn提出,即主要标准:典型的CT特征性表现,典型的组织病理学特征:变应性黏蛋白,特应性病史或变应原皮试、血清学检查证实Ⅰ型变态反应,伴鼻息肉,病理检查或真菌培养证实非侵袭性的真菌菌丝;而次要诊断标准包括哮喘、单侧病变、骨质破坏、真菌培养物和血清嗜酸性粒细胞增多等。

2. 鉴别诊断　　主要与其他病原体引起的鼻窦炎、窦肺综合征等鉴别。根据2012年欧洲鼻窦炎鼻息肉(EPOS 2012)诊疗指南,Ⅰ型超敏反应和特征性CT发现是AFS Bent-Kuhn标准中的主要鉴别点。

【治疗】

1. 药物治疗

(1) 糖皮质激素:可抗炎和降低循环IgE水平。研究表明,口服和局部皮质类固醇联合治疗可有效降低复发率。不建议长期使用。

(2) 抗生素:不推荐常规使用,但有时可与外科清创术一起使用。

(3) 白三烯拮抗药:如孟鲁司特钠,可在一程度上缓解鼻部症状。

2. 鼻腔冲洗　　即用盐水清洗鼻窦。

3. 特异性免疫治疗(specific immunotherapy,SIT)　　在某些难治性AFBS中可以选择性使用,术腔黏膜愈合后尽早开始。如抗IL5疗法(美泊利珠单抗、瑞利珠单抗)和抗IgE疗法(奥马珠单抗)等。不仅能减轻AFRS患者的症状,而且能减少术后某些药物的用量,已成为减少AFRS复发的有效手段之一。

4. 手术治疗　　本病首选治疗方法,兼顾诊断。彻底清创所有真菌碎片和嗜酸性黏蛋白至关重要。感染扩散到海绵窦,首选开颅手术。

5. 功能性鼻内镜　　观察鼻内结构、取活检、清洗鼻窦,修复潜在的问题(如瘘管、异物等),必要时可行息肉切除术、筛房切除术、上颌窦造口术或根治术、额隐窝开放术等。

6. 脱敏治疗　　致病真菌明确,自IgE测定后予注射真菌变应原的脱敏治疗。

【预后】

Waxman等人认为术后患者预后大致可分为三组:①痊愈(至少两年不复发);②迅速复发(数个月内);③迟缓复发(数年后)。术后口服糖皮质激素醇治疗可减少复发,建议每4~6周进行一次鼻内窥镜检查,高危患者建议定期复查鼻窦CT。

第三节　慢性鼻窦炎与嗜酸性粒细胞增多

慢性鼻窦炎(chronic rhinosinusitis,CRS)是鼻窦黏膜的慢性炎性疾病,病程超过12周。临床以鼻塞、黏性或黏脓性鼻涕为主要特征,可伴头面部胀痛、嗅觉减退或丧失等。典型病理学表现为嗜酸粒细胞浸润。

【病因】

慢性鼻窦炎是一种高度异质性疾病。其发病机制与感染、遗传因素、解剖结构、环境暴露等有关。常见的细菌包括链球菌、肺炎球菌、嗜血杆菌和莫拉菌。研究发现,慢性鼻窦炎患者可伴发其他疾病,如中耳炎、哮喘、艾滋病和囊性纤维化等。

【发病机制】

CRS 的发病机制尚不清楚。慢性炎症可导致鼻窦引流障碍,引起局部缺氧,病原体聚集。纤毛运动障碍及解剖结构异常可进一步加重感染。

嗜酸性粒细胞可能在 CRS 发病机制中起中心作用。研究发现 CRS 组织嗜酸性粒细胞增多症明显,推测其在疾病严重性与预后方面意义重大。嗜酸性粒细胞可释放大量毒性促炎症反应介质,包括主要碱性蛋白、嗜酸性粒细胞阳离子蛋白、活性氧簇及细胞因子等。但体内触发或调节嗜酸性粒细胞功能与介质释放的途径需进一步探究。

【临床表现】

CRS 在临床上可以分为两种类型:慢性鼻窦炎不伴鼻息肉(chronic rhinosinusitis without nasal polyps,CRSsNP)和慢性鼻窦炎伴有鼻息肉(chronic rhinosinusitis with nasal polyps,CRSwNP)。慢性鼻窦炎主要表现为:①绿色或黄色鼻涕;②面部或牙齿疼痛、饱胀或压力样疼痛;③鼻塞。其他症状包括发热、嗅觉减退、头痛、耳痛、口臭、咳嗽及疲劳等。

【辅助检查】

1. 血清学检查　外周血嗜酸性粒细胞计数增高,中性粒细胞计数可正常或增高,血沉可正常或轻度增快。真菌感染时,外周血及组织嗜酸性粒细胞水平增高显著。

2. 免疫学检查　血清特异性 IgE 抗体采用定量 RAST,超过 40U/ml 为阳性。血清总 IgE 采用双位酶联免疫吸附测定,总 IgE 水平超过 100U/ml 为增高。血清总 IgE 水平与疾病严重性的联系尚无定论。

3. 变应原测定　皮肤变应原点刺试验可出现阳性结果。

4. 微生物学检查　活检标本培养结果较鼻拭子培养更准确。细菌较真菌多见,常见的细菌包括链球菌、肺炎球菌、嗜血杆菌和莫拉菌等。真菌如曲霉菌、双极菌、弯孢菌等。

5. 活组织检查　研究发现近一半的患者有组织嗜酸性粒细胞增多症(≥2 个细胞/高倍镜下)。病理学常显示基底膜增厚、杯状细胞增生、非典型腺体结构和单核细胞浸润,有时可以看到中性粒细胞和嗜酸性粒细胞。另外,黏膜鼻细胞学检查有助于鉴别鼻窦炎和严重的变应性鼻炎。

6. 鼻内镜检查　可发现解剖学上的损害,如鼻中隔后部偏曲、鼻息肉、腺样体增生、肿瘤等。必要时可在内镜下行活组织检查甚至手术切除鼻息肉等病变组织。

7. 影像学检查　鼻窦 CT 检查是评估鼻窦病变范围与程度的理想工具,临床应用广泛。研究发现,外周血嗜酸性粒细胞增多症患者多有异常 CT 表现,但 CT 与组织和外周血嗜酸性粒细胞增多症相关性需进一步研究。磁共振成像可发现到鼻窦软组织异常,但因价格昂贵,不纳入常规检查项目。

【诊断与鉴别诊断】

2018 中国慢性鼻窦炎诊断和治疗指南,诊断时以下述两种或两种以上相关症状为依据,其中主要症状中的鼻塞、黏性或黏脓性鼻涕必具其一。

主要症状:鼻塞、黏性或黏脓性鼻涕。

次要症状:头面部胀痛、嗅觉减退或丧失。

【治疗】

治疗的目的是缓解症状,减少并发症如颅内感染、眶周脓肿、脑脓肿或脑膜炎等。还应治疗其他相关和诱发的疾病,如哮喘、中耳炎和囊性纤维化等。

1. 可能的易感因素的处理　可采用综合疗法,如回避变应原、免疫疗法、抗原脱敏治疗、抗过敏治疗等。

2. 药物治疗

(1)抗炎药物:如布地奈德(雷诺考特)鼻喷剂等,疗程不少于 12 周;局部糖皮质激素无效伴严重、复发性鼻息肉时,可考虑短期口服糖皮质激素。口服泼尼松(或泼尼松龙),推荐剂量为 0.5 mg/(kg·d),早晨空腹顿服,每日 1 次,疗程 5~10 天,最长 14 天。需警惕全身使用糖皮质激素的禁忌证,密切观察用药过程中可能发生的不良反应。

(2)抗菌药物:青霉素类、头孢菌素类、磺胺类、大环内酯类、氟喹诺酮类敏感药物,用于慢性鼻—鼻窦炎急性发作,常规剂量,疗程不超过 2 周。不推荐鼻腔鼻窦局部使用抗生素。

(3)减充血剂:不推荐使用。鼻塞严重者可短期使用(<7 天)。

(4)黏液促排剂:可稀化黏液并改善纤毛活性,推荐使用。

(5)全身抗组胺药:对伴有变态反应症状的患者,可以口服第二代或新型抗组胺药。

(6)中药:部分对于改善慢性鼻—鼻窦炎的症状有一定效果,应根据辨证施治的原则选择药物。

(7)生理盐水或高渗盐水(2%~3%):高容量盐水冲洗和局部皮质类固醇治疗为慢性鼻窦炎的一线治疗。

3. 手术治疗

一般采用功能性内镜治疗,目的是解除阻塞,恢复引流和黏液纤毛清除,并使鼻窦通气。合并阿司匹林哮喘、鼻息肉和全鼻窦炎的患者,多复发,禁忌多次手术。慢性鼻窦炎有以下情况之一者可手术治疗:①影响窦口鼻道复合体或各鼻窦引流的明显解剖学异常；②影响窦口鼻道复合体或各鼻窦引流的鼻息肉；③经药物治疗，症状改善不满意；④出现颅、眶等处的并发症。

第四节　变应性支气管肺曲霉病与嗜酸性粒细胞增多

变应性支气管肺曲霉病(allergic bronchopulmonary aspergillosis, ABPA)是机体对曲霉感染引起的超敏反应所致。多发于支气管哮喘与囊性纤维化患者，其特征性表现为支气管痉挛、肺浸润、嗜酸性粒细胞增多和对曲霉属抗原过敏的免疫学证据。

【病因】

以烟曲霉(AF)最常见，其他如黑曲霉、黄曲霉和黑曲霉等均可引起。曲霉分生孢子由于其直径小(2～3 微米)，容易到达并沉积在肺泡。吸入体内的孢子表面存在疏水蛋白，因其没有免疫活性，一般不会致病。哮喘或囊性纤维化患者气道清除能力下降，孢子可在气道内繁殖形成菌丝，繁殖期的孢子和菌丝诱发机体一系列细胞和体液免疫应答反应。

【发病机制】

发病机制仍不完全清楚，发病机制包括曲霉感染、机体免疫反应及遗传易感性三个方面。免疫低下的个体由于宿主免疫防御失衡，无法消除曲霉分生孢子，从而导致其在气道中定植并萌发成体细胞菌丝，导致上皮细胞损伤和保护屏障破坏，刺激导致组织损伤的慢性过敏性炎症反应。曲菌引起的一系列反应包括诱导气道上皮的树突状细胞产生胸腺活化调节趋化因子(thymus and activation regulated chemokine, TARC)等因素吸引和激活嗜酸粒细胞，刺激 B 细胞分化未分泌 IgE 的浆细胞；再次接触真菌过敏原时，IgE 与黏附在组织肥大细胞和循环嗜碱粒细胞的 IgE 抗体结合，引发超敏反应，从而导致气道管腔黏液阻塞、支气管黏膜炎症及支气管中心性肉芽肿，最终导致支气管扩张甚至进展至纤维化引发 ABPA。TARC 也可抑制 Th1 反应及巨噬细胞活化，从而降低机体清除真菌的能力。

由于 ABPA 常见于哮喘与囊性纤维化患者，认为与遗传有关，研究发现人类白细胞抗原(如 HLA - DR2、HLA - DR4、HLA - DR5、HLA - DR7)、IL - 4 受体多态性、肺表面活性物质相关蛋白 A(surfactant-associated protein A, SP - A)多态性及囊性纤维化跨膜转导调节因子(cystic fibrosis transmembrane conductance regulator, CFTR)突变等，可能与 ABPA 有关。

【病理】

除肺部以外，未发现累及其他器官。气管镜可见支气管腔内大量稠厚的黏液，镜检可见纤维蛋白、嗜酸性粒细胞和 Charcot-Leyden 晶体(CLCs)，也可见曲菌菌丝,但曲菌不侵入支气管壁;上叶支气管可有扩张及因支气管黏液堵塞引起的肺不张;显微镜检查有支气管中心性肉芽肿,支气管壁可见炎症细胞如组织细胞、淋巴细胞、浆细胞和嗜酸性粒细胞浸润,支气管壁破坏,以胶原代替黏膜下层的腺体和平滑肌纤维。此外,尚有与支气管哮喘类似的改变,如基底膜增厚、平滑肌肥大、黏液腺增生等。

【临床表现】

本病儿童和年轻人多见,大多数患者儿童时期起病,漏诊率高,一些患者可隐袭进展到晚期。部分患者有特应性疾病家族史,多伴有其他特应性疾病如变应性鼻炎、特应性皮炎、荨麻疹或药物与食物过敏等。特征性的表现为反复发作的喘息,影像学常见斑片状肺浸润影和支气管扩张征象。尽管充分使用了哮喘控制药物,但喘息的发作频率和严重程度仍无法得到有效的控制。也有部分患者表现为无喘息症状的肺实变。此外还有咳嗽、咳痰、呼吸困难、胸膜炎性胸痛。咳痰为白色黏痰或泡沫痰,如合并细菌感染,转为脓性痰液。合并囊性纤维化病史的患者有时可咳出棕色或墨绿的胶冻样痰栓,这种痰液易查出真菌菌丝。也有非特异性的主诉,如厌食、疲劳、全身疼痛、低热和体重减轻。ABPA 病可能伴发过敏性真菌性鼻窦炎,表现为伴有脓性鼻涕的慢性鼻窦炎。

【实验室检查及其他检查】

1. 曲霉菌皮肤试验(AST) 是最常用于检测烟曲霉变应原的快速简单的方法,包括皮内试验和点刺试验。首选皮肤点刺试验,若结果阴性,可继续进行皮内试验。烟曲霉的阳性速发型皮肤反应是诊断 ABPA 的必备条件之一,但有 20%的患者出现迟发型反应。

2. 痰液检查 痰液(特别是痰栓)显微镜检查可发现曲菌菌丝,偶尔可见到分生孢子,嗜酸粒细胞常见,有时可见夏科-莱登(Charcol-Leyden)结晶。痰培养中曲霉易于造成污染,必须重复进行,多次出现同一菌株才有意义。

3. 血嗜酸粒细胞计数 由于外周血嗜酸粒细胞与肺部嗜酸粒细胞浸润程度并不平行,即使外周血嗜酸粒细胞计数正常,亦不能排除 ABPA。目前建议外周血嗜酸粒细胞增多作为 ABPA 辅助诊断指标,诊断界值为$>0.5\times10^9$个/L。

4. 血清学检查

(1) 血清总 IgE 水平:是诊断和随访中最重要的指标之一。通常 ABPA 时明显增高$>1\,000$ U/ml(1 U/ml$=2.4$ ng/ml),经治疗后,血清总 IgE 水平可降低,如果出现总 IgE 水平回升,提示疾病复发。

(2) 血清特异性 IgE 测定:是 ABPA 的特征性诊断指标,用于诊断 ABPA 的界值为>0.35 kUA/L(A 指的是变应原)。在诊断 ABPA 的过程中,建议进行曲霉变应原皮试和烟曲霉 sIgE 水平联合检测。

(3) 烟曲霉血清沉淀素或特异性 IgG(sIgG);对于 ABPA 的诊断特异性不

高。如果 ABPA 患者出现高滴度的曲霉 sIgG 抗体,同时伴有胸膜纤维化或持续性肺部空洞形成,则提示为慢性肺曲霉病。ImmunoCAP 的荧光免疫法测定曲霉 sIgG,灵敏度高且重复性好,可用于治疗过程中 sIgG 水平的动态检测。

(4) 血清 TARC 测定:国外最近报道囊性纤维化合并 ABPA 患者,血清 TARC 水平增高,特异性、敏感性与准确性高于总 IgE 与特异性 IgE,并且比总 IgE 出现要早很多。

5. 胸部的 X 线检查

(1) 胸部影像学的非特异性改变:包括肺浸润、肺不张、肺气肿、纤维化、空腔、气胸和曲菌球。肺浸润呈均质性斑片状、片状或点片状分布,部位不定,可累及单侧、双侧,上、中、下肺均可,肺不张为痰栓引起。约 7% 的 ABPA 患者合并曲菌球。其他表现包括支气管壁增厚、纵隔淋巴结增大、胸膜肥厚或粘连、胸腔积液、黏液栓的钙化等。

(2) 胸部影像学的特异性改变:HRCT 是检测支气管扩张分布和小叶中心结节、树芽征的首选检查。表现为特征性的平行线阴影、环形阴影、带状或牙膏样阴影和手套阴影。中心性支气管扩张指支气管近端扩张而远端正常,有别于感染所致的周围性支气管扩张。本病早期支气管可正常。带状和手套样阴影、牙膏样阴影、结节状阴影等提示分泌物填满了已扩张的支气管。树芽征为外周细支气管黏液阻塞征象。

HRCT 胸部无异常的 ABPA 患者被标记为血清 ABPA(ABPA – S)。HRCT 的中央支气管扩张症患者被标记为 ABPA 中央支气管扩张症(ABPA – CB)。

6. 肺功能测定 有助于测量肺功能损伤的严重程度和监测随访时肺功能的改善。所有患者均存在不同程度的肺功能障碍,急性发作时存在可逆的阻塞性通气障碍,晚期出现肺间质纤维化时,肺功能表现为混合型通气功能障碍和弥散障碍。

7. 支气管镜检查 可见支气管腔内明显黏液样嵌塞,支气管刷检可显示黏液含有大量嗜酸性粒细胞、真菌菌丝和嗜酸性粒细胞衍生的夏科-莱顿晶体。ABPA 的病理特征表现是镜检可见含有菌丝的黏液栓。ABPA 患者的支气管肺泡灌洗液分析,中度嗜酸性粒细胞增多症(尤其是类固醇缺乏症患者)和曲霉菌特异性 IgE 和 IgA 水平升高,但不包括 IgG。

【诊断与鉴别诊断】

1. 诊断

(1) 诊断标准:本病诊断标准尚未统一。1997 年 Rosenberg、1986 年 Creenberger 和 1997 年 Creenberger 均提出过不同的诊断标准。在 2013 年国际人和动物真菌学会(ISHAM)专家组提出的 ABPA 诊断标准的基础上,结合我国的疾病分布特点和临床实际情况,形成新的诊断标准(见表 3 – 3)。

表 3 - 3　变应性支气管肺曲霉病(ABPA)诊断标准

诊断标准(须具备第 1 项、第 2 项和第 3 项中的至少 2 条)
1. 相关疾病
（1）哮喘
（2）其他：支气管扩张症、慢阻肺、肺囊性纤维化等
2. 必需条件
（1）烟曲霉特异性 IgE 水平升高，或烟曲霉皮试速发反应阳性
（2）血清总 IgE 水平升高(>1 000 U/ml)
3. 其他条件
（1）血嗜酸性粒细胞计数>0.5×10^9 个/L*
（2）影像学与 ABPA 一致的肺部阴影**
（3）血清烟曲霉特异 IgG 抗体或沉淀素阳性

注：*使用激素者可正常，以往的数据可作为诊断条件；**一过性病变包括实变、结节、牙膏征或手套征、游走性阴影等，持久性病变包括支气管扩张、胸膜肺纤维化等。

（2）疾病分期：根据临床表现、血清学和影像学检查，ABPA 的自然病程可分为Ⅰ～Ⅴ期。

Ⅰ期：急性期 ABPA；

Ⅱ期：临床和血清学缓解期；

Ⅲ期：症状复发、胸片出现新浸润影和 IgE 水平升高；

Ⅳ慢性激素依赖性哮喘；

Ⅴ期：终末期、纤维化期。

ABPA 的病程不一定按照上述顺序演变，早期诊断和治疗可降低未来疾病进展的风险。

（3）疾病的分型：基于 HRCT 的发现，ABPA 可分为以下两类：① ABPA - S（血清型 ABPA）：胸部 HRCT 无支气管扩张；② ABPA - B（ABPA 支气管扩张型）：胸部 HRCT 显示中心性支气管扩张或支气管黏液栓。

2. 鉴别诊断　本病极易误诊。但哮喘几乎是所有患者共同的临床表现，因而在哮喘管理中，无论病情严重程度或控制状态如何，均应高度警惕 ABPA 的发生。需与侵袭性肺曲霉病及慢性肺曲霉病进行鉴别，同时尚需与过敏性肺炎、慢性嗜酸性粒细胞性肺炎、高 IgE 综合征、Churg-Strauss 综合征、肺结核、肺癌等鉴别。

【治疗】

ABPA 的治疗目标包括控制症状，预防急性加重，防止或减轻肺功能受损。治疗药物在抑制机体曲霉变态反应的同时，清除气道内曲霉定植，防止支气管及肺组织出现不可逆损伤。

1. 避免变应原接触　ABPA 患者应尽量避免接触变应原,脱离过敏环境,这对于症状的控制和频繁发作非常重要。

2. 全身用糖皮质激素　是 ABPA 的主要治疗方法。糖皮质激素有助于缓解症状和减少气流阻塞,降低血清 IgE 和减少外周血嗜酸性粒细胞,减轻曲霉引起的炎症损伤。早期应用口服激素治疗,可防止或减轻支气管扩张及肺纤维化造成的慢性肺损伤。

口服激素的剂量及疗程取决于临床分期。有研究提示,中等剂量激素与高剂量激素在治疗效果上相当,同时不良反应更少。对于 Ⅰ 期和 Ⅲ 期患者,通常使用的泼尼松起始剂量为 0.5 mg/kg,1 次/d,2 周;继以 0.25 mg/kg,1 次/d,4～6 周。然后根据病情减量,一般每 2 周减 5～10 mg,建议采用隔日给药方法。治疗时间依据疾病严重程度不同而有所差异,总疗程通常在 6 个月以上。对于 Ⅳ 期患者,可能需要长期口服小剂量激素维持治疗。

3. 抗真菌药物　抗真菌药物可能通过减少真菌定植、减轻炎症反应而发挥治疗作用。对于激素依赖患者、激素治疗后复发患者,建议使用。常用的是伊曲康唑,伏立康唑其次。

4. 抗 IgE 抗体　奥马珠单抗是一种抗 IgE 重组人源化单克隆抗体,可显著降低 ABPA 患者血清 IgE 水平,减少急性加重及糖皮质激素的使用,还可缓解哮喘症状,改善肺功能。奥马珠单抗和游离 IgE 的结合呈剂量依赖性,因此患者的使用剂量取决于体内游离 IgE 的浓度和患者的体重,需要进一步研究和规范。当 IgE 水平过高,患者使用全身糖皮质激素或抗真菌药物治疗降低 IgE 水平后,再加用足量奥马珠单抗更为安全有效。用药过程中不宜使用总 IgE 水平监测治疗效果,治疗疗程尚无定论。

5. 抗 IL-5 抗体的应用　IL-5 的单克隆抗体可阻断 IL-5 与抗体的结合,从而阻断嗜酸细胞的活化。目前共有三种针对 IL-5 靶点的抗体面世:美泊利单抗(Mepolizumab)、瑞利珠单抗(Reslizumab)和贝那利珠单抗(Benralizumab)。

【预后】

ABPA 如能早期诊断并规范治疗,病情可缓解并长期控制,预后较好。即使大多数 Ⅴ 期患者,其病情也可以稳定数年,但肺功能受损严重的患者预后较差。

第五节　变应性支气管肺青霉菌病与嗜酸性粒细胞增多

早在 1918 年青霉菌类就被发现可引起肺部感染,1973 年有文献报道青霉菌可引起类似于变应性支气管肺曲菌病样表现,将之命名为变应性支气管肺青霉菌病。

【病因与发病机制】

像曲霉菌一样,青霉菌也可引起 Ⅰ 型与 Ⅲ 型过敏反应,导致间歇性气道阻塞及一过性肺浸润。由于实验性局部过敏反应(Arthus 反应),可引起支气管壁不可逆性局部损害。也有人曾怀疑 Ⅳ 型过敏反应,但未被证实。

本病病理生理与变应性支气管肺曲菌病类似。

【临床表现】

患者主要表现为呼吸困难,早期为用力时呼吸困难,伴有咳嗽、咳痰与喘息,咳嗽多为阵发性,典型表现为咳出棕色痰栓,若经过祛痰治疗后可咳出大量痰液,一般不发热。

体征可有胸部三凹征,两肺弥漫性干啰音及喘鸣。

【实验室检查及其他检查】

1. 血常规　红细胞及血红蛋白大多正常,白细胞可在正常范围,分类中嗜酸性粒细胞增高,可达 0.10 以上。

2. 痰液检查　对棕色痰栓的显微镜下检查可见大量菌丝,痰培养可见青霉菌生长,痰液中嗜酸性粒细胞增高,一般≥0.03,有报道痰液嗜酸性粒细胞高达 0.98。

3. 动脉血气分析　可正常,也可有低氧血症及呼吸性碱中毒。

4. 真菌皮肤针刺试验　取 200 PNU/ml 的皮试液 0.02 ml,皮肤针刺试验的结果判断同变应性支气管肺曲霉菌病。

5. 真菌的免疫学检查　如真菌沉淀素可阳性。

6. 病理学检查　在皮试阳性处进行 3 mm 针孔活检,可见血管周围中性粒细胞、单核细胞及嗜酸性粒细胞浸润。

7. 肺部 CT　尤其高分辨率 CT(HRCT)可见支气管扩张表现,如"印戒"征、"轨道"征等。

8. 肺功能　可大致正常,或表现为阻塞性通气障碍,如 FEV1/FVC％降低,FEV1％pre 下降,可有 MMEF 降低。

9. 支气管造影　随着 CT 技术不断改进,支气管造影近年来已经很少应用,但有时为了确定手术范围等特殊需要,可进行造影检查。变应性支气管肺青霉菌病可有支气管近端囊状扩张。

【诊断与鉴别诊断】

对于严重阵发性咳嗽伴呼吸困难,尤其咳出棕色痰栓的患者,要想到变应性支气管肺青霉菌病的可能,进一步通过真菌皮试、痰栓细胞学与真菌检查、血清沉淀素检查,结合胸部影像学可见支气管扩张等,可确定诊断。

本病需要与变应性支气管肺曲霉菌病、支气管哮喘、寄生虫感染、嗜酸性粒细胞性肺病与肉芽肿等鉴别。

【治疗】

治疗原则为促进痰液排出、缓解呼吸困难、抗真菌药物及糖皮质激素治疗。

1. 支气管清理治疗　通过吸入 β_2 受体激动药、雾化吸入以湿化气道、体位引流、拍背协助排痰等措施,促进痰液排出。

2. 对症治疗　可给予祛痰药如盐酸氨溴索、N-乙酰半胱氨酸等,喘息明显可应用茶碱类、β_2 受体激动药、抗胆碱药物等,咳嗽剧烈可适当给予止咳药物。

3. 抗真菌药物　如两性霉素 B。

4. 糖皮质激素　可有效缓解症状、减轻支气管壁损伤、抑制皮肤 Arthus 反应,促进肺浸润吸收。常用醋酸泼尼松 $30\sim50$ mg/d。

第六节　支气管哮喘与嗜酸性粒细胞增多

支气管哮喘是由多种细胞包括气道的炎性细胞和结构细胞及细胞组分参与的气道慢性炎症性疾病,临床表现为反复发作的喘息、气急,伴或不伴胸闷或咳嗽等症状,同时伴有气道高反应性和可变的气流受限,随着病程延长可导致气道结构改变,造成气道重塑。哮喘是一种异质性疾病,具有不同的临床表型,与嗜酸性粒细胞和 IgE 关系密切。

【病因】

支气管哮喘的病因复杂,目前多主张将参与支气管哮喘发生发展的诸多因素分为宿主因素、环境因素和激发因素三大类(见表 3-4)。

表 3-4　支气管哮喘的危险因素及诱发因素

宿主因素	环境因素	激发因素
遗传倾向	室内过敏原	过敏原
过敏体质	室外过敏原	上呼吸道病毒感染
气道高反应	职业暴露	运动和过度换气
性别	被动吸烟	冷空气
种族(可能)	呼吸道感染	刺激物质(气体、家用清洁喷雾、油漆等)
肥胖(可能)		药物(β 受体阻滞剂、阿司匹林等)
早期病毒感染(可能)		心理因素(紧张、激动等)

1. 遗传因素　支气管哮喘有明显的家族性,属于多基因遗传疾病。一致发现与 5q 染色体上的基因多态性有关,包括与遗传性过敏症相关的辅助性 T 细胞2(Th2)白细胞介素(IL)-4、IL-5、IL-9 和 IL-13。另外与哮喘相关的新基因,包括 ADAM-33、DPP-10 和 GPRA,也已通过位置克隆得到鉴定,但它们在疾病发病机制中的作用尚不清楚。

2. 环境因素　引起哮喘的环境因素,包括变应原和激发因素。

【发病机制】

哮喘实质为气管到末端细支气管黏膜的炎症,以支气管(软骨气道)为主。一般认为哮喘的发病机制主要涉及 TH1/TH2 细胞免疫失衡,它是一种以嗜酸性粒细胞、肥大细胞、T 淋巴细胞、树突状细胞及单核-巨噬细胞等多种炎症细胞及细胞组分共同参与,以气道黏液高分泌、气道高反应性和气道重构为特征的慢性气道炎症性疾病。目前已经确定了炎症的主要细胞成分,但炎症细胞相互作用引起哮喘症状的具体机制,尚不清楚。

1. 炎症细胞在哮喘发病中的作用

(1) 嗜酸性粒细胞:嗜酸性粒细胞是哮喘气道炎症中的一类特异性免疫细胞,也被认为是引起哮喘炎症最为关键的效应细胞之一。嗜酸性粒细胞浸润是哮喘气道的特征。嗜酸性粒细胞是研究显示过敏原经树突状细胞(DC)等递呈后,可诱导 Naïve T 细胞分化成为 Th2 细胞,从而分泌各种 Th2 型炎症因子如 IL4、IL5 和 IL13 等。在骨髓中发育成熟的嗜酸性粒细胞,可受 IL-5 的作用迁移入血,进一步受肺内嗜酸性粒细胞趋化因子 Eotaxin 的作用趋化入肺。肺内大量募集的嗜酸性粒细胞则可通过分泌各种炎症因子,进而诱导哮喘慢性气道炎症,气道高反应性和气道黏液高分泌。研究发现,在哮喘中因受局部微环境中存在的巨噬细胞集落刺激因子、IL5 等炎症因子的影响,嗜酸性粒细胞抗凋亡能力增强、生存周期显著延长,这将直接导致在哮喘炎症后期出现嗜酸性粒细胞消退延迟,活化的嗜酸性粒细胞在肺部过度聚集,通过释放颗粒蛋白及炎症介质,损伤周围细胞,加重炎症状态并参与炎症维持。越来越多的研究显示,嗜酸性粒细胞的凋亡延迟与哮喘的发生发展及严重程度密切相关,通过靶向诱导嗜酸性粒细胞死亡将有利于哮喘炎症的控制。吸入过敏原导致气道中活化的嗜酸性粒细胞在晚期反应时显著增加。气道高反应(AHR)的发展与嗜酸性粒细胞释放碱性蛋白和氧自由基有关。嗜酸性粒细胞募集涉及嗜酸性粒细胞黏附到血管内皮细胞,迁移到黏膜下层,以及它们随后的活化和延长的存活全过程。通过阻断 IL-5 抗体可使循环和痰液嗜酸性粒细胞的显著和长期减少,但与 AHR 或哮喘症状的减少无必然联系。越来越多的证据表明,嗜酸性粒细胞可能在参与气道重塑的生长因子的释放中起重要作用,AHR 却没有。

(2) 肥大细胞:在过敏原和其他间接作用(如运动和过度换气)刺激下,急性支气管收缩反应中肥大细胞通过释放支气管收缩介质(包括组胺、前列腺素 D_2 和半胱氨酸)、细胞因子、趋化因子、生长因子等发挥重要作用。

(3)单核细胞与巨噬细胞:来源于血液单核细胞的巨噬细胞和树突细胞可能进入哮喘患者的气道,并可能通过低亲和力 IgE 受体(FcεRⅡ)被过敏原激活。

(4)淋巴细胞:T 淋巴细胞通过释放特定类型的细胞因子,在协调哮喘的炎症反应中起着非常重要的作用,导致嗜酸性粒细胞的募集和存活,并维持气道中肥大细胞群。哮喘患者的免疫系统倾向于表达 Th2 表型,而在正常呼吸道中 Th1 细胞占优势。Th2 细胞释放白细胞介素-5 与嗜酸性炎症有关,释放白细胞介素-4 和白细胞介素-13 与 IgE 形成增加有关

(5)中性粒细胞:哮喘患者气道中的中性粒细胞在趋化增加的同时凋亡下降,从而导致中性粒细胞数量增多。中性粒细胞比嗜酸性粒细胞更早到达,通过产生弹性蛋白酶、髓过氧化物酶、中性粒细胞胞外诱捕网、趋化因子和细胞因子等,参与哮喘的发生及发展过程。

(6)气道的结构细胞:包括上皮细胞、成纤维细胞和气道平滑肌细胞,也是哮喘炎性介质如细胞因子和脂质介质的重要来源。研究发现,结构细胞可能是哮喘气道慢性炎症介质的主要来源。此外,上皮细胞可能在将吸入的环境信号转化为气道炎症反应中起关键作用,并且可能是 ICS 的主要靶细胞。

2. 炎症介质在哮喘发病中的作用　与哮喘相关的炎症介质有多种,组胺、前列腺素 D_2、半胱氨酰-白三烯等介质收缩气道平滑肌,增加微血管渗漏,增加气道黏液分泌,吸引其他炎症细胞。既往认为单一介质对哮喘的发生发展作用有限,但临床研究发现半胱氨酰-白三烯具有重要的临床作用。

【病理】

大量研究发现,哮喘患者气道黏膜有活化的嗜酸性粒细胞和 T 淋巴细胞浸润,并有黏膜肥大细胞的活化。炎症程度与疾病严重程度不成正比。嗜酸性粒细胞释放纤维化因子,可能是气道嗜酸性炎症的标志。在致命的哮喘中,气道壁本身可能增厚和水肿;另一个常见发现是由黏液栓堵塞气道腔,黏液栓主要由杯状细胞分泌的黏液糖蛋白和支气管血管渗出的血浆蛋白组成;还有血管扩张和血管数量增加(血管生成);支气管镜可直接观察到气道变窄、气道壁红斑和水肿。

【临床表现】

大多数哮喘具有长期性和周期性发作的特点。变应性疾病史和家族史对哮喘的识别有重要意义。

1. 症状　典型哮喘的表现为发作性咳嗽、胸闷、气急或呼吸困难,以呼气相为明显,常夜间和清晨发作或加剧,具有可逆性。有些患者表现不典型,如仅有咳嗽,称为咳嗽变异性哮喘,临床上这类患者容易误诊。

2. 体征 发作时两肺呼气相哮鸣音,呼气期延长,是诊断哮喘的主要依据之一。但重症哮喘时哮鸣音减弱,甚至完全消失,称为沉默肺。在哮喘发作期可有肺过度充气征,如桶状胸、叩诊过清音、呼吸音减弱,辅助呼吸肌参与呼吸,严重时可有发绀、奇脉、颈静脉怒张等。

【实验室检查及其他检查】

1. 肺功能检查 哮喘患者肺功能检查的意义在于:①气道激发试验与支气管舒张试验有助于确立诊断;②支气管扩张试验有助于估计 β 受体激动药的可能疗效,为药物选择提供参考;③以第一秒用力呼气容积(FEV1)和最大呼气流速(PEF,也称呼气峰流速)为主要指标,结合肺总量和残气量,可估计哮喘患者病情的严重程度;④客观评价药物的临床疗效。

哮喘患者的肺功能测定通常包括通气功能、肺动力学和血液气体分析。

(1) 通气功能的测定

①哮喘患者呼气流速、气道阻力和静态肺容量测定 FEV1、PEF、用力肺活量(FVC)均明显下降。最大呼气流速-容积曲线测定是哮喘肺功能检查中非常重要的部分,可反映气流情况和小气道功能状态。正常人第一秒用力呼气容积和用力肺活量之比(FEV1/FVC)应大于 75%,而哮喘患者在哮喘发作时一般小于 70%。PEF 也可采用袖珍的呼气流速仪,在医院外进行连续检测,可发现哮喘急性发作的早期征兆并及时采取治疗措施。哮喘发作时呼吸阻力明显增加,肺残气量和肺总量增加。闭合气量在哮喘发作时不易测量,但在缓解期仍高于正常,静态肺容量测定有助于鉴别阻塞性通气功能障碍抑或限制性通气功能障碍。

近年来的脉冲振荡技术也称强迫振荡技术,可比较精确地测定气道阻力,而且不需病人的努力配合,可用于儿童、老年人和呼吸功能较差的患者。运动心肺功能测定也可有助于早期哮喘的诊断,并可了解哮喘患者运动耐受性,指导病人运动耐量训练。

②肺动态顺应性测定:肺顺应性反映肺的弹性,即单位压力改变时所引起的容积改变。哮喘患者呼吸加快,支气管痉挛与狭窄,肺容积相对减少,故动态顺应性下降,但静态顺应性可正常。

(2) 弥散功能:常用一氧化碳弥散量来表示。无合并症的单纯哮喘患者一般正常,但严重哮喘病人可降低。

(3) 动脉血气分析:可用于哮喘急性发作的严重程度判断。在轻、中度发作时,$PaCO_2$ 接近正常或略有下降,PaO_2 可下降;当病情严重时,可出现 $PaCO_2$ 升高伴 PaO_2 明显下降。

(4) 支气管激发试验:支气管激发试验分特异性激发试验和非特异性激发试验两类。特异性激发试验吸入不同浓度的变应原溶液,非特异性激发试验吸入不同浓度的支气管收缩剂。在吸入前后测定肺通气功能检查或观察气道阻力的变化,主要观察指标为 FEV1 或 PEF。目前主要采用抗原气雾吸入法,即每次试验时嘱患者吸入定量抗原,然后定时测定 FEV1,如激发后 FEV1 下降 20％以上为阳性。目前常用的激发抗原有蒿属花粉,屋内尘土与尘螨等。特异性激发试验可能引起较明显的哮喘发作,甚至严重发作,因此必须在严密监护下进行,要严格掌握适应证,目前只用于研究或职业性哮喘等的医学鉴定。非特异性激发试验常用组胺和乙酰甲胆碱,也有用高渗盐水、蒸馏水等。运动激发试验或过度通气激发试验也属于本试验范畴,但目前临床上应用最多的是吸入组胺或醋甲胆碱。试验时所用的吸入气道收缩剂浓度从低浓度开始,由低至高逐渐增加。组胺或醋甲胆碱吸入激发试验阳性判断指标是:使 FEV1 或 PEF 降低 20％时,组胺的累积量小于 7.8 mol,醋甲胆碱累积量小于 12.8 mol。

（5）支气管舒张试验:哮喘的重要诊断手段之一,但支气管舒张试验阴性不能否定哮喘的诊断,特别是重症哮喘或哮喘合并慢性阻塞性肺病（COPD）患者。另外,约 10％的 COPD 患者支气管舒张试验阳性。支气管舒张试验采用 β_2 受体激动药,因而可检测支气管对 β_2 受体激动药的反应,以利选择治疗方法。也可通过口服泼尼松试验,即每日口服 20～30 mg,连服一周后复查 FEV1 或 PEF,如一周后它们的改善率达到上述标准,可判断为支气管舒张试验阳性。

2. 变应原检查

（1）特异性变应原试验:皮肤试验如点刺或挑刺试验、皮内试验等。目前多采用点刺试验,其优点为疼痛轻、简便、结果可靠。试验需用生理盐水或抗原的溶媒作阴性对照,也要用 0.1 mg/ml 的组胺作阳性对照。

（2）其他变应原检查:如阿司匹林耐受性试验、食物激发试验、职业性激发试验等。

（3）特异性变应原的体外诊断:①特异性免疫沉淀反应——琼脂单相或双相扩散试验;②肥大细胞脱颗粒试验;③特异性荧光免疫反应;④特异性酶标免疫吸附试验;⑤特异性体外白细胞组胺释放试验;⑥特异性淋巴细胞转化试验;⑦特异性放射变应原吸附试验等。需有特殊设备和技术,其灵敏度、特异性、重复性可能有差异。如瑞典 Pharmacia Diagnostics 的变态反应体外诊断仪器,采用酶标荧光免疫方法检测总 IgE,嗜酸性粒细胞阳离子蛋白（ECP）和用于各种特异性 IgE。

3. 气道炎症评估

（1）痰液嗜酸性粒细胞与中性粒细胞测定可评价气道炎症:哮喘患者诱导痰液或咳出的痰液中嗜酸性粒细胞增多,高于正常人;如果中性粒细胞增高,常提示合并感染。

（2）呼出气 NO 分压测定（FeNO）是气道炎症无创标志物,在哮喘急性发作与加重时增高明显,在缓解期下降,但仍高于正常人。

4. 胸部 X 线检查　哮喘患者常常需要胸部 X 线检查。除普通胸部 X 线片外,有时需要胸部 CT 检查,对哮喘的诊断、鉴别诊断和估计病情有帮助。

哮喘患者的胸部 X 线表现缺乏特异性,可见肺纹理增多、紊乱和肺气肿征,也可见肺大疱、气胸、纵隔气肿或肺动脉高压等。胸部 X 线检查对哮喘的鉴别诊断、长期糖皮质激素治疗、早期发现并发症等十分重要。

【诊断与鉴别诊断】

(一) 诊断标准

1. 典型哮喘的临床症状和体征　(1)反复发作性喘息、气促,伴或不伴胸闷或咳嗽,夜间及晨间多发,常与接触变应原、冷空气、物理、化学性刺激以及上呼吸道感染、运动等有关;(2)发作时及部分未控制的慢性持续性哮喘,双肺可闻及散在或弥漫性哮鸣音,呼气相延长;(3)上述症状和体征可经治疗缓解或自行缓解。

2. 可变气流受限的客观检查　(1)支气管舒张试验阳性(吸入支气管舒张剂后,FEV1 增加＞12％,且 FEV1 绝对值增加＞200 ml);或抗炎治疗 4 周后与基线值比较 FEV1 增加＞12％,且 FEV1 绝对值增加＞200 ml(除外呼吸道感染)。(2)支气管激发试验阳性。一般应用吸入激发剂为乙酰甲胆碱或组胺,通常以吸入激发剂后 FEV1 下降≥20％,判断结果为阳性,提示存在气道高反应性。(3)呼气流量峰值(peak expiratory flow,PEF):平均每日昼夜变异率(至少连续7 天,每日 PEF 昼夜变异率之和/总天数 7)＞10％,或 PEF 周变异率{(2 周内最高PEF 值—最低 PEF 值)/[(2 周内最高 PEF 值＋最低 PEF)×1/2]×100％}＞20％。

符合上述症状和体征,同时具备气流受限客观检查中的任一条,并除外其他疾病所引起的喘息、气促、胸闷及咳嗽,可以诊断为哮喘。

(二) 不典型哮喘的诊断

临床上还存在着无喘息症状、也无哮鸣音的不典型哮喘,患者仅表现为反复咳嗽、胸闷或其他呼吸道症状。

1. 咳嗽变异性哮喘(cough variant asthma,CVA)　咳嗽作为唯一或主要症状,无喘息、气促等典型哮喘的症状和体征,同时具备可变气流受限客观检查中的任何一条,除外其他疾病所引起的咳嗽,按哮喘治疗有效。

2. 胸闷变异性哮喘(chest tightness variant asthma,CTVA)　胸闷作为唯一或主要症状,无喘息、气促等典型哮喘的症状和体征,同时具备可变气流受限客观检查中的任一条,除外其他疾病所引起的胸闷。

3. 隐匿性哮喘　指无反复发作喘息、气促、胸闷或咳嗽的表现,但长期存在气道反应性增高者。随访发现有 14％～58％的隐匿性哮喘患者可发展为典型的哮喘。

（三）分期

根据临床表现，哮喘可分为急性发作期、慢性持续期和临床控制期。哮喘急性发作是指喘息、气促、咳嗽、胸闷等症状突然发生，或原有症状加重，并以呼气流量降低为其特征，常因接触变应原、刺激物或呼吸道感染诱发。慢性持续期是指每周均不同频度和（或）不同程度地出现喘息、气促、胸闷、咳嗽等症状。临床控制期是指患者无喘息、气促、胸闷、咳嗽等症状 4 周以上，1 年内无急性发作，肺功能正常。

（四）分级

1. **严重程度的分级** （1）初始治疗时对哮喘严重程度的判断，对患者选择药物治疗方案十分重要。可根据白天、夜间哮喘症状出现的频率和肺功能检查结果，将慢性持续期哮喘病情严重程度分为间歇状态、轻度持续、中度持续和重度持续四级。（2）根据达到哮喘控制所采用的治疗级别来进行分级，在临床实践中更实用。轻度哮喘：经过第 1 级、第 2 级治疗能达到完全控制者；中度哮喘：经过第 3 级治疗能达到完全控制者；重度哮喘：需要第 4 级或第 5 级治疗才能达到完全控制，或者即使经过第 4 级或第 5 级治疗仍不能达到控制者（哮喘控制分级详见治疗部分内容）。

2. **急性发作时严重度评估** 哮喘急性发作是指气促、咳嗽、胸闷等症状突然发生，常有呼吸困难，以呼吸气流量降低其特征，常因接触变应原等刺激物或治疗不当所致。哮喘急性发作程度轻重不一，可在数小时或数天内出现，偶尔可在数分钟内即危及生命，故应对病情作出正确评估，以便给予及时有效的紧急治疗。

3. 在治疗过程中还应该根据症状、肺功能、哮喘控制测试（asthma control test，ACT）问卷、呼出气一氧化氮（fractional concentration of exhaled nitric oxide，FeNO）、实验室检查（如外周血嗜酸性粒细胞计数、血清总 IgE）等重新进行严重度评估，以便及时调整治疗方案。

【鉴别诊断】

哮喘应注意与左心功能不全、慢性阻塞性肺疾病、上气道阻塞性病变等常见疾病相鉴别，此外还应与嗜酸粒细胞肉芽肿性多血管炎、变应性支气管肺曲霉病等疾病相鉴别，以上这些疾病在临床上都可以表现有哮喘样症状。

【治疗】

一、哮喘慢性持续期的治疗

（一）脱离过敏原

这是防治哮喘最有效的方法，如果能够明确引起哮喘发作的过敏原或其他非特异刺激因素，尽可能减少暴露。

（二）哮喘治疗药物

1. **糖皮质激素** 糖皮质激素是最有效的控制哮喘气道炎症的药物。慢性持续期哮喘首选途径为吸入。

（1）吸入给药：吸入性糖皮质激素（inhale corticosteroids，ICS）局部抗炎作用强，全身性不良反应较少。其他治疗药物和治疗方案如 ICS＋LABA 复合制剂，ICS＋福莫特罗复合制剂用于维持加缓解治疗方案，均可明显提高治疗效果。ICS 在口咽局部的不良反应包括声音嘶哑、咽部不适和念珠菌感染。吸药后应及时用清水含漱口咽部。长期高剂量吸入激素后可出现全身不良反应，如骨质疏松、肾上腺皮质轴抑制及增加肺炎发生的危险等。

（2）口服给药：对于大剂量 ICS＋LABA 仍不能控制的慢性重度持续性哮喘，可以附加小剂量口服激素（OCS）维持治疗。泼尼松的每日维持剂量最好≤10 mg。关于 OCS 维持治疗的疗程，目前尚缺乏临床研究的证据。

2. β_2 受体激动剂　可分为三类：短效（维持时间 4～6 h）、长效（维持时间 10～12 h）以及超长效（维持时间 24 h）。长效制剂又可分为快速起效的 LABA 和缓慢起效的 LABA。

（1）短效 β_2 受体激动剂（short-acting inhale bete2-agonist，SABA）：常用药物如沙丁胺醇和特布他林等。①吸入给药：缓解轻至中度哮喘急性症状的首选药物，也可用于预防运动性哮喘。这类药物应按需使用，不宜长期、单一、过量应用。不良反应包括骨骼肌震颤、低血钾、心律失常等。目前认为当按需使用 SABA 时，应同时联合吸入低剂量的 ICS（证据等级 A）。②口服给药：如沙丁胺醇、特布他林、丙卡特罗等，使用虽较方便，可减少用药次数，适用于有夜间哮喘症状患者的治疗。但心悸、骨骼肌震颤等不良反应比吸入给药时明显，不推荐常规使用。③注射给药：虽然平喘作用较为迅速，但因全身不良反应的发生率较高，不推荐使用。

（2）长效 β_2 受体激动剂（long-acting inhale bete2-agonist，LABA）：LABA 舒张支气管平滑肌的作用可维持 12 h 以上。目前在我国临床使用的吸入型 LABA 主要有沙美特罗和福莫特罗，以及超长效的茚达特罗、维兰特罗及奥达特罗等。福莫特罗起效最快，也可作为缓解药物按需使用。长期单独使用 LABA 有增加哮喘死亡的风险，不推荐长期单独使用 LABA 治疗。

3. ICS＋LABA 复合制剂　ICS＋LABA 具有协同的抗炎和平喘作用，可获得相当于或优于加倍剂量 ICS 的疗效，并可增加患者的依从性、减少大剂量 ICS 的不良反应，尤其适合于中至重度慢性持续哮喘患者的长期治疗。低剂量 ICS＋福莫特罗复合制剂可作为按需使用药物，包括用于预防运动性哮喘。目前在我国临床上应用的 ICS＋LABA 复合制剂有不同规格的丙酸氟替卡松–沙美特罗干粉剂、布地奈德–福莫特罗干粉剂、丙酸倍氯米松–福莫特罗气雾剂和糠酸氟替卡松–维兰特罗干粉剂等。

4. 白三烯调节剂　包括白三烯受体拮抗剂（LTRA）和 5-脂氧合酶抑制剂，

是 ICS 之外可单独应用的长期控制性药物之一,可作为轻度哮喘的替代治疗药物和中重度哮喘的联合用药。在我国主要使用 LTRA。LTRA 可减轻哮喘症状、改善肺功能、减少哮喘的恶化,但其抗炎作用不如 ICS。LTRA 服用方便,尤其适用于伴有过敏性鼻炎、阿司匹林哮喘、运动性哮喘患者的治疗。该药物在我国临床应用已有 20 多年,总体是安全、有效的,但是最近美国 FDA 发出警示,使用白三烯受体拮抗剂时要注意出现精神症状的不良反应。

5. 茶碱 对吸入 ICS 或 ICS+LABA 仍未控制的哮喘患者,可加用缓释茶碱维持治疗。具有舒张支气管平滑肌及强心、利尿、兴奋呼吸中枢和呼吸肌等作用,低浓度茶碱具有一定的抗炎作用。研究结果显示,茶碱的代谢有种族差异性,中国人给予较小剂量的茶碱即可起到治疗作用。国内研究结果证实,小剂量茶碱联合激素治疗哮喘的作用与较高剂量激素疗法具有同等疗效。重度哮喘患者使用吸入的三联复合制剂(ICS+LABA+LAMA)更为方便。

6. 抗胆碱药物 可分为两类:短效抗胆碱药物(short-acting muscarinic antagonist,SAMA)异丙托溴铵和长效抗胆碱药物(long-acting muscarinic antagonist,LAMA)噻托溴铵,具有一定的支气管舒张作用,但较 β_2 受体激动剂弱,起效也较慢。本品与 β_2 受体激动剂联合应用具有互补作用。雾化吸入异丙托溴铵与沙丁胺醇复合制剂是治疗哮喘急性发作的常用药物。哮喘治疗方案中的第 4 级和第 5 级患者在吸入 ICS+LABA 治疗基础上可以联合使用吸入 LAMA。妊娠早期、患有青光眼、前列腺肥大的患者应慎用此类药物。新近上市的 ICS+LABA+LAMA 三联复合制剂糠酸氟替卡松-维兰特罗-乌美溴铵干粉剂、布地奈德-福莫特罗-格隆溴铵气雾剂,都是在 ICS+LABA 复合制剂基础上再加上 LAMA,重度哮喘患者使用吸入的三联复合制剂更为方便。

7. 甲磺司特 是一种选择性 Th2 细胞因子抑制剂,可抑制 IL-4、IL-5 的产生和 IgE 的合成,减少嗜酸粒细胞浸润,减轻气道高反应性。该药为口服制剂,安全性好,适用于过敏性哮喘患者的治疗。

8. 生物靶向药物 已经上市的治疗哮喘的生物靶向药物包括抗 IgE 单克隆抗体、抗 IL-5 单克隆抗体(如 Meplizumab 和 Reslizumab)、抗 IL-5 受体单克隆抗体(如 Benralizumab)和抗 IL-4 受体单克隆抗体,这些药物主要用于重度哮喘患者的治疗。

9. 过敏原特异性免疫疗法(allergen specific immune therapy,AIT) 通过皮下注射常见吸入过敏原提取液,可减轻哮喘症状和降低气道高反应性。AIT 存在过敏反应的风险,应在医师指导下进行。

10. 其他治疗哮喘药物 第二代抗组胺药物(H_1 受体拮抗剂)如氯雷他定、阿司咪唑、氮卓司丁、特非那丁,其他口服抗变态反应药物如曲尼司特、瑞吡司特等。

（三）治疗方案

哮喘治疗目标在于达到哮喘症状的良好控制,维持正常的活动水平,同时尽可能减少急性发作和死亡、肺功能不可逆损害和药物相关不良反应的风险。2020年中国支气管哮喘防治指南推荐的长期治疗方案(阶梯式治疗方案)分为五级(见表3-5)。

表 3-5 阶梯式治疗方案

药物	1 级	2 级	3 级	4 级	5 级
推荐选择控制药物	按需 ICS+福莫特罗	低剂量 ICS 或按需 ICS+福莫特罗	低剂量 ICS+LABA	中剂量 ICS+LABA	参考临床表型加抗 IgE 单克隆抗体,或加抗 IL-5、或加抗 IL-5R,或加抗 IL-4R 单克隆抗体
其他选择控制药物	按需使用 SABA 时即联合低剂量 ICS	白三烯受体拮抗剂(LTRA) 低剂量茶碱	中剂量 ICS 或低剂量 ICS 加 LTRA 或加茶碱	高剂量 ICS 加 LAMA 或加 LTRA 或加茶碱	高剂量 ICS+LABA 加其他治疗,如加 LAMA,或加茶碱或加低剂量口服激素(注意不良反应)
首选缓解药物	按需使用低剂量 ICS+福莫特罗,处方维持和缓解治疗的患者按需使用低剂量 ICS+福莫特罗				
其他可选缓解药物	按需使用 SABA				

ICS:吸入性糖皮质激素;LABA:长效 β 受体激动剂;SABA:短效 β 受体激动剂;LAMA:长效抗胆碱能药物。

哮喘治疗方案的调整策略主要是根据症状控制水平和风险因素水平(主要包括肺功能受损的程度和哮喘急性发作史)等,按照哮喘阶梯式治疗方案进行升级或降级调整,以获得良好的症状控制并减少急性发作的风险。高危患者包括:①曾经有过气管插管和机械通气濒于致死性哮喘的病史;②在过去一年中因为哮喘发作而住院或急诊;③正在使用或最近刚刚停用口服激素;④目前未使用吸入激素;⑤过分依赖SABA,特别是每月使用沙丁胺醇(或等效药物)超过一支的患者;⑥有心理疾病或社会心理问题,包括使用镇静剂;⑦对哮喘治疗依从性差;⑧有食物过敏史。

二、轻中度哮喘发作的处理

1. 自我处理 轻度和部分中度急性发作的哮喘患者可以在家庭中进行自我处理。SABA是缓解哮喘症状最有效的药物,患者可以根据病情轻重使用,直到症状缓解。在使用SABA时应该同时增加控制药物(如ICS)的剂量。上述治疗后患者症状未完全缓解;或者症状迅速加重,PEF或FEV1占预计值百分比<60%;或者患者既往有突发严重哮喘急性发作史,应口服激素治疗。

2. 门诊处理 适用于:(1)初始治疗1～2天自我评估治疗反应不佳,如哮喘症状使日常活动受限或PEF下降>20%达2天以上。反复使用吸入性SABA是治疗急性发作最有效的方法,后续在医师指导下调整治疗;(2)经过自我处理后,症状缓解的患者。评估哮喘控制状况和查寻发作原因,调整控制药物的使用,预防以后的哮喘发作。

3. 住院治疗 经以上处理后,当病情持续恶化可收入院治疗。

三、中及重度急性发作的处理

中重度急性发作的患者应该按照以上介绍的哮喘发作的自我处理方法进行自我处理,同时尽快到医院就诊。

1. 急诊室或医院内的处理 (1)支气管舒张剂的应用:首选吸入SABA治疗。初始治疗阶段,推荐间断(每20分钟)或连续雾化给药,随后根据需要间断给药(每4小时1次)。对中重度哮喘急性发作或经SABA治疗效果不佳的患者可采用SABA联合SAMA雾化溶液吸入治疗。重度患者还可以联合静脉滴注茶碱类药物治疗。一般氨茶碱每日剂量不超过0.8 g,静脉滴注过程中要密切观察对心血管、胃肠道的不良反应。不推荐静脉推注氨茶碱。伴有过敏性休克和血管性水肿的哮喘患者,可以肌内注射肾上腺素治疗,但不推荐常规使用。(2)全身激素的应用:中重度哮喘急性发作应尽早使用全身激素。推荐用法:泼尼松0.5～1.0 mg/kg或等效的其他激素。必要时可以静脉给药。静脉和口服给药的序贯疗法可减少激素用量和不良反应,如静脉使用激素2～3天,继之以口服激素3～5天。(3)其他:抗感染、氧气吸入等。

2. 急性重度和危重哮喘的处理 经过上述药物治疗,若临床症状和肺功能无改善甚至继续恶化,应及时给予机械通气治疗,其指征主要包括:意识改变、呼吸肌疲劳、$PaCO_2 \geqslant 45$ mmHg等。对部分患者可使用经鼻高流量氧疗、经鼻(面)

罩无创机械通气治疗,若无改善则尽早行气管插管机械通气。如果病情继续恶化需要进行再评估,考虑是否需要转入 ICU 治疗。药物处理同前所述。

四、哮喘管理

尽管哮喘尚不能根治,但通过有效的管理可使哮喘病情得到理想的控制。

1. 确定并减少危险因素接触　许多危险因素可引起哮喘急性加重,被称为"触发因素",包括变应原、病毒感染、污染物、烟草烟雾、药物。减少患者对危险因素的接触,可改善哮喘控制并减少治疗药物需求量。早期确定职业性致敏因素,并防止患者进一步接触,是职业性哮喘管理的重要组成部分

2. 评估、治疗和监测　哮喘治疗的目标是达到并维持哮喘控制。大多数患者或家属通过医患合作制定的药物干预策略,能够达到这一目标,患者的起始治疗及调整是以患者的哮喘控制水平为依据,包括评估哮喘控制、治疗以达到控制,以及监测以维持控制这样一个持续循环过程。

一些经过临床验证的哮喘控制评估工具如:哮喘控制测试(ACT)、哮喘控制问卷(ACQ),哮喘治疗评估问卷(ATAQ)等,也可用于评估哮喘控制水平。

第七节　非哮喘性嗜酸性粒细胞性支气管炎

非哮喘性嗜酸粒细胞性支气管炎(nonasthmatic eosinophilie bronchitis,NAEB)是一种无气道高反应性且呼气峰流速变异率正常的呼吸道嗜酸性粒细胞炎症,对糖皮质激素治疗效果良好。临床表现为慢性咳嗽,多为刺激性干咳或咳少许黏痰,痰液嗜酸性粒细胞增多,肺通气功能正常。

【病因与发病机制】

NAEB 的病因尚不清楚,与哮喘类似,可能与接触职业性过敏原(如氯胺、乳胶手套、甲醛等)或吸入常见的变应原(如螨虫、花粉、烟雾、粉尘等)有关。

NAEB 易与哮喘混淆,有研究资料显示,哮喘和 NAEB 患者其支气管肺泡灌洗液(BALF)中嗜酸性粒细胞数量、GM – CSF、IL – 5 的表达量并无差异,提示 NAEB 和哮喘本质也许是一致的,只是同一疾病的不同阶段。

NAEB 无气道高反应性和可逆性气流阻塞。关于 NAEB 气道反应性不高的另一观点认为,可能与肥大细胞在平滑肌的分布和数量有关,在 NAEB 患者,肥大细胞分布在气道平滑肌束表面,而哮喘患者肥大细胞则分布在气道平滑肌束内。

有研究结果显示,无嗜酸性粒细胞增高的慢性咳嗽患者,激素治疗效果无效。提示 NAEB 患者咳嗽敏感性增加与嗜酸性粒细胞炎症有关。

【临床表现】

NAEB 的临床表现主要为咳嗽,时间 8 周以上,可达 2 个月至 10 年,主要为干咳,可有少许白痰,晨起与夜间咳嗽多见,烟雾、灰尘等刺激可诱发加重。

【实验室检查及其他检查】

1. 诱导痰细胞学分类计数检查　对不能自然咳痰的患者,其特点为安全无创、可靠、可重复性好且成功率高,是目前公认的诊断 NAEB 的最重要、最关键的检查。嗜酸性粒细胞增多≥3%具有诊断意义。具体方法如下:3%的高渗盐水超声雾化吸入 15～20 min,咳痰至培养皿中,加入 4 倍体积的二硫苏用于细胞总数计数,制作细胞涂片,HE 染色光镜下进行细胞学分类。

2. 肺功能检查　肺通气、弥散功能正常,乙酰甲胆碱激发试验和支气管舒张试验阴性,呼气峰流速变异率正常。

3. 呼出气一氧化氮测定(FENO)　这是一项更为简单、易操作、用来评估嗜酸性粒细胞性气道炎症的方法。FENO 值在哮喘、CVA 和 NAEB 患者中均升高,对激素敏感型患者,FENO 值与痰 EOS 增多有较好的相关性。2011 年 ATS 推荐将 FENO 用于哮喘及其他气道嗜酸性粒细胞性炎症的监测,包括 NAEB。

4. 胸部 X 线与 CT 检查　可用来排除器质性肺病,NAEB 患者胸部 X 线与 CT 检查正常。

5. 支气管镜检查　NAEB 的气管、支气管镜像基本正常。有文献报道,支气管黏膜活检可见黏膜轻度增厚,但不如支气管哮喘明显。对诱导痰液不成功的患者,可行支气管冲洗液检查,结果与诱导痰液类似。

6. 炎症介质测定　包括诱导痰和支气管冲洗液的炎症介质,如 ECP、IL-5、LTC4、LTD4、LTE4、组胺、PDG2 等增高,但有些介质不容易测定,如 IL-5、组胺等。

7. 辣椒素咳嗽敏感性测定　有人发现 NAEB 患者辣椒素咳嗽敏感性明显增高,而 CVA 及普通哮喘与正常人相似。方法是通过吸入不同浓度的辣椒素后,记录咳嗽的次数来判断。

【诊断与鉴别诊断】

1. 诊断　对咳嗽持续 4 周以上而无明显肺部病变的临床与影像学证据,排除其他导致慢性咳嗽的原因,应想到 NAEB。根据 2009 版"咳嗽的诊断与治疗指南",NAEB 的诊断标准:①慢性咳嗽,多为刺激性干咳或伴少量黏痰;② X 线胸片正常;③肺通气功能正常,气道高反应性检测阴性,呼气峰流速日间变异率正常;④痰嗜酸性粒细胞比例≥3%;⑤排除其他嗜酸性粒细胞增多性疾病;⑥口服或吸入激素有效。

2. 鉴别诊断　主要与存在慢性咳嗽症状的疾病相鉴别,如典型哮喘、咳嗽变异性哮喘、变应性咳嗽及其他存在 EOS 增多的疾病如慢性阻塞性肺疾病

(COPD)、肺嗜酸性粒细胞浸润症、过敏性鼻炎、鼻息肉、胃食管反流病、上气道咳嗽综合征(鼻后滴流综合征)等,通过全面体检和一些必要的检查可以进行鉴别。

【治疗】

1. 避免接触变应原　过敏因素明确时,避免接触变应原是必要的处理措施。

2. 糖皮质激素　吸入糖皮质激素如二丙酸倍氯米松、布地奈德、氟替卡松等。吸入糖皮质激素可减轻咳嗽、降低咳嗽反射敏感性和痰嗜酸性粒细胞比例。对吸入激素剂量,在成人可选择吸入二丙酸倍氯米松(每次 $250\sim500~\mu g$)或等效剂量的其他糖皮质激素,每日 2 次,持续使用 4 周以上。若使用干粉吸入剂,建议选择布地奈德干粉剂 $200\sim400~ug$,每日 2 次,使用 $2\sim4$ 周。初始治疗如有必要可联合应用泼尼松口服,每天 $10\sim20~mg$,持续 $3\sim7$ 天。对吸入激素的疗程,是使用激素至患者症状消失停用,还是在症状消失后继续使用,以及使用多久,尚缺乏统一推荐意见。

3. 中医中药治疗　中医认为 NAEB 予理气活血、清燥润肺等治疗后,疗效显著且副作用少。

4. 其他治疗药物　如抗组胺、抗白三烯药等,疗效需进一步探究。

【预后】

NAEB 治疗后大多预后良好,多数患者短期治疗后症状消失,但也有部分患者病情反复或发生气道重塑。个别病例发展为哮喘、慢性阻塞性肺疾病等。

第八节　嗜酸性粒细胞性胸腔积液

嗜酸性粒细胞性胸腔积液(eosinophilic pleural effusion,EPE)是指胸腔积液的细胞分类中嗜酸性粒细胞占有核细胞 10% 以上。最早是 Harmesn 在 1894 年描述及定义的,常常为良性过程,大约 1/3 的嗜酸性粒细胞性胸腔积液是特发性的,EPE 占所有渗出性胸腔积液的 $5\%\sim8\%$。

【病因与发病机制】

部分 EPE 患者能够明确病因,但多数 EPE 患者的病因不能完全明确。到目前为止,EPE 的发病机制还不十分清楚。Oba 等通过对 687 例 EPE 进行 Meta 分析后指出,最常见的原因是恶性肿瘤(26%),其次是气胸或血胸(13%)和肺炎(12%),其他原因如肺结核、胶原血管疾病、肺栓塞及药物等。约有 1/4 的 EPE 病因不明,称为特发性 EPE。

目前动物实验及临床研究中获得的证据表明,IL-5 在疾病的发生及发展种起重要作用,抗 IL-5 抗体对 EPE 的治疗取得了十分良好的疗效,其机制还有待进一步明确。

【临床表现】

EPE 的临床表现主要依赖于原发病,可有发热、咳嗽、呼吸困难、胸痛等,胸腔积液多为少至中等量,也可出现大量。

【实验室检查及其他检查】

1. 血常规 大多数伴有嗜酸性粒细胞增高,但胸腔积液、外周血嗜酸性粒细胞增高可无明显关系。

2. 胸腔积液细胞学分类 胸腔积液中嗜酸性粒细胞占有核细胞 10％以上。

3. 胸腔积液标志物 如嗜酸性粒细胞阳离子蛋白(ECP)、嗜酸性粒细胞蛋白 X(EPX)可增高,尤其是非特异性胸腔积液,被认为是胸腔内的嗜酸性粒细胞直接释放所致。

4. 胸膜活检 可经胸膜活检针或胸腔镜活检,活检组织中可见胸膜嗜酸性粒细胞浸润。

5. 其他检查 如胸部 CT、胸腔 B 超、寄生虫卵及寄生虫病的其他相关检查等。

【诊断与鉴别诊断】

结合临床表现、血常规及胸腔积液细胞分类计数,对嗜酸性粒细胞性胸腔积液作出诊断不难。

注意同脓胸、结核性胸膜炎、恶性胸腔积液等鉴别。

【治疗】

治疗主要针对胸腔积液和原发病进行处理。

1. 胸腔积液的处理 胸腔积液少量时多有自限性,可不予特殊处理。对于中等量以上的胸腔积液,要进行胸腔置管引流。超声引导下的胸腔穿刺术降低了气胸和出血并发症的风险。

2. 原发病的处理 如抗寄生虫、抗感染、血气胸处理、肺栓塞等相关处理。

3. 糖皮质激素应用 糖皮质激素对于急性或慢性嗜酸粒细胞性肺炎或高嗜酸性粒细胞综合征合并 EPE 患者是有效的。而胸腔内注入激素对创伤性 EPE 并持续引流患者有治疗价值。

【预后】

除恶性肿瘤外,其他原因导致的嗜酸性粒细胞性胸腔积液多有自限性,预后较好,部分可复发。

第九节　嗜酸性粒细胞肺浸润

嗜酸性粒细胞肺浸润（pulmonary infiltration with eosinophilia，PIE）又称为肺嗜酸性粒细胞增多症（pulmonary eosinophilia，PE），是以肺组织和（或）外周血嗜酸粒细胞增多，同时伴有肺部浸润影的一组疾病。临床上主要包括：肺朗格汉斯细胞组织细胞增多症（pulmonary Langerhans cell histiocytosis，PLCH）、嗜酸性肉芽肿性血管炎（eosinophilicgranulomatosis with polyangitis，EGPA）、单纯性肺嗜酸性粒细胞增多症（Lofler syndrome 综合征）、变应性支气管肺曲菌病（allergic bronchopulmonaryaspergillosis，ABPA）、慢性嗜酸性粒细胞性肺炎（chronic eosinophilic pneumonia，CEP）和热带性肺嗜酸性粒细胞增多症（tropical pulmonary eosinophia，TPE）。近 10 年来，关于 PIE 的研究屈指可数，本节主要介绍单纯性肺嗜酸性粒细胞增多症、热带肺嗜酸性粒细胞增多症、嗜酸性粒细胞性肺炎。

一、单纯性肺嗜酸性粒细胞增多症

单纯性肺嗜酸性粒细胞增多症（Simple Pulmonary Eosinophilia，SPE）于 1932 年 Loffler 首先报道，也称为 Loffler 综合征，表现为无症状或仅有轻微的呼吸道症状，伴外周血嗜酸性粒细胞增高及一过性肺部浸润影。本病多呈自限性，常于 3~4 周内自愈。

【病因与发病机制】

病因与发病机制尚不清楚。可能与致敏原引起的肺泡—过性变态反应（Ⅰ型与Ⅲ型变态反应）有关，最常见于寄生虫感染，约 1/3 的病例可无明确病因。

1. 寄生虫感染　以蛔虫最为多见，此外还有绦虫、钩虫、阿米巴肝吸虫、和华支睾吸虫等，多发生在感染后 2 周，此时间是寄生虫的幼虫肺移行的时间。本病还可引起肺外症状，如腹痛、腹泻、黄疸、皮肤病变等。

2. 药物过敏　可引起过敏的药物包括氨基水杨酸钠、阿司匹林、青霉素、各种磺胺制剂、呋喃妥因、博来霉素、异烟肼、二丙酸倍氯米松等。

3. 其他　吸入花粉、真菌孢子和接触铍、镍也能发病。

发病机制见前。

【病理】

病理学表现为渗出性肺泡炎和间质性肺炎：在支气管壁、肺间质、肺泡壁及终末细支气管壁可见不规则嗜酸性粒细胞浸润灶，肺泡壁及小支气管壁水肿，极少累及肺血管。反复发作可导致肺间质纤维化或肉芽肿形成。

【临床表现】

本病多见于青年男性，起病急，患者多无任何症状，少数可表现为轻度非刺激性咳嗽、咳少量黏液痰、气短或胸闷，偶有全身不适、无力，盗汗和头痛等症状。重者可有高热、呼吸困难、肌痛及厌食等，偶可发生呼吸衰竭。多无明显体征，少数听诊胸部可闻及干、湿性啰音，合并胸腔积液时叩诊呈浊音、听诊呼吸音减弱。

药物过敏致嗜酸性粒细胞增多者症状较寄生虫感染者严重，临床症状常在使用药物后数小时或 1 周内出现（个别在用药后 3 个月才发生）。停药后症状可迅速消失，X 线胸片肺部浸润阴影的吸收和外周血嗜酸性粒细胞的下降较缓慢。

【实验室检查及其他检查】

1. 血常规　外周血嗜酸性粒细胞明显增高，可达 0.10～0.20，也有高达 0.70，或直接计数常在 $(1.0～2.5)×10^9/L$，且比正常嗜酸性粒细胞大，并含有大型颗粒。白细胞可正常或稍增高。

2. 血清学　可见 IgE 及 IgM 水平增高。

3. 痰液检查　痰涂片可见大量嗜酸性粒细胞，也可见到寄生虫幼虫。

4. 粪便检查　肺内幼虫需要大约 6～8 周才能成熟并产生可在粪便中检测到的虫卵，因此，肺实质浸润时粪便中一般检测不到蛔虫或钩虫卵。

5. 影像学　胸部 X 线表现为密度较淡、边缘模糊的云絮状阴影，形状不规则，非节段性分布于单侧或双侧肺部，周围肺野多见，呈短暂游走性，又称为游走性肺炎，多于 1～2 周消失，病灶消散一般不超过 1 个月。少数患者可有一过性胸腔积液或心包积液。胸部 CT 通常表现为边缘融合病灶和散在的磨玻璃样阴影，部分患者还可见散在肺部结节和支气管壁增厚。

6. 肺功能检查　可表现为轻度的限制性或阻塞性通气功能障碍。

7. 纤维支气管镜检查　常有支气管黏膜轻度充血、水肿等慢性非特异性炎症性改变；支气管肺泡灌洗液（BALF）中可发现细胞总数增高，其中嗜酸性粒细胞百分比增高明显，可达 0.20～0.70。BALF 中 T 淋巴细胞亚群检测可见 $CD4^+/CD8^+$ 比值降低。

【诊断与鉴别诊断】

1. 诊断标准　①无症状或有轻微的咳嗽、低热；②外周血白细胞计数正常或增高，嗜酸性粒细胞增高；③ X 线胸片呈一过性游走阴影；④发病前有用药史；⑤粪便中可能有虫卵。当具有第①～③项和第④或第⑤项时，可临床诊断单纯性肺嗜酸性粒细胞增多症。

2. 鉴别诊断(见表 3 - 6)

表 3 - 6 单纯性肺嗜酸性粒细胞增多症的鉴别诊断

	病因	症状	外周血				
			白细胞	嗜酸性粒细胞	其他器官受累	病程	预后
单纯性肺嗜酸性粒细胞增多症	寄生虫、药物、花粉和烟雾等	轻微	增高或正常	<0.20	罕见	<1个月	好
热带嗜酸性粒细胞增多症	丝虫	中至重度	增高	>0.20	有时	数个月~数年	好
慢性嗜酸性粒细胞性肺炎	寄生虫、药物、真菌等	轻、中度	增高	>0.20	罕见	2~6个月以上	好
ABPA	曲菌为主、白念珠菌、花粉、尘埃、药物、镍气	轻、中、重均可	正常或增高	<0.20	偶有	3~4个月或数年	稍差
肺嗜酸性粒细胞性肉芽肿	不清楚。可能为吸烟	中、重度	一般正常	正常	多见	长	差

【治疗】

1. 对因治疗 疑为药物引起者立即停用相关药物;寄生虫感染者给予驱虫治疗。去除明确的病因后,症状常迅速缓解,后肺部阴影消失、外周血嗜酸性粒细胞下降,疾病很快痊愈。

2. 对症治疗 轻症患者对症支持治疗,多无需特殊处理。出现哮喘症状的患者,可予平喘、吸氧及补液等处理。

3. 其他 如症状显著或反复发作可给予糖皮质激素治疗,醋酸泼尼松 30 mg/d 常可良好控制病情,待症状缓解及肺内病灶吸收后逐渐减量并停药。

【预后】

本病为自限性疾病,预后多良好。有哮喘或其他脏器受累者预后较差。部分药物引起的患者停用药物后,仍可发展成亚急性或慢性。

二、热带肺嗜酸性粒细胞增多症

热带肺嗜酸性粒细胞增多症(tropical pulmonary eosinophilia,TPE)是一种由班氏丝虫和马来丝虫感染引起的肺部免疫反应综合征,主要发生在热带及亚热带国家,多见于青壮年男性。

【病因与发病机制】

普遍认为本病与丝虫感染有关。关于本病的发病机制有多种假说,嗜酸性粒细胞发挥作用。丝虫通过叮咬人的皮肤,将携带的丝虫幼虫散播到人体内并在体内发育为成虫,在淋巴结中寄生的成虫产生微丝蚴,后者进入血循环及肺循环并突破肺血管而进入肺组织。微丝蚴刺激肺部通过释放嗜酸性粒细胞引起免疫反应,导致肺损伤。此外,肺循环中的微丝蚴还可引起全身反应,导致IL-4、IL-5、丝虫特异性IgG、IgM和IgE抗体水平升高以及大量肺嗜酸性粒细胞增多。

【病理】

早期病理改变为微丝蚴引起的肺泡、肺间质、细支气管及血管周围炎症,进一步引起气管—支气管黏膜炎症,伴嗜酸性粒细胞浸润,可进一步发展为嗜酸性肺脓肿、嗜酸性肉芽肿、嗜酸性支气管肺炎,嗜酸性粒细胞包绕死亡微丝蚴形成小结节,如仍未治疗,最终发展为肺间质纤维化。

【临床表现】

临床起病缓慢而隐袭,在微丝蚴血症阶段可无呼吸道症状,可仅表现为低热、乏力、纳差与体重减轻等全身症状。在肺部形成嗜酸性粒细胞性微丝蚴结节阶段,也可无呼吸道症状;肺部出现急性嗜酸性粒细胞浸润性炎症时可出现中度发热、刺激性干咳、咳少量透明黏稠痰液,剧烈咳嗽可出现痰中带血;部分患者可出现胸闷、气急、喘息等症状。丝虫成虫可引起肺梗死,从而出现相关临床表现。慢性患者表现为明显的劳力性呼吸困难。

查体可闻及肺部湿啰音及哮鸣音,肝、脾及淋巴结肿大多见于儿童。另外,慢性丝虫病可引起乳糜胸或血性乳糜胸而有胸腔积液体征。

【实验室检查及其他检查】

1. 血常规 外周血可有白细胞计数增高,通常在 $15×10^9/L$ 以上,其中嗜酸性粒细胞增加比例最高可达90%,常常超过 $2×10^9/L$,嗜酸粒细胞水平可有昼夜波动。血嗜酸性粒细胞可见胞质空泡和脱颗粒现象。

2. 病原学检查 淋巴结及肺可发现微丝蚴。

3. 免疫学检查 通过间接血凝法或免疫酶联吸附法等测定抗丝虫抗原的补体结合抗体效价增高,具有辅助诊断价值,如Og4C3抗原的检测对班氏丝虫感染具有较高的敏感性和特异性,同时已发现针对重组抗原Bm-SXP-1的ELISA抗体检测方法可用于马来丝虫感染的诊断。此外,可有血清总IgE显著升高及非特异性IgG、IgM和IgE等水平增高。一些患者冷凝集试验阳性,可有γ球蛋白增高等非特异性改变。

4. 胸部X线与CT检查 约20%的患者胸部X线正常。胸部X线片可见双肺中下部粟粒样弥漫性小结节阴影,边界不清,可融合成片,从而形成网状模糊或斑点模糊样阴影。及时治疗阴影很快消失。慢性期患者可见胸腔积液、肺空洞病变,罕见有肺实变、气胸及支气管扩张。晚期可有肺间质纤维化。

5. 肺功能检查　约 1/3 的患者可有阻塞性通气功能障碍,晚期出现胸腔积液或肺间质纤维化时可有限制性通气障碍,后者可伴弥散功能降低。

6. 支气管镜检查　可通过支气管黏膜活检、支气管肺泡灌洗液(BALF)等检查,发现嗜酸性粒细胞黏膜浸润,及 BALF 中嗜酸性粒细胞百分比明显增高,并且与疾病活动有关。

7. 其他　90% 患者血沉中等度增快,痰中嗜酸粒细胞增高,50% 的患者出现心电图异常等。

【诊断与鉴别诊断】

1. 诊断依据　对于有慢性发热伴随呼吸道症状的患者,首先要想到本病的可能。本病诊断依据为:①流行病学史:如有丝虫流行地区的居住史、旅游史或既往有丝虫病史;②临床表现为长期发热、咳嗽或伴痰中带血等;③胸片或肺部 CT 可见以两侧中、下肺分布为主的小片状、结节状阴影;④外周血及 BALF 中嗜酸性粒细胞明显增高;⑤微丝蚴病原学或其免疫学检查阳性。具备上述①～②条为疑似病例;具备①～④条为临床诊断病例;所有①～⑤条均有为确诊病例。

2. 鉴别诊断　本病需与其他类型的肺嗜酸性粒细胞增多症、支气管哮喘、变应性支气管肺曲菌病等鉴别。

【治疗】

1. 对症与支持治疗　发热时予以降温措施;出现呼吸道症状时可给予抗感染、止咳、平喘、祛痰等治疗;出现贫血、营养不良时,可予以补充维生素、加强营养等支持治疗。

2. 抗丝虫治疗　首选乙胺嗪(海群生),6 mg/(kg·d),分 3 次给药,疗程为 21 天,其他可选择的药物如呋喃嘧酮、对脲基苯胂酸(或卡巴胂)等。乙胺嗪为口服制剂,对成虫及微丝蚴均有作用。服药数日后症状明显改善,血嗜酸性粒细胞计数约需要 2 周以上时间才可恢复,大部分病人治疗 3 周后痊愈。急性复发者,再次治疗有效。需警惕杀灭大量丝虫引起的畏寒、头痛、全身肌肉疼痛、皮疹、甚至喉头水肿等过敏反应。

3. 使用糖皮质激素　有研究证实,抗丝虫药物联合糖皮质激素治疗,可减轻慢性患者的气道炎症和肺间质病变,但治疗前应排除肺部类圆线虫感染,激素剂量和用药时间尚不确定。

【预后】

大多数患者接受抗丝虫治疗后预后良好。但仍有一些患者存在轻度肺间质性改变。有近 20% 的患者可能会在五年内复发。如治疗不及时或未治疗可导致肺纤维化或慢性支气管炎,慢性呼吸衰竭。少数患者可能会出现导致肺心病的肺动脉高压。继发肺动脉高压的患者预后不佳。

三、嗜酸性粒细胞性肺炎

嗜酸性粒细胞肺炎(eosinophilic pneumonia,EP)即一组以肺实质嗜酸性粒细胞浸润(伴或不伴外周血嗜酸性粒细胞增多)为特征的疾病。特征表现是伴外周血嗜酸性粒细胞增多的 EP(嗜酸性粒细胞计数>500×10^6/L),BAL 液中嗜酸性粒细胞增多或肺活检显示肺实质嗜酸性粒细胞浸润。临床上主要分为以下两种:急性嗜酸性粒细胞性肺炎(acute eosinophilic pneumonia,AEP)和慢性嗜酸性粒细胞性肺炎(chronic eosinophilic pneumonia,CEP)。

CEP 是一种原因不明的、以肺间质和肺泡腔中嗜酸粒细胞显著异常积聚为特征的疾病。通常病程为 2~6 个月,甚至超过 1 年。国外报道 CEP 可发生于任何年龄,但以 30~40 岁多见,男女发病比例约 1:2,60 岁以上女性少见。国内报道较少,发病年龄为 14~74 岁,男性多于女性。

AEP 是一种少见的以发热、干咳、呼吸困难为主要表现的急性呼吸道疾病,进展迅速,好发于体健的年轻人。

【病因与发病机制】

EP 多是由传染性和非传染性因素引起的。非感染性因素包括特发性、药物(氨苄西林、呋喃妥英、雷尼替丁、对乙酰氨基酚等)、环境因素、恶性肿瘤及 Churg-Strauss 综合征等;感染因素多为寄生虫,包括蛔虫、圆线虫、钩虫、丝状线虫、并殖吸虫和弓蛔虫等。有人认为发病机制可能与健康个体吸入抗原(如烟草烟雾)后产生的急性超敏反应有关。吸入性抗原引起的肺泡上皮损伤可导致炎症信号的激活,分泌 IL-33、IL-25 和胸腺基质淋巴蛋白。这些上皮细胞因子随后刺激 2 型固有淋巴细胞(ILC2s)并使辅助型 T 细胞 2(Th2s)极化,导致肺内嗜酸性粒细胞的激活和募集。

【病理】

CEP 肺损害主要表现为肺泡腔和肺间质的炎症细胞浸润,包括大量的嗜酸性粒细胞、相关的巨噬细胞、少至中等量的淋巴细胞和少量浆细胞。肺泡壁结构破坏、毛细血管内皮局限性水肿以及 II 型上皮细胞灶性增生,肺泡蛋白渗出和多核组织细胞浸润,约 1/3 的病例有闭塞性细支气管炎表现。也可见轻度非坏死性、机化性血管炎,少数病例(<20%)可见明显的坏死、嗜酸性粒细胞微小脓肿或非干酪样肉芽肿。胸腔积液或纵隔内的淋巴结活检标本可见淋巴细胞和嗜酸性粒细胞浸润。

AEP 肺泡腔及支气管壁可见明显的嗜酸性粒细胞浸润,间质也有少量嗜酸性粒细胞浸润。病变表现为急性弥漫性肺泡损伤,透明膜形成和间质增宽,一般无肉芽肿或出血。

【临床表现】

1. CEP 临床表现　多为亚急性或慢性病程,起病隐匿,从症状出现到确诊平均需要 7～8 个月。临床上表现为低热、盗汗、畏寒、乏力、纳差、中度消瘦、咳嗽咳痰,初为干咳,以后可有少量黏痰,部分病人可出现少量咯血、体重减轻、呼吸困难,在数周至数月内逐渐进展,甚至合并严重急性呼吸衰竭或 ARDS,可有胸腔积液,通常无严重肺外表现。

2. AEP 临床表现　可发生在任何年龄,常见于 20～40 岁男性。急性起病,表现为急性发热、干咳、低氧血症,伴有呼吸困难,症状在两周内出现;30%～50%的患者可有肌痛和胸膜炎性胸痛症状;可进一步发展为呼吸衰竭。患者可出现急性肺损伤或急性呼吸窘迫综合征(ARDS)样表现,与 ARDS 不同,AEP 通常无严重肺外表现及休克。听诊时可闻及弥漫性湿啰音。

【实验室检查及其他检查】

1. 外周血　可有中度正细胞正色素贫血与血小板增多,外周血病原学培养阴性。多数 AEP 患者初嗜酸性粒细胞正常,后增加。CEP 患者多有外周血嗜酸性粒细胞增多,甚至超过 90%;血细胞沉降率(ESR)通常增快(>20 mm/h);可有 RF 增高;半数 CEP 患者血清 IgE 升高。

2. 痰液检查　痰液中可见较多嗜酸性粒细胞,但痰病原学培养阴性。

3. 胸部影像学　(1) CEP 患者 X 线多表现为与胸膜相对的周围的渐进性的密度增强的浸润影,毛玻璃样或气腔实变阴影,边缘不清,呈非节段性、亚段和叶的分布,多位于肺外周 2/3,而肺门处较透明,故称为"肺水肿反转征"。病变易在某一处反复出现,泼尼松治疗后阴影很快吸收。与 Loffler 综合征相反,CEP 的肺浸润为非迁移性,胸腔积液少见。20% 的病例 X 线表现为不典型,呈结节状或结节状伴有空洞。胸部的 CT 表现非节段性、亚段和叶的分布毛玻璃样或实变阴影,胸膜下分布为主。在症状发作的前几周,大部分表现为分布于外周的实变影,如有磨玻璃样改变,常与实变区相连。当症状持续 2 个月以上,可见结节状或网状、条索带状不透光区改变,少数病例还可有纵隔及肺门淋巴结肿大。也有报道认为本病的浸润阴影有收缩倾向,可见管壁增厚,肺门纵隔淋巴结增大及胸腔积液。影像学上周边分布与气腔实变是重要的诊断特征。(2) AEP 患者胸部 X 线可见双肺弥漫性浸润影,HRCT 检查更清楚显示两肺弥漫性磨玻璃状、片状、网状阴影,可见小叶间隔增厚。常见少到中等量胸膜积液。激素治疗后迅速改善、不会复发。

4. 肺功能　取决于疾病的严重程度,通常为限制性通气功能障碍或无异常。可合并有弥散功能下降和轻度肺泡-动脉氧的梯度(DA - AO^2)升高,伴有哮喘的患者则有阻塞性通气功能障碍。

5. 气管镜检查　AFP 支气管肺泡灌洗液(BALF)中嗜酸性粒细胞增加常大

于 25%,甚至大于 50%,此外可见淋巴细胞及中性粒细胞比例增加。有报道 BALF 中类胰蛋白酶升高。经支气管肺活检可显示嗜酸性粒细胞与单核细胞浸润,常用于排除其他疾病。

6. 开胸肺活检 临床上少见,可进行病理活检。

【诊断和鉴别诊断】

1. 诊断

(1) CEP 的诊断标准一般基于以下几点:①咳嗽及呼吸困难等呼吸道症状持续两周以上;②支气管肺泡灌洗液和(或)外周血嗜酸性粒细胞增高(BALF 中≥40%),外周血嗜酸性粒细胞≥1×10^6/L;③ X 线表现为双肺弥漫性浸润影,尤以周边明显;④排除其他原因引起的嗜酸粒细胞性肺疾病。由于激素反应好,常用于诊断性治疗,若治疗失败则考虑其他疾病。

(2) AEP 缺乏正式的诊断标准,但修改后的 Philit 标准可用于 AEP 的诊断:① 1 个月以内的急性发热性疾病;②低氧血症;③胸片提示双肺弥漫性浸润影;④ BALF 液嗜酸性粒细胞增多大于 25%和或肺活检见肺实质中嗜酸性粒细胞浸润;⑤排除已知病因(如药物和感染)的嗜酸性粒细胞性肺病。

2. 鉴别诊断 主要需要与下列疾病鉴别:变应性肉芽肿性血管炎(CSS)、变应性支气管肺曲霉病(ABPA)、单纯肺嗜酸性粒细胞浸润(SPE)或 Loffler 综合征、药物引起的嗜酸性粒细胞性肺炎(DIEP)、嗜酸性粒细胞增多综合征(HES)及嗜酸性粒细胞性肉芽肿等。详见本书相关章节。

【治疗】

1. CEP 的治疗 泼尼松是 CEP 主要的治疗药物,多数病例用醋酸泼尼松,初始剂量为 0.5 mg/(kg·d),持续 10~14 天,随后逐渐减量。用药后 6 h 内体温可降至正常,1~2 天后呼吸困难、咳嗽和嗜酸性粒细胞浸润减轻;低氧血症在 2~3 天得到缓解,1~2 周内 X 线表现改善,快者 2~4 天。症状完全缓解在 2~3 周,胸部 X 线异常约在 2 个月内恢复正常。应用泼尼松直到症状和 X 线异常消失后两周。CEP 易复发,复发者可能需连续 1~3 年服用激素控制,部分患者需长期维持用药(2.5~10 mg/d)。极少数患者最后发展为肺纤维化或蜂窝肺。急性起病的患者首要治疗措施是吸氧和应用糖皮质激素。在等待培养结果的同时,应经验性应用抗生素,必要时予以机械通气。

2. AEP 的治疗 患者泼尼松治疗后疗效明显,临床症状可迅速缓解甚至消失,浸润影可在一个月内完全消失。疗程多为两周。

【预后】

本病预后一般良好,部分未经治疗的患者也可自行缓解。

第十节　嗜酸性粒细胞性肉芽肿

嗜酸性粒细胞性肉芽肿(eosinophilic granuloma)又称朗格汉斯细胞组织细胞增生症(Langerhans cell histiocytosis,LCH),是一种以异常朗格汉斯细胞(抗原呈递免疫细胞)增殖和浸润为特征的罕见的单核-吞噬细胞异常增生性疾病。在各种类型 LCH 中,成人和儿童的临床表现差异很大,轻症疾病患者不需要治疗,重症患者可有多器官受累的表现,死亡率较高。LCH 可累及的器官包括皮肤、骨骼、垂体、淋巴结和肺组织。本病多见于儿童,但成人患者中 LCH 最容易累及肺部,且仅累及肺,称为肺朗格汉斯细胞组织细胞增多症(pulmonary Langerhans cell histiocytosis,PLCH)。

【病因与发病机制】

LCH 确切病因及发病机制未明。LCH 病呈反应性还是肿瘤性过程,目前存在争议。一方面 LGH 多为孤立病变,可自发缓解,生存率高;另一方面出现器官累及时,病人死亡率增高,常对化疗有反应。有研究表明,本病与 BRAF、MEK 基因突变有关。

朗格汉斯细胞是一种特殊的树突状细胞群,分布在气管支气管树上皮细胞下,吸入抗原与气道上皮接触后。朗格汉斯细胞被活化,迁移到局部的淋巴组织,激活其增殖,进而调节气道免疫反应,是 PLCH 可能的发病机制。某些细胞因子如肿瘤坏死因子-α、粒细胞-巨噬细胞集落刺激因子(GM-CSF)和转换生长因子-β 与树突状细胞的关系密切,吸烟可以诱发成纤维细胞释放 GM-CSF,这些细胞因子积聚可导致朗格汉斯细胞的过度表达,进而发生 PLCH。

【病理】

LCH 的组织学特征取决于发病年龄和病变位置。原发性病变为肉芽肿性,伴有嗜酸性粒细胞、巨噬细胞、T 细胞和多核细胞的浸润。电镜下活检组织中见含 Birbeck 颗粒的朗格汉斯细胞数量明显增加,是诊断 LCH 病的主要依据。

PLCH 的早期组织损伤为沿着小气道周围分布的朗格汉斯细胞增殖所致,形成 1～5 mm 的小结节,特征性的损伤由朗格汉斯细胞、成纤维细胞、淋巴细胞、浆细胞、肺泡巨噬细胞以及嗜酸细胞组成,"嗜酸性肉芽肿"由此得名。这些典型的肉芽肿以末梢支气管为中心,分布在肺实质。

此外,PLCH 还有其他组织学特征。由于吸烟与 PLCH 密切相关,故患者可出现呼吸性细支气管炎的表现,病变部位可见有肺泡巨噬细胞聚集,与"脱屑性间质性肺炎"表现相似,并且病变常常累及周围血管,引起血管相关病变,继而引起肺血流动力学异常。

【临床表现】

皮疹是最常见的临床表现,特征性表现为鳞状丘疹、结节或斑块等。约 78% 的患者出现骨受累,常见受累部位有颅骨、骨盆、股骨或肋骨等。20% 的患者出现肺部病变,30% 的患者出现淋巴结转移。部分 LCH 病例垂体浸润并导致尿崩症,出现多尿、多饮、尿液稀释和高钠血症等症状。

原发的 PLCH 多见于 20～40 岁人群,早期可无症状,也可表现为非特异的乏力、发热、消瘦等症状;后期可出现呼吸系统症状,包括咳嗽、呼吸困难、咯血、胸痛等;部分的患者出现自发性气胸。查体一般无明显异常发现,偶尔可闻及肺部细湿啰音或爆裂音,杵状指少见;晚期患者可出现继发性肺动脉高压和肺源性心脏病的表现。

【实验室检查及其他检查】

1. 实验室检查

(1) 常规实验室检查:一般血常规检查均正常;可出现血沉增快,血清自身抗体及免疫指标可出现异常。

(2) 肺功能检查:对于 PLCH 患者,肺功能检查可出现异常,包括阻塞性、限制性和混合性通气功能障碍;肺活量(VC)降低,残气量(RV)增加,肺总量(TLC)大致正常而 RV/TLC 增加。此外,PLCH 患者可出现一氧化碳弥散功能降低,与肺实质及血管损伤相关;严重的限制性通气功能障碍与后期广泛的纤维化相关。

(3) 血气分析:后期可出现低氧血症和(或)高碳酸血症。

2. 影像学检查 用于确诊病例的全身状况评估,如 CT 扫描和 MRI 评估下丘脑-垂体区域。正电子发射断层成像-X 线计算机断层成像仪(PETCT)可发现在脾脏、淋巴结和肺部早期病变。胸部 HRCT 对于评估 PLCH 非常重要,主要表现为结节状和囊性病变,上肺为主,下肺相对少见,这一点有助于和肺淋巴管平滑肌瘤病鉴别。PLCH 肺部表现可呈阶段性:早期结节状阴影和囊性病变共存,中期结节内出现空洞,晚期出现囊性病变和囊性病变融合。另外,PLCH 患者胸部 HRCT 也可表现为一些非特异表现,如磨玻璃影、实变影等。

3. 活检 这是确诊的金标准。病灶 S-100 和 CD-1a 染色阳性。电镜下活检组织中可见含 Birbeck 颗粒的朗格汉斯细胞。气管镜活检阳性率较低,诊断价值有限,多用于排除其他肺间质性疾病。外科肺活检(开胸或者胸腔镜肺活检)获取组织标本大,是诊断 PLCH 的金标准。

4. 其他检查 建议存在发育不良、腹泻和吸收不良的患者行小肠系列测试;脑脊液可用于检测胶质纤维酸性蛋白等生物标志物等。

【诊断与鉴别诊断】

1. 诊断 需综合分析临床表现、病理学表现、影像学检查结果等因素。电镜下发现 Birbeck 颗粒和在细胞表面证实 OKT6 抗原决定簇,具有确诊意义。

PLCH患者的诊断流程：①完成病史采集和体格检查，尤其是有无吸烟史；②胸部HRCT检查和肺功能测定；③是否发现有结节状阴影和囊状阴影，且在上肺叶分布为主；④支气管镜下肺活检和肺泡灌洗；⑤细胞染色CD1a≥5%或者肺活检有诊断意义；⑥开胸肺活检：诊断PLCH的金标准。

2. 鉴别诊断　本病需要与肺癌、淋巴管平滑肌瘤病、结节病、结节性硬化症、外源性变应性肺泡炎、肺结核、特发性肺间质纤维化等疾病鉴别。

【治疗】

治疗主要依据器官受累情况。孤立的病灶可长期随访观察或手术切除。孤立的皮损可自行消退，尤其婴儿先天性自愈性网织红细胞增多症，或局部用糖皮质激素、口服甲氨蝶呤或沙利度胺进行治疗。出现全身受累的病例可进行化疗和放疗，常用的化疗方案有泼尼松加长春碱，其他方案包括长春新碱、阿糖胞苷、泼尼松、克拉屈滨等。

所有的PLCH患者都需要戒烟，临床症状较重且肺功能下降的患者，可以应用糖皮质激素治疗，剂量为0.5 mg/kg。同时定期复查肺功能、心脏彩超，必要时可行右心导管检查，并适时调整治疗方案。自发性气胸是PLCH常见并发症，外科胸膜粘连术有效；对于晚期PLCH患者，可考虑肺移植。

【预后】

近50%的LCH患者可出现各种并发症（如皮肤瘢痕、尿崩症、听力障碍、继发性恶性肿瘤、肺纤维化等），经及时有效治疗后病情平稳的患者可完全康复。其他不良预后因素包括：老龄、多器官受累、胸部影像学上囊性病变和蜂窝肺的表现、弥散功能降低、RV/TLC比值增加及糖皮质激素治疗时间不足等。

PLCH轻症患者在停止吸烟后，病情可稳定或改善；但如果肺部病灶进行性发展，可出现严重的呼吸功能受损，出现呼吸衰竭、肺动脉高压和肺心病等严重肺部并发症，死亡率大大增加。

第十一节　慢性阻塞性肺病与嗜酸性粒细胞增多

慢性阻塞性肺病(chronic obstructive pulmonary disease,COPD)是一种由不同炎性细胞、细胞因子和炎性介质介导的慢性气道炎症性疾病，与慢性支气管炎、肺气肿密切相关，其特征在于持续的呼吸症状和气流受限。最常见的呼吸系统症状包括咳嗽、咳痰和渐进性呼吸困难。出现严重合并症时，发病率和死亡率增加。

研究表明，外周血嗜酸性粒细胞与诱导痰嗜酸性粒细胞有较高的相关性，根据诱导痰中炎症细胞的种类和比例，可将COPD分为四种表型：嗜酸性粒细胞型、中性粒细胞型、混合型和粒细胞缺乏型。嗜酸性粒细胞型：诱导痰中嗜酸性粒细胞≥3%，并且中性粒细胞<60%；中性粒细胞型：中性粒细胞≥60，并且嗜酸性

粒细胞<3％;混合型:嗜酸性粒细胞≥3％,并且中性粒细胞≥60％;粒细胞缺乏型:嗜酸性粒细胞<3％,并且中性粒细胞<60％。

2020版《慢性阻塞性肺病全球倡议》(Global Initiative for Chronic Obstructive Lung Disease,GOLD)推荐将嗜酸性粒细胞作为评估吸入糖皮质激素预防COPD急性加重疗效的生物标志物,指出对于血嗜酸性粒细胞计数≥300个/μL的患者,或高风险(在过去的一年中2次及2次以上中度急性加重/一次住院治疗)且血嗜酸性粒细胞计数≥100个/μL的患者,推荐使用吸入糖皮质激素联合其他支气管扩张剂。

【病因】

COPD可能是个体易感因素及环境因素共同作用的结果。患者多有大量有毒颗粒或气体暴露史和(或)包括肺发育异常在内的宿主因素。

1. 个体因素 包括遗传异常(α_1-抗胰蛋白酶缺乏)、肺发育异常和加速衰老等。气道高反应性可能与机体某些基因和环境因素有关。

2. 环境因素

(1) 吸烟:是本病主要的风险因素。还包括其他环境暴露,如生物质燃料暴露和空气污染等。

(2) 感染:病原体(细菌、病毒等)参与疾病的发生发展。肺炎链球菌和流感嗜血杆菌可能为COPD急性发作的主要病原菌。部分患者有儿童期重度下呼吸道感染史。

(3) 社会经济地位:COPD的发病与患者社会经济地位相关。可能由室内外空气污染的程度不同、营养状况等差异造成。

(4) 慢性支气管炎:可增加发生COPD的风险,并与疾病的严重程度相关。

【发病机制】

COPD的发病机制未明。一般认为COPD的气道、肺实质和肺血管均有慢性炎症,反复引起气道壁损伤和修复,导致气道壁结构重塑、气腔狭窄与阻塞;表面活性物质减少可增加空气—组织界面的表面张力;单核细胞聚集可导致呼吸道细支气管和肺泡管中弹性纤维的蛋白水解破坏,导致气道变窄或塌陷。另外,肺部的蛋白酶和抗蛋白酶失衡、氧化与抗氧化失衡以及自主神经系统功能紊乱(如胆碱能神经受体分布异常)等,参与COPD的发生与发展。

【病理】

COPD的病理学改变累及大气道、外周小气道、肺实质和肺血管系统。大气道(指直径在2～4 mm以上的支气管)表现为上皮炎症细胞浸润、黏液分泌腺增大和杯状细胞增多。导致慢性阻塞性肺疾病患者阻力增加的主要部位是直径小于等于2 mm的气道。

气流受限是慢性阻塞性肺病主要生理变化,多由小气道阻塞和肺气肿引起。

【临床表现】

患者多有长期大量吸烟史,有害物质如粉尘、烟雾、有害颗粒等暴露史。多见于老年人群,好发于秋冬寒冷季节,常有反复呼吸道感染及急性加重史。

1. 症状　最常见的症状是咳嗽、咳痰和劳力性呼吸困难,也可出现全身性症状如体重下降、食欲缺乏、外周肌肉萎缩和功能障碍、精神抑郁和(或)焦虑等。

2. 体征　早期不明显。随着疾病进展可出现桶状胸、呼吸浅快、三凹征等。低氧血症者可出现发绀,伴右心功能衰竭者可见下肢水肿、肝脏增大;胸部叩诊呈过清音,听诊可有两肺呼吸音减低,呼气相延长,呼吸时可闻及干湿啰音等。

【实验室检查及其他检查】

1. 血常规　红细胞压积升高,提示慢性低氧血症、右心室肥大。

2. 痰液检查　可有嗜酸性粒细胞、IL-5 及嗜酸性粒细胞阳离子蛋白(ECP)增多。并发感染者痰涂片可见较多中性粒细胞,痰培养可检出细菌等。

3. 动脉血气分析　评估病情的重要手段。开始为轻、中度低氧血症,随着病情进展可出现高碳酸血症其至呼吸衰竭,多为Ⅱ型呼吸衰竭。

4. 肺功能检查　肺功能检查是 COPD 诊断、严重程度评价、治疗反应评估的"金标准"。吸入支气管舒张剂后 FEV1/FVC%＜70％者,可确定为不完全可逆的气流受限。可有肺总量(TLC)、功能残气量(FRC)和残气容积(RV)增高,肺活量(VC)减低,RV/TLC 增高,DLCO 降低,深吸气量(IC)降低。肺气肿患者扩散能力可降低,提示肺实质破坏。

5. 胸部 X 线检查　COPD 早期 X 线胸片可正常或表现为肺纹理增多、紊乱等非特征性改变;典型表现为肺过度充气,肺容积增大,胸腔前后径增长,肋骨走向变平,肺野透亮度增高,横膈位置低平,心脏悬垂狭长,肺门血管纹理呈残根状,肺野外周血管纹理纤细稀少等,有时可见肺大疱形成。并发肺动脉高压和肺源性心脏病时,除右心增大的 X 线特征外,还可有肺动脉圆锥膨隆,肺门血管影扩大及右下肺动脉增宽等。

6. 胸部 CT 检查　高分辨率 CT(HRCT)可确定肺气肿与肺大疱的范围,为手术提供依据。

【诊断与鉴别诊断】

1. 诊断　需综合分析病史、临床表现、危险因素接触史及实验室检查等资料。肺功能检查是诊断的金标准。用支气管扩张剂后 FEV1/FVC＜70％可确定为不完全可逆性气流受限。根据吸入支气管扩张剂后肺功能变化,将本病分为以下 0～Ⅳ级(见表 3-7)。

表 3-7　慢性阻塞性肺疾病 GOLD 分级

GOLD 分级	严重程度	症状	肺功能
0	高危	慢性咳嗽,咳痰	正常
I	轻度	有或没有慢性咳嗽或咳痰	FEV1/FVC<70%,FEV1≥80%预计值
II	中度	有或没有慢性咳嗽或咳痰	FEV1/FVC<70%,50%≤FEV1<80%预计值
III	重度	有或没有慢性咳嗽或咳痰	FEV1/FVC<70%,30%≤FEV1<50%预计值
IV	极重度	有或没有慢性咳嗽或咳痰	FEV1/FVC<70%,FEV1<30%预计值,或 FEV1<50%预计值,伴慢性呼吸衰竭

2. 鉴别诊断　COPD 应与支气管哮喘、支气管扩张症、充血性心力衰竭、肺结核等鉴别。

【治疗】

COPD 治疗的目的是缓解症状,延缓疾病进程,改善患者运动耐量和生活质量。目前已确定可延缓疾病进程的治疗措施主要有以下三项:戒烟、氧疗和肺减容手术。吸入糖皮质激素对于肺功能的影响,仍需进一步研究证实。

1. 健康管理　最重要也最经济的措施就是戒烟;其次是尽量减少有害的气体和有害的颗粒的吸入;其他措施如适当进行体育锻炼增强免疫力。高危人群需定期检查肺功能等。

2. 药物治疗

(1) 糖皮质激素:长期规律吸入糖皮质激素较适用于 FEV1<50%预计值(III级和IV级)并且反复发作的 COPD 患者。对于急性期加重期的患者,EOS 水平可指导患者糖皮质激素治疗,缩短全身糖皮质激素暴露时间,降低高血糖发生率。不推荐长期口服糖皮质激素治疗。

(2) 支气管扩张药:主要有 β_2 受体激动剂、抗胆碱药及甲基黄嘌呤类。β_2 受体激动药、抗胆碱药物和(或)茶碱联合应用,可减少不良反应,增强疗效。常用 β_2 受体激动药短效如沙丁胺醇、特布他林等,长效如福莫特罗、沙美特罗等。常用抗胆碱药有异丙托溴铵气雾剂、噻托溴铵等。茶碱类药物如缓释型或控释型茶碱等。

(3) 其他药物:包括祛痰药(盐酸氨溴索、乙酰半胱氨酸等)、疫苗(如流感疫苗、肺炎球菌疫苗等)及免疫调节剂等。

2021 版 GOLD 指南推荐 COPD 的用药方案,起始治疗按照 ABCD 分组行药物推荐(见表 3-8)。

表 3-8

起始药物治疗		
2 次及 2 次以上中等程度急性加重或 1 次及 1 次以上导致住院的急性加重	C 组 LAMA	D 组 LAMA 或 LAMA+LABA 或 ICS+LABA 临床症状明显(例如,CAT>20) 若 EOS≥300 cells/ul
0 或 1 次中等程度急性加重(未导致住院)	A 组 一种支气管扩张剂	B 组 一种长效支气管扩张剂 (LAMA 或 LABA)
	mMRC 0~1, CAT<10	mMRC≥2, CAT≥10

LABA 为长效 β_2 受体激动剂;LAMA 为长效抗胆碱能药物;ICS 为吸入性糖皮质激素;EOS 为嗜酸性粒细胞;FEV1 为第 1 秒用力呼气容积

3. 随访治疗

若起始治疗合适,则维持原治疗方案。依据可治疗的特征,将患者分为呼吸困难、急性加重两类,具体治疗方案见图 3-2。若起始治疗不合适,针对最主要的症状治疗,首先解决急性加重。对于急性加重次数多的患者同时考虑其血 EOS 数量,推荐相应包含 ICS 的治疗。

呼吸困难

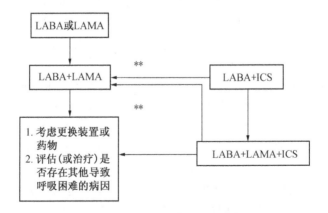

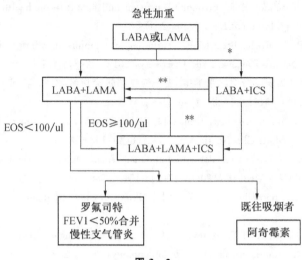

图 3-2

* 如果嗜酸性粒细胞≥300/ul 或者嗜酸性粒细胞≥100 个/ul 且 2 次及 2 次以上中等程度急性加重或 1 次住院；

** 若发生肺炎、无恰当适应证或对 ICS 治疗无反应,则考虑 ICS 降级治疗或改用其他治疗。

4. 住院治疗

出现以下情况时,建议住院治疗:呼吸性酸中毒和高碳酸血症、严重低氧血症、严重基础疾病等。

主要参考文献

[1] Global, regional, and national deaths, prevalence, disability-adjusted life years, and years lived with disability for chronic obstructive pulmonary disease andasthma, 19902015: a systematic analysis for the Global Burden of Disease Study 2015. Lancet Respir Med 2017; 5(9): 691-706.

[2] Huang K W, Yang T, Xu J Y, et al. Prevalence, risk factors, and management of asthma in China: A national cross-sectional study[J]. The Lancet, 2019, 394(10196): 407-418.

[3] Masoli M, Fabian D, Holt S, et al. The global burden of asthma: Executive summary of the GINA Dissemination Committee Report[J]. Allergy, 2004, 59(5): 469-478.

[4] Fahy J V. Type 2 inflammation in asthma—present in most, absent in many[J]. Nature Reviews Immunology, 2015, 15(1): 57-65.

[5] Denburg J A, Keith P K. Eosinophil progenitors in airway diseases: Clinical implications[J]. Chest, 2008, 134(5): 1037-1043.

［6］ Park Y M，Bochner B S. Eosinophil survival and apoptosis in health and disease［J］. Allergy Asthma Immunol Res，2010，2(2)：87 - 101.

［7］ Fulkerson P C，Rothenberg M E. Targeting eosinophils in allergy，inflammation and beyond［J］. Nature Reviews Drug Discovery，2013，12(2)：117 - 129.

［8］ 中华医学会呼吸病学分会哮喘学组.支气管哮喘防治指南(2020 年版)［J］..中华结核和呼吸杂志,2020,43(12):1023 - 1048.

［9］ Xu TH，Lovaton N，Serpa J，Ochoa TJ. Pulmonary Manifestations of Parasitic Diseases in Children. Pediatr Clin North Am. 2021;68(1):193 - 207.

［10］ Chitkara R K，Krishna G. Parasitic pulmonary eosinophilia［J］. Seminars in Respiratory and Critical Care Medicine，2006，27(2)：171 - 184.

［11］ Cottin V. Eosinophilic lung diseases［J］. Clinics in Chest Medicine，2016，37(3)：535 - 556.

［12］ Bernheim A，McLoud T. A review of clinical and imaging findings in eosinophilic lung diseases［J］. American Journal of Roentgenology，2017，208(5)：1002 - 1010.

［13］ Belhassen-García M，Pardo-Lledías J，Pérez del Villar L，et al. Relevance of eosinophilia and hyper-IgE in immigrant children［J］. Medicine，2014，93(6)：e43. DOI:10. 1097/ md. 0000000000000043

［14］ Angirish B，Jankharia B，Sanghavi P. The role of HRCT in tropical pulmonary eosinophilia［J］. European Journal of Radiology，2020，131：109207.

［15］ Tsanglao W R，Nandan D，Chandelia S，et al. Filarial tropical pulmonary eosinophilia：A condition masquerading asthma, a series of 12 cases［J］. Journal of Asthma，2019，56(7)：791 - 798.

［16］ Mullerpattan JB，Udwadia ZF，Udwadia FE. Tropical pulmonary eosinophilia—a review. Indian J Med Res. 2013 Sep;138(3):295 - 302.

［17］ O'Connell E M，Nutman T B. Eosinophilia in infectious diseases［J］. Immunology and Allergy Clinics of North America，2015，35(3)：493 - 522.

［18］ Vijayan V K. Tropical pulmonary eosinophilia：Pathogenesis, diagnosis and management［J］. Current Opinion in Pulmonary Medicine，2007，13(5)：428 - 433.

［19］ Sharma P，Sharma A，Vishwakarma A L，et al. Host lung immunity is severely compromised during tropical pulmonary eosinophilia：Role of lung eosinophils and macrophages［J］. Journal of Leukocyte Biology，2016，99(4)：619 - 628.

［20］ Madan M N，Gupta P，Mittal R，et al. Tropical pulmonary eosinophilia：Effect of addition of corticosteroids after failure of diethylcarbamazine therapy［J］. Advances in Respiratory Medicine，2017，85(1)：51 - 54.

［21］ Tsanglao W R，Nandan D，Chandelia S，et al. Filarial tropical pulmonary eosinophilia：A condition masquerading asthma, a series of 12 cases［J］. Journal of Asthma，2019，56(7)：791 - 798.

［22］ Okubo K，Kurono Y，Ichimura K，et al. Japanese guidelines for allergic rhinitis 2020［J］. Allergology International，2020，69(3)：331 - 345.

[23] Brozek J L，Bousquet J，Baena-Cagnani C E，et al. Allergic rhinitis and its impact on asthma（ARIA）guidelines：2010 revision［J］. Journal of Allergy and Clinical Immunology，2010，126(3)：466－476.

[24] Akhouri S，House SA. Allergic Rhinitis. In：StatPearls. Treasure Island (FL)：StatPearls Publishing，November 18，2020.

[25] 古庆家,李静娴,樊建刚,等.变应性真菌性鼻窦炎的诊断和治疗[J].中国耳鼻咽喉颅底外科杂志,2020,26(5):517－521.

[26] 中华医学会耳鼻咽喉头颈外科学分会鼻科学组.中国慢性鼻窦炎诊断和治疗指南(2018).中华耳鼻咽喉头颈外科杂志,2019,54(2):81－100.

[27] Solmaz Avcikurt A，Gencer N，Yazici H. Q192R polymorphism in the PON_1 gene and nasal polyp in a Turkish population［J］. Journal of Biochemical and Molecular Toxicology，2021，35(1)：e22628.

[28] Kwon E，O'Rourke MC. Chronic Sinusitis. In：StatPearls. Treasure Island（FL）：StatPearls Publishing，November 20，2020.

[29] Sisodia J，Bajaj T. Allergic Bronchopulmonary Aspergillosis. In：StatPearls. Treasure Island (FL)：StatPearls Publishing，November 5，2020.

[30] 马艳良.变应性支气管肺曲霉病的生物靶向治疗进展[J].Chin J Tuberc Respir Dis，2019，421(11):864－868.

[31] 沈华浩,孙永昌,林江涛,等.变应性支气管肺曲霉病诊治专家共识[J].中华医学杂志.2017,97(34):26502656.

[32] 中华医学会呼吸病学分会哮喘学组.变应性支气管肺曲霉病诊治专家共识[J].中华医学杂志,2017,97(34):2650－2656

[33] 中华医学会呼吸病学分会哮喘学组.支气管哮喘防治指南(2020 年版)[J].中华结核和呼吸杂志,2020,43(12):1023－1048.

[34] 任珍翠,林江涛.非支气管哮喘性嗜酸性粒细胞性支气管炎诊断与治疗的新认识[J].中华内科杂志,2014,53(5):419－421.

[35] 陈亚红.2020 年 GOLD 慢性阻塞性肺疾病诊断、治疗及预防全球策略解读[J].中国医学前沿杂志(电子版),2019,11(12):32－50.

[36] 赵新成,史家欣,梁程程,等.嗜酸性粒细胞作为生物标志物在慢性阻塞性肺疾病中的研究进展[J].中国呼吸与危重监护杂志,2018,17(6):624－628.

[37] Kakli H A，Riley T D. Allergic rhinitis［J］. Primary Care：Clinics in Office Practice，2016，43(3)：465－475.

[38] Pawankar R，Mori S，Ozu C，et al. Overview on the pathomechanisms of allergic rhinitis［J］. Asia Pacific Allergy，2011，1(3)：157－167

[39] Small P，Keith P K，Kim H. Allergic rhinitis［J］. Allergy，Asthma & Clinical Immunology，2018，14(S2)：51.

[40] Heffler E，Brussino L，del Giacco S，et al. New drugs in early-stage clinical trials for allergic rhinitis[J]. Expert Opinion on Investigational Drugs，2019，28(3)：267－273.

［41］ Rivero A，Liang J. Anti-IgE and anti-IL5 biologic therapy in the treatment of nasal polyposis：A systematic review and meta-analysis［J］. The Annals of Otology, Rhinology，and Laryngology，2017，126(11)：739 - 747.

［42］ Dykewicz M S，Rodrigues J M，Slavin R G. Allergic fungal rhinosinusitis［J］. The Journal of Allergy and Clinical Immunology，2018，142(2)：341 - 351.

［43］ Deutsch P G，Whittaker J，Prasad S. Invasive and non-invasive fungal rhinosinusitis—A review and update of the evidence［J］. Medicina，2019，55(7)：319.

［44］ Singh A K. Fungal rhinosinusitis：Microbiological and histopathological perspective［J］. Journal of Clinical and Diagnostic Research，2017：DOI：10. 7860/jcdr/2017/ 25842.10167

［45］ Tyler M A，Luong A U. Current understanding of allergic fungal rhinosinusitis［J］. World Journal of Otorhinolaryngology-Head and Neck Surgery，2018，4(3)：179 - 185.

［46］ Klimek L，Koennecke M，Hagemann J，et al. Immunology of chronic rhinosinusitis with nasal polyps as a basis for treatment with biologicals［J］. HNO，2019，67(1)：15 - 26.

［47］ Stryjewska-Makuch G，Janik M A，Lisowska G，et al. Bacteriological analysis of isolated chronic sinusitis without polyps［J］. Advances in Dermatology and Allergology, 2018，35(4)：375 - 380.

［48］ Park J J H，Seidel D U，Bachert C，et al. Medication use in patients with chronic rhinosinusitis in Germany—a large retrospective patient-based study［J］. Rhinology Journal，2018：DOI：10. 4193/rhin18. 055

［49］ Barac A，Ong D S Y，Jovancevic L，et al. Fungi-induced upper and lower respiratory tract allergic diseases：One entity［J］. Frontiers in Microbiology，2018，9：583. DOI： 10. 3389/fmicb. 2018. 00583

［50］ Heath J，Hartzell L，Putt C，et al. Chronic rhinosinusitis in children：Pathophysiology, evaluation，and medical management［J］. Current Allergy and Asthma Reports，2018, 18(7)：1 - 11.

［51］ Yildiz T，Dulger S. Non-astmatic eosinophilic bronchitis［J］. Turkish Thoracic Journal, 2018，19(1)：41 - 45.

［52］ Oba Y，Abu-Salah T. The prevalence and diagnostic significance of eosinophilic pleural effusions：A meta-analysis and systematic review［J］. Respiration：International Review of Thoracic Diseases，2012，83(3)：198 - 208.

［53］ Al-Abcha A，Raziq F，Kherallah S，et al. Mesalamine-induced eosinophilic pleural effusion［J］. BMJ Case Reports，2020，13(4)：e233886. DOI：10. 1136/bcr - 2019 - 233886

［54］ Light R W. Pleural effusions［J］. Medical Clinics of North America，2011，95(6)：1055 - 1070.

第四章

消化系统疾病伴嗜酸性粒细胞增多

第一节　嗜酸性粒细胞性胃肠炎

嗜酸性粒细胞性胃肠炎(eosinophilic gasenteritis,EGE)是一种以胃、小肠或结肠的病理性嗜酸性细胞浸润为特征的罕见疾病。本病通常累及胃窦和近端空肠,腹痛为最常见的临床表现,部分患者有过敏性疾病史或过敏性疾病家族史。

【病因及发病机制】

EGE 的病因和发病机制未明。研究表明,IgE 介导的过敏反应和 2 型辅助性 T 细胞(Th2)参与的迟发性变态反应在发病机制中发挥重要作用,嗜酸性粒细胞参与的免疫炎症反应日益受到重视。在过敏性 EGE 患者中,过敏原暴露可激活并驱动 EGE 的 IL-5+Th2 细胞分化,导致嗜酸性粒细胞浸润至肠道。研究表明,胃食管反流病患者显示出与嗜酸性粒细胞性食管炎(EoE)中相似的白细胞介素-4、白细胞介素-5、白细胞介素-17、白细胞介素-33、白细胞介素-13 和趋化因子 CCL26(又称为 eotaxin-3)。多达 50% 的 EGE 病患者有遗传性过敏症史,包括哮喘、食物过敏、湿疹或鼻炎等。

【临床表现】

本病缺乏特异性表现,临床表现取决于病变部位、累及的范围和深度。最常用的分型方法是由 Klein 等根据病变浸润的程度提出,将本病分为以下三型:

1. 黏膜型　此型病变主要累及胃肠黏膜层和黏膜下层,表现为黏膜充血、水肿、溃疡形成。患者可有变应性病史及较高的 IgE 浓度,最常见的症状是腹痛、恶心、呕吐、饱腹感和腹泻。部分患者出现体重减轻。小肠弥漫性病变患者可能会出现吸收不良、蛋白质丢失性肠病和发育不良等情况。

2. 肌层型　病变主要累及肌层,表现为胃肠壁增厚、僵硬、蠕动降低等。患者可能出现肠梗阻症状,包括恶心、呕吐、腹胀。食管下段或贲门受累所导致的假性贲门失弛缓症患者可能会出现吞咽困难和食物反流。

3. 浆膜型　罕见,病变主要累及浆膜层,表现为腹痛,常伴有腹水等。因腹水中有较多的嗜酸性粒细胞,也称为嗜酸性粒细胞性腹水。

【实验室检查及其他检查】

1. 血清学检查　部分患者有外周血嗜酸性粒细胞计数、血清 IgE、红细胞沉降率、C 反应蛋白水平升高等表现,伴贫血及低蛋白血症;黏膜型 EGE 血清 IgE 升高最明显,腹水嗜酸性粒细胞升高则高度提示浆膜型 EGE。复发型患者常伴外周血嗜酸性粒细胞升高。因此有学者提出血清嗜酸性粒细胞升高可以用于临床评估疾病复发可能。血清总 IgE 及皮肤点刺试验、放射变应原吸附试验,可检测吸入或食入抗原特异性的 IgE 抗体,有助于 EGE 的过敏原检测,但对 EGE 的诊断并不特异。

2. 影像学检查　腹部 CT 可见胃肠道黏膜弥漫性增厚或结节样改变、腹腔积液及肠腔梗阻等,合并急性胰腺炎、急性胆囊炎者可见相应影像学表现。Baek 等的研究提出,黏膜型 EGE 常见弥漫性或局灶性黏膜增厚,可伴息肉、溃疡、肠腔狭窄;肌层型可见肠腔狭窄或梗阻、肠壁僵硬、动力异常;浆膜型 EGE 的特征性影像学表现为腹腔积液。各种类型的影像学表现可同时存在。Brandon 等提出,儿童 EGE 患者 CT 扫描可见结肠壁(盲肠为主)增厚或轻到中度末端回肠增厚,类似于克罗恩病的表现。

3. 内镜检查　常见胃黏膜散在结节或息肉样改变、红斑或糜烂等表现。有学者提出,本病的特征性改变是小肠微绒毛变扁平。对于部分外周血嗜酸性粒细胞正常的患者,仍应完善胃肠镜下的多点活检,包括内镜表现正常的部位,必要时可反复行胃肠镜活检以明确诊断。

4. 活检　诊断 EGE 的关键。目前多以嗜酸性粒细胞计数≥20 个/高倍镜视野(high power field,HPF)作为标准。病灶偶呈局灶性分布,检查时常需多点活检,以提高敏感性。

【诊断】

病理活检是诊断 EGE 的关键,但因病变范围散在、消化道各部位嗜酸性粒细胞计数不一,EGE 病理诊断切点值仍有争议。目前多以嗜酸性粒细胞计数≥20 个/HPF 作为标准。Collins 等人建议减少对嗜酸性粒细胞数量的重视,而更多地关注其他病理改变,如嗜酸性粒细胞脱颗粒、嗜酸性粒细胞腺体或隐窝脓肿、小肠微绒毛萎缩等。

【治疗】

EGE 治疗目标为改善临床症状,预防疾病进展和并发症。治疗措施以饮食治疗为基础,激素为一线用药选择。基于免疫炎症靶点的生物制剂仍处于研究中,需要进一步探索。

1. 饮食　尽量避免食用引起胃肠道过敏的食物,饮食疗法在部分患者中有效。

2. 药物治疗

（1）糖皮质激素：治疗 EGE 的一线用药。口服强的松 20～40 mg/d 或 0.5～1 mg/kg，在 2 周内大部分患者可达到临床缓解，在接下来的 2 周或更长的时间里逐步减量至停药；对于减量过程中或停药后复发的 EGE 患者，应恢复初始用药剂量并予最低治疗剂量维持治疗，维持治疗可选用低剂量强的松 5～10 mg/d。长期口服激素需警惕以下不良反应：如水钠潴留、糖代谢紊乱、肾上腺皮质功能减退、骨质疏松、生长发育迟缓等。有研究发现，布地奈德 9 mg/d 可使大部分患者获得症状缓解，长期使用推荐剂量为 3～6 mg/d。Kelledy 等的研究提出，改良的布地奈德口服肠溶制剂可能是治疗儿童 EGE 的较佳选择。

（2）免疫抑制剂：激素依赖特别是需大剂量激素者或因激素不良反应而不耐受者可考虑应用免疫抑制剂，如硫唑嘌呤（azathioprine，AZA）、6-巯基嘌呤（mercaptopurine，6-MP）AZA、6-MP 可抑制嘌呤合成，最终影响 DNA 合成，同时还能抑制 T 淋巴细胞、B 淋巴细胞增殖，减少细胞毒性 T 细胞和浆细胞的产生。然而因免疫抑制剂治疗 EGE 其治疗窗较窄，不良反应明显，个别免疫抑制剂本身可引起继发性酸性粒细胞性胃肠道疾病，疗效仍需进一步研究。

（3）白三烯受体拮抗剂：孟鲁斯特钠对糖皮质激素依赖的 EGE 患者相对安全有效。按照 10～40 mg/d 的剂量口服数月，可达到症状缓解和外周血嗜酸性粒细胞下降。因此，该类药物有望用于 EGE 患者特别是激素依赖型患者的长期治疗。

（4）肥大细胞稳定剂：色苷酸二钠可阻止肥大细胞释放组胺、血小板活化因子、白三烯等炎症介质，对 EGE 患者部分有效，推荐剂量为 200 mg/次，每日 4 次。酮替芬为一种抗组胺剂和肥大细胞稳定剂，推荐剂量为 2～4 mg/d，可改善部分患者的临床症状。

（5）其他药物：如质子泵抑制剂、生物制剂（美泊利单抗、英夫利昔单抗）、组胺受体拮抗剂等。

3. 手术治疗　适用于合并梗阻以及合并消化道穿孔的 EGE 患者，可考虑选择手术治疗。术后联合糖皮质激素治疗可减少复发。

4. 粪菌移植　适用于以长期腹泻为症状的 EGE 患者，起效迅速，但能否长期维持临床缓解需要进一步证实。

【预后】

及时治疗，预后良好。部分未经治疗的 EGE 病患者可自行缓解，偶有儿童 EGE 死亡病例报道。

第二节　嗜酸性粒细胞性食管炎

嗜酸性粒细胞性食管炎(eosinophilic esophagitis,EoE)是一种由 Th2 抗原介导的慢性疾病,其特点是食管嗜酸性粒细胞增多浸润进而引起各种食管障碍相关的临床症状。

本病发病率与人口密度梯度有关,与地理区域无关。家族聚集可能是遗传易感性与环境暴露共同作用的结果。EoE 通常开始于童年时期,可见于各个年龄段,平均诊断年龄为 34 岁。

【病因及发病机制】

EoE 的确切病因及发病机制未明,可能是环境、遗传和宿主免疫因素相互作用的结果。患者通常有食物过敏、哮喘、过敏性鼻炎、荨麻疹等过敏性疾病病史。研究表明,胸腺基质淋巴生成素(thymic stromal lymphopoietin,TSLP)可能是一个关键分子。TSLP 刺激 Th2 细胞并诱导嗜酸性粒细胞趋化因子－3,受刺激的 Th2 细胞激活各种促炎细胞因子(如 IL5,IL13 和 IL15 等)。免疫激活后招募的嗜酸性粒细胞和肥大细胞释放 TGF－B(转化生长因子－β),引起食管黏膜重塑和平滑肌功能障碍。

【临床表现】

本病临床表现与年龄相关。婴幼儿表现为发育停滞喂养困难(呕吐、在进食固体食物时停滞进食、拒绝进食)和持续的反流症状;大龄儿童中持续烧心、反酸、腹痛及频繁的呕吐更为常见;青少年及成人以吞咽困难及食物嵌顿等食管纤维化的症状为主。目前本病已经成为年轻人出现慢性吞咽困难及食物嵌顿的主要原因。腹部触诊多有压痛,但无腹膜炎征象。

【实验室检查及其他检查】

1. 上消化道钡剂检查　可显示不同程度的狭窄或食管环。

2. 内镜检查　成人中最常见的内镜下表现包括线性裂隙(80%)、食管黏膜环(64%)、小口径食管(28%)、白色斑片或渗出(16%)及狭窄(12%)。一项纳入381 例儿童的大型临床研究发现,EoE 常见内镜表现的包括正常外观(32%)、线性裂隙(41%)、食管环(12%)及白色斑片(15%)。

3. 病理学检查　可见食管的近端和远端黏膜散在片状的嗜酸性粒细胞浸润,还可观察到嗜酸性粒细胞微脓肿、嗜酸性粒细胞脱颗粒、基底细胞增生、细胞间隙增宽和固有层纤维化等表现。指南建议至少一个食管活检标本的嗜酸性粒细胞≥15 个/HPF,并且局限于食管。需进行多点活检,通常建议在食管远段及近端各取 2～4 个活检标本或者食管近段、中段及远段各取 1 个标本进行病理评估。

【诊断与鉴别诊断】

1. 诊断　2018 年 AGREE 会议上更新的 EoE 国际共识诊断标准:①食管功能障碍相关的症状;②伴随的特异性疾病;③内镜检查发现食管环、沟槽、渗出物、管腔狭窄、黏膜脆性及黏膜裂隙;④食管活检中嗜酸性粒细胞≥15 个/HPF;⑤黏膜嗜酸性粒细胞增多局限于食管;⑥估 EoE 以外的可能导致嗜酸性粒细胞浸润的疾病。

2. 鉴别诊断　需要鉴别的疾病有胃食管反流病(gastro-esophageal reflux disease,GERD)、感染、嗜酸性粒细胞增多症、嗜酸性粒细胞性胃肠炎等。其中 GERD 与 EoE 最难以鉴别。PPI 治疗有反应的 EoE(PPI － REE),即经大剂量 PPI 治疗后 EoE 患者症状及食管嗜酸性粒细胞浸润情况有好转。如果 PPI 治疗与内镜检查时间相近,则内镜组织学检查结果正常的患者不能排除 EoE。最近的研究认为,EoE 和 GERD 可能是共存的疾病。

【治疗】

治疗主要是通过药物治疗改善症状、控制食管炎症反应及组织重塑。食物抗原是 EoE 最重要的致病因素。

1. 饮食疗法　主要包括以下三种:元素饮食、基于食物过敏原试验指导的消除饮食及经验性消除饮食。对于儿童及有过敏倾向性的成年人,尤其是妇女,应考虑饮食消除治疗。

(1) 元素饮食:是指剔除食物抗原蛋白,以人体必需氨基酸为主要成分,添加一定的碳水化合物及脂肪成分的饮食成分。疗效显著,可操作性差。

(2) 基于食物抗敏原试验指导的消除饮食:是通过皮肤针刺试验、特应性斑贴试验或特异性血清 IgE 检测来发现潜在致 EoE 的食物并避免这些食物的摄入。近年来的食管针刺试验(esophageal pricktest,EPT),即将食物抗原提取物注射至局部食管黏膜,观察食管黏膜的变化,从而确定可能引起 EoE 的食物抗原。具有更高的预测价值,但需进一步的研究验证。

(3) 经验性消除饮食:最常见的是 6 种饮食消除(six-food elimination diet,SFED)和 4 种饮食消除(four food. elimination diet,FFED),其中 6 种饮食消除治疗的患者应避免食用牛奶、鸡蛋、大豆、小麦、坚果及海鲜;4 种饮食消除治疗的患者应避免食用牛奶、鸡蛋、小麦及大豆。这种饮食方法通常持续 6～8 周后重复内镜检查。对于治疗有反应、组织学有缓解的患者,可将剔除的食物有序地重新引入饮食中。

2. 药物　目前可用的药物主要有 PPI、糖皮质激素及正在进行临床研究的生物制剂。EoE 的治疗终点仍不明确。

（1）质子泵抑制剂（PPI）：一线治疗用药，若 PPI 治疗有效，可以长期小剂量维持用药。

（2）糖皮质激素：目前更推荐局部用药，全身给药仅限于出现严重吞咽困难及需要迅速改善症状的患者使用。最常用的糖皮质激素包括布地奈德、丙酸氟替卡松、科索奈德。另外，口服布地奈德分散片已经在欧洲上市。为降低疾病复发可能性，需长期糖皮质激素治疗。需警惕激素不良反应，如食道念珠菌感染（最常见）、肾上腺皮质功能不全（多见于儿童）等。

（3）生物制剂：目前有针对 IL-5、IL-13、IL-4 的单克隆抗体。其中一种针对 IL-13 和 IL-4 受体 α 链的度普利尤单抗（达必妥），有望成为 EoE 的孤儿药物。

3. 食管扩张　适用于上述治疗无效或作用有限，并存在持续或严重吞咽困难的患者。警惕出现深部黏膜撕裂、明显疼痛及食管穿孔等并发症。

第三节　炎症性肠病与嗜酸性粒细胞增多

炎症性肠病（inflammatory bowel disease，IBD）是一种原因未明的慢性肠道炎症性疾病，包括溃疡性结肠炎（Ulcerative Colitis，UC）和克罗恩病（Crohn's disease，CD）两类。本病具有遗传倾向、高发病率及增加结直肠癌的风险等特征。CD 患者多伴有嗜酸性粒细胞增高。

IBD 多发生在发达国家和气候较冷地区。好发于 15～30 岁人群，60 岁以后出现第二发病高峰。CD 常见于女性，UC 无明显性别差异。

【病因及发病机制】

原因不明，一般认为是基因易感个体对肠道菌群产生的不适当免疫反应。CD 与烟草有着密切的联系，但吸烟似乎可以预防 UC。研究发现，CARD15 基因与 IBD 相关。

【病理】

在活动性 IBD 的患者中，嗜酸细胞浸润可能是 UC 炎症活动的重要指标。固有层可见中性粒细胞、巨噬细胞、树突细胞和自然杀伤 T 细胞等浸润。浸润细胞的数量增加和激活，使得肿瘤坏死因子-a（TNF-a）、白细胞介素-1b、干扰素-g 和白细胞介素-23-TH17 途径的细胞因子水平升高。

1. 溃疡性结肠炎　组织病理学显示中性粒细胞浸润,可见假性息肉,仅黏膜和黏膜下层受累,并形成隐性脓肿和黏膜溃疡,病变常呈连续性。

活动期:①固有膜内有弥漫性、急性、慢性炎症细胞浸润,包括中性粒细胞、淋巴细胞、浆细胞、嗜酸性粒细胞等,尤其是上皮细胞间有中性粒细胞浸润(即隐窝炎),乃至形成隐窝脓肿;②隐窝结构改变,隐窝大小、形态不规则,分枝、出芽,排列紊乱,杯状细胞减少等;③可见黏膜表面糜烂、浅溃疡形成和肉芽组织。

缓解期:①黏膜糜烂或溃疡愈合;②固有膜内中性粒细胞浸润减少或消失,慢性炎症细胞浸润减少;③隐窝结构改变可保留,如隐窝分支、减少或萎缩,可见帕内特细胞(Paneth cell)化生(结肠脾曲以远)。

2. 克罗恩病　大体病理特点:①节段性或者局灶性病变;②融合的纵行线性溃疡;③卵石样外观,瘘管形成;④肠系膜脂肪包绕病灶;⑤肠壁增厚和肠腔狭窄等特征。

外科手术切除标本诊断 CD 的光学显微镜下特点为:①透壁性炎;②聚集性炎症分布,透壁性淋巴细胞增生;③黏膜下层增厚(由于纤维肌组织破坏和炎症、水肿造成);④裂沟(裂隙状溃疡);⑤非干酪样肉芽肿(包括淋巴结);⑥肠道神经系统(黏膜下神经纤维增生和神经节炎,肌间神经纤维增生);⑦相对比较正常的上皮—黏液分泌保存(杯状细胞通常正常)。其中局灶性的慢性炎症、局灶性隐窝结构异常和非干酪样肉芽肿是公认最重要的、在结肠内镜活检标本上诊断 CD 的光学显微镜下特点。

CD 作出病理诊断,通常要求观察到三种以上特征性表现(无肉芽肿时),或观察到非干酪样肉芽肿和另一种特征性光学显微镜下表现,同时需要排除肠结核等。

【临床表现】

1. 溃疡性结肠炎　病变主要累及结肠黏膜和黏膜下层,多于远段结肠开始,可逆行向近段发展,甚至累及全结肠和末段回肠,呈连续性分布;临床表现为持续或反复发作的腹泻、黏液脓血便伴腹痛、里急后重和不同程度的全身症状,病程多在 4～6 周以上。可有皮肤、黏膜、关节、眼、肝胆等肠外表现,如炎性关节病和原发性硬化性胆管炎等。黏液脓血便是 UC 最常见的症状。出现急腹症的征象(如腹肌紧张、压痛、反跳痛)时,警惕中毒性巨结肠。大约有 15% 的病人患有胰腺炎。疾病迁延不愈时,结肠缩短并逐渐僵硬,导致钡剂灌肠出现"铅管"现象。

2. 克罗恩病　为透壁性炎症。消化道表现主要有腹泻和腹痛,可有血便;全身性表现主要有体重减轻、发热、食欲不振、疲劳、贫血等;青少年患者可见生长发育迟缓;肠外表现与 UC 相似(详见 UC 诊断部分);并发症常见的有瘘管、腹腔脓肿、肠腔狭窄和肠梗阻、肛周病变(肛周脓肿、肛周瘘管、皮赘、肛裂等),较少见的有消化道大出血、肠穿孔,病程长者可发生癌变。

【实验室检查及其他检查】

1. 实验室指标　血红蛋白减少、白细胞及血小板增多。粪便嗜酸粒细胞阳离子蛋白(ECP)与 Mayo 疾病活动指数(UCAI)有很好的相关性,诊断效能优于血清超敏 C 反应蛋白(CRP)和红细胞沉降率(ESR),可用于监测 UC 活动性。粪便钙卫蛋白水平可以作为肠道炎症的标志。UC 粪便常规检查和培养应不少于三次。CD 患者的核周抗中性胞浆抗体(p-ANCA)和抗酿酒酵母菌抗体(antisacchromyces cerevisia antibody,ASCA)水平可升高。

2. 影像学表现

(1) 钡剂灌肠检查:适用于肠腔狭窄无法继续进镜者及无条件行 CTE 检查的单位。UC 检查所见的主要改变:①黏膜粗乱和(或)颗粒样改变;②肠管边缘呈锯齿状或毛刺样改变,肠壁有多发性小充盈缺损;③肠管短缩,袋囊消失呈铅管样。

(2) CT 肠道成像(CTE)和 MR 肠道成像(MRE):显示结肠镜检查未及部位。活动期 CD 典型的 CTE 表现为肠壁明显增厚(>4 mm);肠黏膜明显强化伴有肠壁分层改变,黏膜内环和浆膜外环明显强化,呈"靶症"或"双晕征";肠系膜血管增多、扩张、扭曲,呈"木梳征";相应系膜脂肪密度增高、模糊;肠系膜淋巴结肿大等。其中 MRE 因无放射性,精确性与 CTE 相似,已成为年轻患者随诊复查时的首选方法。CTE 及 MRE 可更好地扩张小肠,尤其是近段小肠,可能更有利于高位 CD 病变的诊断。

肛瘘行直肠磁共振检查有助于确定肛周病变的位置和范围,了解瘘管类型及其与周围组织的解剖关系。

(3) 经腹肠道超声检查:可显示肠壁病变的部位和范围、肠腔狭窄、肠瘘及脓肿等。CD 主要超声表现为肠壁增厚(≥4 mm);回声减低,正常肠壁层次结构模糊或消失;受累肠管僵硬,结肠袋消失;透壁炎症时可见周围脂肪层回声增强,即脂肪爬行征;肠壁血流信号较正常增多;内瘘、窦道、脓肿和肠腔狭窄;其他常见表现有炎性息肉、肠系膜淋巴结肿大等。超声造影对于经腹超声判断狭窄部位的炎症活动度有一定价值。

3. 内镜

(1) 结肠镜检查:UC 缓解期可见正常黏膜表现,部分患者可有假性息肉形成,或瘢痕样改变。伴巨细胞病毒(cytomegalovirus,CMV)感染的 UC 患者内镜下可见不规则、深凿样或纵行溃疡,部分伴大片状黏膜缺失。具体内镜下表现可见表 4-2。

早期 CD 内镜下表现为阿弗他溃疡,随着疾病进展,溃疡可逐渐增大加深,彼此融合形成纵行溃疡。CD 病变内镜下多为非连续改变,病变间黏膜可完全正常。其他常见内镜下表现为卵石征、肠壁增厚伴不同程度狭窄、团簇样息肉增生等。

少见直肠受累和(或)瘘管开口,环周及连续的病变。

(2)小肠镜检查:目前我国常用的是气囊辅助式小肠镜(BAE)。在 UC 患者中,适用于病变不累及直肠(未经药物治疗者)、倒灌性回肠炎(盲肠至回肠末端的连续性炎症),以及其他难以与 CD 鉴别的情况。小肠镜下 CD 病变特征与结肠镜下所见相同。

(3)小肠胶囊内镜检查(SBCE):主要适用于疑诊 CD 但结肠镜及小肠放射影像学检查阴性者。对小肠黏膜异常相当敏感,但对一些轻微病变的诊断缺乏特异性,且有发生滞留的危险。SBCE 检查阴性倾向于排除 CD,阳性结果需综合分析并常需进一步检查证实。

【诊断及鉴别诊断】

IBD 缺乏诊断的金标准,需结合临床表现、实验室检查、内镜检查、影像学检查和组织病理学检查进行综合分析并密切随访。

1. UC 诊断

(1)诊断要点:在排除其他疾病的基础上,可按下列要点诊断:①具有上述典型临床表现者为临床疑诊,安排进一步检查;②同时具备上述结肠镜和(或)放射影像学特征者,可临床拟诊;③如再具备上述黏膜活检和(或)手术切除标本组织病理学特征者,可以确诊;④初发病例如临床表现、结肠镜检查和活检组织学改变不典型者,暂不确诊 UC,应予密切随访。

(2)病情评估:病情分为活动期和缓解期,活动期 UC 按严重程度分为轻、中、重度。改良 Truelove 和 Witts 疾病严重程度分型标准(表 4-1)易于掌握,临床上非常实用。改良 Mayo 评分更多用于临床研究的疗效评估(表 4-2)。病变范围推荐采用蒙特利尔分型(表 4-3)。

表 4-1 改良 Truelove 和 Witts 疾病严重程度分型

严重程度分型	排便次数(次/d)	便血	脉搏(次/min)	体温(℃)	血红蛋白	红细胞沉降率(mm/h)
轻度	<4	轻或无	正常	正常	正常	<20
重度	≥6	重	>90	>37.8	<75%正常值	>30

注:中度是介于轻、重度之间

表 4-2 评估溃疡性结肠炎活动性的改良 Mayo 评分系统

项目	0分	1分	2分	3分
排便次数[a]	正常	比正常增加 1~2 次/d	比正常增加 3~4 次/d	比正常增加 5 次/d 或以上
便血[b]	未见出血	不到一半时间内出现便中混血	大部分时间内为便中混血	一直存在出血
内镜发现	正常或无活动性病变	轻度病变(红斑、血管纹理减少、轻度易脆)	中度病变(明显红斑、血管纹理缺乏、易脆、糜烂)	重度病变(自发性出血,溃疡形成)
医师总体评价[c]	正常	轻度病情	中度病情	重度病情

注:a:每位受试者作为自身对照,从而评价排便次数的异常程度;b:每日出血评分代表一天中最严重的出血情况;c:医师总体评价包括 3 项标准,受试者对于腹部不适的回顾、总体幸福感和其他表现,如体格检查发现和受试者表现状态,评分≤2 分且无单个分项评分>1 分为临床缓解,3~5 分为轻度活动,6~10 分为中度活动,11~12 分为重度活动,有效定义为评分相对于基线值的降幅≥30% 以及≥3 分,而且便血的分项评分降幅≥1 分或该分项评分为 0 或 1 分。

表 4-3 溃疡性结肠炎病变范围的蒙特利尔分型

分型	分布	结肠镜下所见炎症病变累及的最大范围
E1	直肠	局限于直肠,未达乙状结肠
E2	左半结肠	累及左半结肠(脾曲以远)
E3	广泛结肠	广泛病变累及脾曲以近乃至全结肠

2. CD 诊断

(1)诊断要点:在排除其他疾病的基础上,可按下列要点诊断:①具备上述临床表现者可临床疑诊,安排进一步检查;②同时具备上述结肠镜或小肠镜(病变局限在小肠者)特征以及影像学(CTE 或 MRE,无条件者采用小肠钡剂造影)特征者,可临床拟诊;③如再加上活检提示 CD 的特征性改变且能排除肠结核,可作出临床诊断;④如有手术切除标本(包括切除肠段及病变附近淋巴结),可根据标准做出病理确诊;⑤对无病理确诊的初诊病例随访 6~12 个月以上,根据对治疗的反应及病情变化判断,对于符合 CD 自然病程者可做出临床确诊。如与肠结核混淆不清但倾向于肠结核时,应按肠结核进行诊断性治疗 8~12 周,再行鉴别。WHO 曾提出 6 个诊断要点的 CD 诊断标准(表 4-4),可供参考。

表 4 - 4　世界卫生组织推荐的克罗恩病诊断标准

项目	临床表现	放射影像学检查	内镜检查	活组织检查	手术标本
①非连续性或节段性改变	—	阳性	阳性	—	阳性
②卵石样外观或纵行溃疡	—	阳性	阳性	—	阳性
③全壁性炎性反应改变	阳性	阳性	—	阳性	阳性
④非干酪性肉芽肿	—	—	—	阳性	阳性
⑤裂沟、瘘管	阳性	阳性	—	—	阳性
⑥肛周病变	阳性	—	—	—	—

注:具有①、②、③者为疑诊;再加上④、⑤、⑥三者之一可确诊;具备第④项者,只要加上①、②、③三者之一亦可确诊。"—"代表无此项表现。

　　(2)病情评估:推荐按蒙特利尔 CD 表型分类法进行分型(表 4 - 5)。临床上用克罗恩病活动指数(CDAI)评估疾病活动性的严重程度并进行疗效评价。Harvey 和 Bradshaw 的简化 CDAI 计算法(表 4 - 6)较为简便。Best 等的 CDAI 计算法(表 4 - 7)被广泛应用于临床和科研。

表 4 - 5　克罗恩病的蒙特利尔分型

	项目	标准	备注
确诊年龄(A)	A1	≤16 岁	—
	A2	17~40 岁	—
	A3	>40 岁	—
病变部位(L)	L1	回肠末段	L1+L4[b]
	L2	结肠	L2+L4[b]
	L3	回结肠	L3+L4[b]
	L4	上消化道	—
疾病行为(B)	B1[a]	非狭窄非穿透	B1p[c]
	B2	狭窄	B2p[c]
	B3	穿透	B3p[c]

注:a:随着时间推移,B1 可发展为 B2 或 B3;b:L4 可与 L1、L2、L3 同时存在;c:p 为肛周病变,可与 B1、B2、B3 同时存在。"—"为无此项。

表4-6　简化克罗恩病活动指数计算法

项目	0分	1分	2分	3分	4分
一般情况	良好	稍差	差	不良	—
极差腹痛	无	轻	中	重	—
腹部包块	无	可疑	确定	伴触痛	—
腹泻	稀便每日1次记1分				
伴随疾病[a]	每种症状记1分				

注:"—"为无此项。a:伴随疾病包括关节痛、虹膜炎、结节性红斑、坏疽性脓皮病、阿弗他溃疡、裂沟、新瘘管和脓肿等。

≤4分为缓解期,5~7分为轻度活动期,8~16分为中度活动期,>16分为重度活动期。

表4-7　Best克罗恩病活动指数计算法

变　量	权重
稀便次数(1周)	2
腹痛程度(1周总评,0~3分)	5
一般情况(1周总评,0~4分)	7
肠外表现与并发症(1项1分)	20
阿片类止泻药(0、1分)	3
腹部包块(可疑2分,肯定5分)	10
血细胞比容降低值(正常[a]:男0.40,女0.37)	6
100x(1—体质量/标准体质量)	1

注:a:血细胞比容正常值按国人标准。

总分为各项分值之和,克罗恩病活动指数<150分为缓解期,≥150分为活动期,其中150~220分为轻度,221~450分为中度,>450分为重度。

3. 鉴别诊断

(1) 与CD相鉴别最困难的疾病是肠结核。干酪样坏死性肉芽肿为肠结核诊断的特异性指标。鉴别依靠对临床表现、结肠镜下所见和活检结果进行综合分析。其他需要鉴别的疾病还有感染性肠炎(如血吸虫病、阿米巴肠病、CMV感染等)、嗜酸粒细胞性肠炎、以肠道病变为突出表现的多种风湿性疾病(如系统性红斑狼疮、原发性血管炎等)、肠道恶性淋巴瘤等。

(2) UC与CD鉴别:根据临床表现、内镜和病理组织学特征不难鉴别(表4-8)。对患有结肠IBD一时难以区分UC与CD者,即仅有结肠病变,但内镜及活检缺乏UC或CD的特征,临床可诊断为IBDU。而未定型结肠炎(Indeterminate

Colitis，IC)是指结肠切除术后病理检查仍然无法区分 UC 和 CD 者。

表 4 - 8　溃疡性结肠炎与克罗恩病的鉴别

项目	溃疡性结肠炎	克罗恩病
症状	脓血便多见	有腹泻但脓血便较少见
病变分布	病变连续	呈节段性
直肠受累	绝大多数受累	少见
肠腔狭窄	少见,中心性	多见,偏心性
内镜表现	溃疡浅,黏膜弥漫性充血水肿、颗粒状,脆性增加	纵行溃疡、卵石样外观,病变间黏膜外观正常(非弥漫性)
活组织检查特征	固有膜全层弥漫性炎症、隐窝脓肿、隐窝结构明显异常、杯状细胞减少	裂隙状溃疡、非干酪性肉芽肿、黏膜下层淋巴细胞聚集

【治疗】

炎症性肠病的治疗目标是诱导疾病缓解。治疗方法主要包括逐步疗法及降级疗法。

1. 一般治疗　补液、补充电解质,必要时输注红细胞、抗凝、补充白蛋白等处理。CD 患者必须戒烟。病情严重者暂禁食,予胃肠外营养。忌用止泻剂、抗胆碱能药物、阿片类制剂、NSAID 等,以避免诱发结肠扩张。对中毒症状明显者可考虑静脉使用广谱抗菌药物。

2. 逐步疗法

(1) 氨基水杨酸制剂:首选美沙拉嗪。适用于病变局限于直肠的轻中度 UC 患者,主要通过直肠给药,也可与口服疗法结合使用,以诱导或维持缓解;轻度回盲部病变的 CD 患者。具体用药方案如下(见表 4 - 9)。

表 4 - 9　氨基水杨酸制剂用药方案

药品名	结构特点	释放特点	制剂	推荐剂量[a]
柳氮磺吡啶	5 - 氨基水杨酸与磺胺吡啶的偶氮化合物	结肠释放	口服:片剂	3～4 g/d,分次口服
5 - 氨基水杨酸前体药				
巴柳氮	5 - 氨基水杨酸与 P - 氨基苯甲酰丙氨酸偶氮化合物	结肠释放	口服:片剂、胶囊剂、颗粒剂	4～6g/d,分次口服

药品名	结构特点	释放特点	制剂	推荐剂量[a]
奥沙拉秦	两分子 5 -氨基水杨酸的偶氮化合物	结肠释放	口服:片剂、胶囊剂	2～4 g/d,分次口服
5 -氨基水杨酸				
美沙拉秦	甲基丙烯酸酯控释 pH 值依赖乙基纤维素半透膜控释时间依赖	pH 值依赖药物释放部位为回肠末端和结肠纤维素膜控释时间依赖药物释放部位为远段空肠、回肠、结肠	口服:颗粒剂、片剂局部;栓剂(直肠炎)、灌肠剂(直肠乙状结肠炎)、泡沫剂、凝胶剂	2～4 g/d,分次口服或顿服;维持治疗的远段结肠炎局部用药栓剂,每晚 1 次;用灌肠剂,隔天至数天 1 次,联合口服氨基水杨酸制剂效果更好。

注:a:以 5 -氨基水杨酸含量折算,柳氮磺吡啶、巴柳氮、奥沙拉秦 1 g 分别相当于美沙拉秦的 0.40 g、0.36 g 和 1.00 g。

(2) 糖皮质激素:适用于氨基水杨酸盐治疗无效(一般 2～4 周)、急性发作、病变范围广泛者。嗜酸性粒细胞较高的中-重度 CD 患者接受糖皮质激素治疗时临床缓解率较高,CRP、降钙素原(PCT)下降更显著,提示外周血嗜酸性粒细胞可作为糖皮质激素治疗 CD 的生物学指标。CD 患者病变局限在回肠末端、回盲部或升结肠者,布地奈德疗效优于美沙拉秦。中度 UC 按泼尼松 0.75～1 mg/(kg·d)(其他类型全身作用激素的剂量按相当于上述泼尼松剂量折算)给药。达到症状完全缓解开始逐步减量,每周减 5 mg,减至 20 mg/d 时每周减 2.5 mg 至停用。宜同时补充钙剂和维生素 D。布地奈德为口服 3 mg/次,3 次/d,一般在 8～12 周临床缓解后改为 3 mg/次,2 次/d。延长疗程可提高疗效,但超过 6～9 个月则再无维持作用。重度 UC 患者首选静脉用糖皮质激素。甲泼尼龙 40～60 mg/d,或氢化可的松 300～400 mg/d。欧洲克罗恩病和结肠炎组织(ECCO)和亚太共识推荐,在静脉使用足量激素治疗 3 天仍然无效时,应转换治疗方案。视病情严重程度和恶化倾向,亦可适当延迟(如 7 天)。转换治疗方案有两大选择:①是转换药物的治疗,如环孢素、他克莫司、英夫利西单克隆抗体。若转换药物治疗 4～7 天无效者,应及时转手术治疗。②立即手术治疗。

(3) 免疫调节剂:适用于糖皮质激素无效、依赖及需要长时间应用的患者。在那些不能断奶的 CD 患者中,需加入免疫调节剂如 6 -巯基嘌呤(嘌呤醇)、硫唑嘌呤(Imuran)或低剂量甲氨蝶呤。欧美推荐硫唑嘌呤的目标剂量为 1.5～2.5 mg/(kg·d),临床上氨基水杨酸制剂与硫嘌呤类药物合用治疗 UC 时,硫嘌吟类药物的骨髓抑制毒性增强。对于中重度疾病的 CD 患者,开始使用抗肿瘤坏死因子之前,需完成纯化蛋白衍生物(PPD)以评估潜在的结核病。

(4)其他:包括用于克罗恩病的沙利度胺、英夫利西单克隆抗体、白细胞介素 - 11、选择性白细胞吸附疗法等;沙利度胺对儿童及成人难治性 CD 有效,可用于无条件使用英夫利西单克隆抗体者,其起始剂量建议为 75 mg/d 或以上,疗效及不良反应与剂量相关。

3. **降级疗法** 即早期引入高级别的药物(如抗肿瘤坏死因子药物),可改善高风险或重症的患者预后,并防止严重并发症发生。

4. **远段结肠炎的治疗** 对病变局限在直肠或直乙状结肠者,强调局部用药(病变局限在直肠用栓剂,局限在直肠乙状结肠用灌肠剂),口服与局部用药联合应用疗效更佳。轻度远段结肠炎可视情况单独局部用药或口服和局部联合用药;中度远段结肠炎应口服和局部联合用药;对于病变广泛者口服和局部联合用药亦可提高疗效。局部用药有美沙拉秦栓剂 0.5～1.0 g/次,1～2 次/d;美沙拉秦灌肠剂 1～2 g/次,1～2 次/d。激素如氢化可的松琥珀酸钠盐(禁用酒石酸制剂)每晚 100～200 mg;布地奈德泡沫剂 2 mg/次,1～2 次/d,适用于病局限在直肠者。布地奈德的全身不良反应少。不少中药灌肠剂如锡类散亦有效,可试用。

【预后】

本病预后取决于疾病的程度和治疗反应。粪便标志物乳铁蛋白和钙卫蛋白为克罗恩病复发的良好预测因子。本病死亡率较普通人群高,死亡原因包括原发疾病、感染和呼吸道疾病等。患者心理疾病发病率高,生活质量差。病程超过 30 年的患者,发生结直肠癌风险显著增高。

第四节 嗜酸性粒细胞性胆囊炎

嗜酸性粒细胞性胆囊炎(eosinophilic cholecystitis,EC)十分罕见,病因尚不清楚,可能与过敏、寄生虫感染、高嗜酸性粒细胞综合征(HES)及嗜酸性粒细胞性胃肠炎等因素有关。EC 的临床症状与急性胆囊炎、慢性胆囊炎急性发作非常相似,均表现为右上腹部阵发性绞痛,伴腹肌紧张及墨菲征阳性。其确诊依据为胆囊及其黏膜 90.0% 以上被嗜酸性粒细胞浸润;大体病理为大量嗜酸性粒细胞浸润慢性透壁炎症,常伴胆囊壁的纤维化。有学者认为 EC 是嗜酸细胞性胃肠炎胃肠道外罕见表现,尚不确定。主要采用激素或手术治疗。EC 影像学表现为胆囊壁弥漫或局限性增厚、毛糙,这与嗜酸性粒细胞浸润胆囊壁的范围及程度有关。本病的 MRI 表现具有一定特异性,在 T1W1 呈等、稍低信号,T2W1/T2W1 脂肪抑制呈等、稍低信号。有时可见心包积液。血清学检查常伴外周血嗜酸性粒细胞绝对值及比例增加、高滴度抗蛔虫抗体等。

主要参考文献

[1] Gonsalves N. Eosinophilic gastrointestinal disorders[J]. Clinical Reviews in Allergy & Immunology, 2019, 57(2): 272 – 285.

[2] 白娅娅, 姚玮艳. 嗜酸性粒细胞性胃肠炎的诊断和治疗研究进展[J]. 上海交通大学学报 (医学版), 2020, 40(8): 1152 – 1156.

[3] Straumann A, Katzka D A. Diagnosis and treatment of eosinophilic esophagitis[J]. Gastroenterology, 2018, 154(2): 346 – 359.

[4] Spergel J M, Book W M, Mays E, et al. Variation in prevalence, diagnostic criteria, and initial management options for eosinophilic gastrointestinal diseases in the United States[J]. Journal of Pediatric Gastroenterology & Nutrition, 2011, 52(3): 300 – 306.

[5] Zhang L, Duan L P, Ding S G, et al. Eosinophilic gastroenteritis: Clinical manifestations and morphological characteristics, a retrospective study of 42 patients[J]. Scandinavian Journal of Gastroenterology, 2011, 46(9): 1074 – 1080.

[6] Dellon E S, Gonsalves N, Hirano I, et al. ACG clinical guideline: Evidenced based approach to the diagnosis and management of esophageal eosinophilia and eosinophilic esophagitis (EoE)[J]. American Journal of Gastroenterology, 2013, 108(5): 679 – 692.

[7] Sgouros S N, Bergele C, Mantides A. Eosinophilic esophagitis in adults: A systematic review[J]. European Journal of Gastroenterology & Hepatology, 2006, 18(2): 211 – 217.

[8] Roussel JM, Pandit S. Eosinophilic Esophagitis. In: StatPearls. Treasure Island (FL): StatPearls Publishing; August 14, 2020.

[9] McDowell C, Farooq U, Haseeb M. Inflammatory Bowel Disease. In: StatPearls. Treasure Island (FL): StatPearls Publishing; June 28, 2020.

[10] 中华医学会消化病学分会炎症性肠病学组. 炎症性肠病诊断与治疗的共识意见(2018 年 & #183; 北京)[J]. 中华炎性肠病杂志(中英文), 2018, 2(3): 173 – 190.

[11] 王英德. 新型生物制剂在炎症性肠病中的临床应用: 现状与未来[J]. 中国全科医学, 2021, 24(21): 2629 – 2633.

[12] 龙彦, 李俊霞, 冯珍如, 等. 粪便嗜酸粒细胞阳离子蛋白对溃疡性结肠炎活动性的评价价 值[J]. 中国全科医学, 2012, 15(26): 3021 – 3024.

[13] 张刚, 杜娟, 夏伶俐, 等. 嗜酸性粒细胞评估糖皮质激素治疗克罗恩病疗效的价值[J]. 广东医学, 2019, 40(20): 2930 – 2933.

[14] 赵树巧, 杨宪武, 魏静, 等. 结肠黏膜嗜酸细胞浸润在溃疡性结肠炎患者炎症活动中的意 义[J]. 河北医药, 2017, 39(24): 3789 – 3791.

[15] Dellon E S, Hirano I. Epidemiology and natural history of eosinophilic esophagitis[J]. Gastroenterology, 2018, 154(2): 319 – 332. e3.

［16］ O'Shea K M，Aceves S S，Dellon E S，et al. Pathophysiology of eosinophilic esophagitis
［J］. Gastroenterology，2018，154(2)：333 – 345.

［17］ Lucendo A J，Molina-Infante J，Arias Á，et al. Guidelines on eosinophilic esophagitis：
Evidence-based statements and recommendations for diagnosis and management in
children and adults［J］. United European Gastroenterology Journal，2017，5(3)：335 –
358.

［18］ Akhondi H. Diagnostic approaches and treatment of eosinophilic esophagitis. A review
article［J］. Annals of Medicine and Surgery，2017，20：69 – 73.

［19］ Maaser C，Sturm A，Vavricka S R，et al. ECCO-ESGAR Guideline for Diagnostic
Assessment in IBD Part 1：Initial diagnosis，monitoring of known IBD，detection of
complications［J］. Journal of Crohn's and Colitis，2019，13(2)：144 – 164.

［20］ Colombel J F，Shin A，Gibson P R. AGA clinical practice update on functional
gastrointestinal symptoms in patients with inflammatory bowel disease：Expert review［J］.
Clinical Gastroenterology and Hepatology，2019，17(3)：380 – 390. e1

［21］ Su H J，Chiu Y T，Chiu C T，et al. Inflammatory bowel disease and its treatment in
2018：Global and Taiwanese status updates［J］. Journal of the Formosan Medical
Association，2019，118(7)：1083 – 1092.

［22］ Lee J S，Kim E S，Moon W. Chronological review of endoscopic indices in inflammatory
bowel disease［J］. Clinical Endoscopy，2019，52(2)：129 – 136.

［23］ Pariente B，Hu S R，Bettenworth D，et al. Treatments for Crohn's disease – associated
bowel damage：A systematic review［J］. Clinical Gastroenterology and Hepatology，
2019，17(5)：847 – 856.

［24］ Maaser C，Sturm A，Vavricka S R，et al. ECCO-ESGAR Guideline for Diagnostic
Assessment in IBD Part 1：Initial diagnosis，monitoring of known IBD，detection of
complications［J］. Journal of Crohn's and Colitis，2019，13(2)：144 – 164K.

［25］ Colombel J F，Shin A，Gibson P R. AGA clinical practice update on functional
gastrointestinal symptoms in patients with inflammatory bowel disease：Expert review［J］.
Clinical Gastroenterology and Hepatology，2019，17(3)：380 – 390. e1.

［26］ Sturm A，Maaser C，Calabrese E，et al. ECCO-ESGAR Guideline for Diagnostic
Assessment in IBD Part 2：IBD scores and general principles and technical aspects［J］.
Journal of Crohn's and Colitis，2019，13(3)：273 – 284.

［27］ Lee J S，Kim E S，Moon W. Chronological review of endoscopic indices in inflammatory
bowel disease［J］. Clinical Endoscopy，2019，52(2)：129 – 136.

［28］ Dai C，Jiang M，SunM J. Fecal markers in the management of inflammatory bowel
disease［J］. Postgraduate Medicine，2018，130(7)：597 – 606.

［29］ Pahal P，Penmetsa GK，Modi P，Sharma S. Eosinophilic Pneumonia. In：StatPearls.
Treasure Island (FL)：StatPearls Publishing；October 27，2020.

［30］ Allen J，Wert M. Eosinophilicpneumonias［J］. The Journal of Allergy and Clinical
Immunology：in Practice，2018，6(5)：1455 – 1461.

[31]　Salahuddin M，Anjum F，Cherian SV. StatPearls［Internet］StatPearls Publishing；Treasure Island (FL)：2020. Dec 4，Pulmonary Eosinophilia.

[32]　Weissler J C. Eosinophilic lung disease［J］. The American Journal of the Medical Sciences，2017，354(4)：339 - 349.

[33]　De Giacomi F，Vassallo R，Yi E S，et al. Acute eosinophilic pneumonia. causes，diagnosis，and management［J］. American Journal of Respiratory and Critical Care Medicine，2018，197(6)：728 - 736.

[34]　刘盼. 嗜酸细胞性胆囊炎的临床、影像学表现及误诊分析［J］. 中国中西医结合影像学杂志，2019，17(6)：627 - 629.

第五章

皮肤系统疾病伴嗜酸性粒细胞增多

第一节 慢性自发性荨麻疹与嗜酸性粒细胞增多

慢性自发性荨麻疹(chronic spontaneous urticaria,CSU)是指无明显诱因、反复发作、持续性或间歇性出现的皮肤、黏膜瘙痒的风团疹和或血管性水肿。每周发病超过 2 次且病程超过 6 周。本病多见于 40~60 岁人群,女性多于男性。其中与嗜酸性粒细胞增多关系密切的是慢性荨麻疹并发血管性水肿(chronic urticaria and angio-oedema,CUA)。约 40% 的慢性自发性荨麻疹病例并发血管性水肿。本节重点介绍慢性自发性荨麻疹。

【病因】

慢性自发性荨麻疹病因尚不清楚,可能与下述因素有关:

1. 自身免疫功能障碍　在抗甲状腺抗体升高的 CSU 患者中,同时出现 IgG 抗过氧化物酶和 IgG 抗甲状腺球蛋白的升高,患者往往有桥本甲状腺炎。此外可能有 1 型糖尿病、自身免疫性红斑狼疮等。

2. 生物感染　包括细菌(如幽门螺杆菌、链球菌、葡萄球菌、肺炎支原体等)、病毒(如肝炎病毒、细小病毒 B19 等)和寄生虫(如贾第鞭毛虫、内阿米巴属等)感染。本病可能涉及感染介导的自身免疫反应和分子模拟。

3. 其他　恶性肿瘤、食品和添加剂等因素与 CSU 之间的联系程度仍有争议。

【发病机制】

荨麻疹是由于肥大细胞被激活后所产生的一系列反应,主要包括以下三个通路:①肥大细胞直接脱颗粒释放组胺、5-羟色胺、蛋白酶等;②活化的肥大细胞产生细胞因子和趋化因子;③肥大细胞活化后通过脂氧合酶、环氧合酶合成白三烯和前列腺素。

CSU 的发病机制至今未明,有研究表明,CSU 与针对肥大细胞表面的自身抗体有关。除此之外,抗甲状腺抗体,幽门螺杆菌抗体也被认为与 CSU 相关。嗜酸性粒细胞源的 IFN-λ1 和 IFN-λ2 可能参与 CSU 发病。CSU 患者嗜酸性粒细胞神经激肽/速激肽受体 1(NK1R)表达上调,阻断 NK1R 可用于 CSU 的治疗。

【病理】

荨麻疹的组织病理学特征包括涉及真皮上部和中部的间质性水肿、混合炎症性血管周围浸润以及扩张的小静脉和淋巴管。血管性水肿有相似的特征，但出现在较深的真皮和皮下组织中。

【临床表现】

本病特征表现为瘙痒性的粉红色、红色丘疹和斑块，中央通常呈苍白色。荨麻疹持续时间常小于 24 小时，多不留痕迹。好发于受压部位，如腰围、腋窝和腹股沟等。高达 40% 的患者并发血管性水肿，表现为皮下或黏膜下水肿伴疼痛，常见部位的是嘴唇、眶周、生殖器和四肢。

【实验室检查及其他检查】

1. 血常规　主要是为了排除其他潜在的疾病，外周血细胞计数大多数正常，嗜酸性粒细胞增多。

2. 尿液检查　合并系统性血管炎时可有尿蛋白与红、白细胞等。

3. 甲状腺检查　包括甲状腺功能（如甲状腺素、三碘甲状原氨酸、促甲状腺激素、游离 T3 等）及甲状腺抗体（如抗甲状腺球蛋白抗体与抗微粒体抗体等）检查，对甲状腺疾病相关性慢性荨麻疹诊断有帮助。抗体滴度增高的患者而甲状腺功能正常者，要定期检查甲状腺功能。

4. 其他　如粪便寄生虫检查、皮肤活检、自体血清皮肤试验（ASST）、荨麻疹控制试验、荨麻疹活动评分等。有学者建议将 ASST 纳入常规 CSU 临床检测，ASST 阳性的患者可以不进行血清特异性 IgE 抗体检测。

【诊断与鉴别诊断】

1. 诊断　临床最常用的诊断方法是皮肤划痕试验。慢性荨麻疹病例划痕征通常为直线，多持续 4~36 h，严重者持续数个月或数年，划痕征的程度反映疾病的严重性。其他类型荨麻疹（如急性荨麻疹、寒冷性荨麻疹、胆碱能性荨麻疹等）持续 30 min 至 2 h。

2. 鉴别诊断　荨麻疹可见于多种皮肤病或全身疾病，如大疱性类天疱疮、多形性红斑、变应性血管炎、疱疹性皮炎、荨麻疹色素瘤、荨麻疹性血管炎、结缔组织病、全身性肥大细胞增多症及特发性过敏症等，需鉴别。

【治疗】

治疗原则是避免恶化因素，迅速缓解症状，减少并发症与控制疾病进展。主要措施是药物治疗。

1. 组胺 H_1 受体拮抗药　一线治疗推荐使用常规剂量的第二代抗组胺药（见表 5-1）。本药可减轻瘙痒、降低轻度慢性荨麻疹的出疹率。抗组胺药物常规治疗 2 周无效后，临床免疫学会（EAACI）联合全球变态反应和哮喘欧洲协作组（GA2LEN）、欧洲皮肤病学论坛（EDF）、世界过敏组织（WAO）国际指南推荐逐渐增至 4 倍剂量。国内指南推荐增加 2～4 倍剂量。因存在个体差异,临床上可选择更换不同种类的抗组胺药或者联合使用,注意需要至少使用 2 种或 2 种以上的抗组胺药物,以避免耐受。

表 5-1　慢性特发性荨麻疹常用第二代抗组胺药的参考剂量和主要不良反应

分类	药物	推荐剂量	不良反应
哌啶类	氯雷他定	10 mg, qd	口干及失眠,偶见头痛、头晕、乏力恶心、腹部不适、呕吐、心动过速、面部潮红、激动等
	地氯雷他定	5 mg, qd	偶见疲倦、口干、头痛,罕见过敏和皮疹,心动过速、心悸、精神运动亢进、癫痫等
	非索非那定	60 mg, tid/180 mg, qd	偶见头痛、嗜睡、恶心头晕、疲倦
哌嗪类	西替利嗪	10 mg, qd	偶有轻微和短暂的不良反应,如头晕、头痛、嗜睡、激动不安、口干;腹部不适
	左西替利嗪	5 mg, qd	耐受好,不良反应轻微且多可自愈,偶见嗜睡、口干、头痛、乏力
吡咯胺	阿伐司汀	8 mg, bid	偶尔引起皮疹,罕见嗜睡
	咪唑斯汀	10 mg, qd	偶见头痛、乏力、口干、腹泻、困倦、低血压、焦虑、抑郁及外周血白细胞计数、血糖和血电解质的轻度异常

qd:每日 1 次;bid:每日 2 次;tid:每日 3 次。

2. 单克隆抗体　适用于 H_1 抗组胺药无效的重症患者二线辅助治疗。如奥马珠单抗是一种对游离 IgE 具有高亲和力的单克隆抗体。其用法为 150 mg 或者 300 mg 每个月注射 1 次,连续用药 6 个月,观察疗效;或首剂 300 mg,若疗效较好,减量至 150 mg 或者改为每 6 周 1 次。

3. 环孢素　适用于 H_1 抗组胺药和奥马珠单抗联合治疗效果不佳的重症患者。其用法为 2.5～5 mg/kg,每日口服,尽量使用最低剂量。服药期间需要监测血压、肾功能、电解质、脂蛋白等。

4. 糖皮质激素　对于重症或急性发作患者,短期全身应用糖皮质激素有助于减轻症状并缩短发作持续时间,使用不超过 10 天。用法为 1 mg/kg(最多不超过 80 mg/d),可以考虑使用低剂量 10 mg/d,以后每周减 1 mg。用药期间需监测血糖、血钾、患者心理状况、血压、血脂等。

表 5-2　慢性特发性荨麻疹三线治疗用药参考剂量和主要不良反应

药物	推荐剂量	不良反应
奥马珠单抗	150 mg/300 mg 每个月皮下注射 1 次,连续用药 6 个月	恶心,鼻咽炎,窦炎,上呼吸道感染,病毒性上呼吸道感染,关节痛,头痛,咳嗽等
环孢素	2.5～5 mg/kg	肾功能损伤,高血压,感染,多毛,震颤,肝功能损害,牙龈增生等
孟鲁司特	10 mg,每日 1 次,口服	不良反应轻微,主要是腹痛和头痛
糖皮质激素	1 mg/kg(最多不超过 80 mg/d), 口服,10 mg/d 后每周减 1 mg	较大剂量易引起糖尿病、消化道溃疡,并发感染为主要的不良反应

5. 其他　包括白三烯拮抗剂、氨苯砜、甲氨蝶呤、柳氮磺吡啶、血浆置换、光线疗法和静脉注射免疫球蛋白等,疗效证据有限,用量见表 5-3。

表 5-3　慢性特发性荨麻疹其他治疗药物推荐剂量及主要不良反应

药物	推荐剂量	不良反应
羟氯喹	200 mg,每 12 h 1 次,口服	低血糖、粒细胞缺乏等
氨苯砜	25～150 mg,每日 1 次,口服	过敏、贫血等
柳氮磺吡啶	500 mg,每日 1 次,口服	恶心、厌食、红斑等
秋水仙碱	0.6 mg,每 12 h 1 次,口服	腹痛腹泻、近端肌无力、骨髓抑制等
他克莫司	0.025～0.2 mg/kg,分次服用	感染、肾功能异常、影响血糖代谢、神经系统紊乱、高血压等。
利妥昔单抗	375 mg/m^2	感染、血管性水肿、恶心等
雷公藤多苷	1～1.5 mg/kg,每日 3 次,口服	口干、恶心、肝功能异常、血液系统异常等
免疫球蛋白 (IVIG)	2 g/kg,每 4～6 周 1 次,静脉注射	发热、头痛、心慌、恶心等

【预后】

CSU 通常具有自限性,平均持续 3～5 年。据报道,前 12 个月缓解率高达 80%。然而,约 14% 的患者病程超过 5 年。病程迁延的因素包括自身免疫性甲状腺病和并发血管性水肿。

第二节 剥脱性皮炎与嗜酸性粒细胞增多

剥脱性皮炎又称为红皮病、剥脱性红斑、红人综合征,是一种以全身皮肤弥漫性潮红、浸润、肿胀、脱屑为特征,且皮肤受累面积达体表面积 90% 以上的慢性炎症性皮肤病。男女发病比例约为 3：1。特发性红皮病性常见于儿童和年轻人,其他形式的红皮病常见于中老年人。本病除累及皮肤、黏膜、毛发、指及趾甲以外,还可以造成心、肝、脾、肾、消化、内分泌等多器官多系统的损害。

【病因及病理】

病因大致可归纳为以下 5 类:①药物过敏:主要表现为药疹,致敏药物主要有磺胺类、抗生素(青霉素、阿莫西林、万古霉素)、抗结核药物、卡马西平及解热镇痛药等;②其他皮肤病:如银屑病、湿疹、脂溢性皮炎如光敏与脂溢性皮炎、毛发红糠疹等;③恶性肿瘤:包括血液恶性肿瘤(如淋巴瘤和白血病等)与恶性实体肿瘤(如直肠癌、肺癌、输卵管癌、前列腺癌等);④感染:如葡萄球菌结痂皮肤综合征、艾滋病病毒感染等;⑤原因不明:约 30% 的红皮病呈特发性,又称为红人综合征。研究发现,朗格汉斯细胞组织细胞增生症、舌癌、嗜酸性粒细胞增多综合征、大疱性天疱疮和皮肌炎等疾病可能导致红皮病。

病理学诊断价值有限。病理学表现各异,如霍奇金病中有不典型的组织细胞浸润,网状细胞肉瘤中有不典型的网状细胞浸润等。部分疾病保留部分原有病变的特异性组织象,如银屑病和毛发红糠疹等。

【临床表现】

本病通常隐匿起病,但葡萄球菌结痂皮肤综合征与药物引起的红皮病多突然发病且皮肤鲜红。有研究者总结并分析 1996—2018 年我国国内收治的 1392 例红皮病患者的临床资料发现:继发于其他皮肤病的患者 960 例,占 68.97%,其中以银屑病、湿疹患者多见(分别为 65.42% 和 23.85%);与药物相关的患者 243 例,占 17.46%,其中以 β 内酰胺类抗生素、解热镇痛药为最多(分别为 28.81% 和 22.63%);恶性肿瘤相关患者 41 例,占 2.95%,其中以皮肤 T 细胞淋巴瘤为最多见(为 43.90%)。其他病因包括皮肌炎、红疹、糠疹、大疱性天疱疮和麻风病等。

1. 皮肤损害　主要表现为全身性(≥90%体表面积)红斑、水肿及丘疹。以全身弥漫性潮红、渗出、肿胀、脱屑为特征。急性期水肿渗出较明显,常伴有明显的全身症状(如寒战、发热等)。慢性期以皮肤浸润为主,脱屑较著,伴有不同程度的脱发、皮肤瘙痒及淋巴结肿大。多数患者可出现手掌和(或)足底皮肤角化病。

2. 淋巴结、肝脾肿大　提示药物过敏综合征或恶性肿瘤。

3. 体温调节　多数患者为低或中度发热。发热系毒素被吸收和皮肤散热功能失常。除发热外,也可出现低体温,或发热与低体温交替出现。

4. 血流动力学改变　可出现颈静脉压升高、肝肿大、下肢凹陷性水肿等高排血量心力衰竭的表现。

5. 血管通透性改变　患者毛细血管通透性增加,引起低血容量、低血压、少尿和皮肤水肿等并发症。

6. 其他　指(趾)甲病变、蛋白质代谢紊乱、基础代谢改变、女性月经失调、脂肪泻及电解质紊乱等。

【实验室检查及其他检查】

1. 血液学检查　贫血常见,多为小细胞低色素性贫血,伴白细胞及嗜酸性粒细胞增高。嗜酸性粒细胞显著增时应怀疑淋巴瘤。循环 Sézary 细胞＞20% 表明 Sézary 综合征,部分患者出现血沉加快、血清蛋白与电解质降低、血清肝酶增高等。

2. 免疫学检查　免疫球蛋白 E(IgE)升高是特发性红皮病的典型特征。

3. 皮肤活检　组织病理学表现为非特异性炎症。考虑自身免疫性水泡病或结缔组织病时,可进行直接免疫荧光法测抗原。多次皮肤活检可提高诊断准确性。

4. 其他　骨髓检查、三角镜检查及皮肤镜检查等。

【诊断】

诊断需结合病史、体格检查及辅助检查。

【治疗】

红皮病性银屑病(erythrodermic psoriasis,EDP),又称为银屑病性剥脱性皮炎,是最常见的剥脱性皮炎。这里主要介绍银屑病性剥脱性皮炎的治疗。

1. 治疗方案

(1) 一线治疗(联合支持治疗及外用药物):环孢素 A、英夫利西单抗(起效快,可用于急症危重患者),阿维 A、甲氨蝶呤。目前应用较多且疗效肯定的是英夫利西单抗联合甲氨蝶呤治疗,而且患者耐受性良好。

(2) 二线治疗:依那西普及联合疗法。目前研究显示,依那西普治疗 EDP 具有良好的疗效和安全性。

2. 治疗药物及疗法

按照 Shekelle 等循证医学证据分级法,EDP 治疗药物及循证医学证据分级如表 5-4 所示。

(1) 环孢素 A:尤其适用于 EDP,其起效快且无骨髓抑制作用,并能长期控制病情。但不良反应发生率高,如肝肾毒性、神经系统损害和高血压、继发感染(尤其是真菌)及肿瘤等。环孢素 A 禁忌证:肿瘤或有肿瘤病史者;未能控制的高血压;肝肾功能不全;免疫缺陷病;3 个月内曾用过其他免疫抑制剂者。本药常用剂量为每天 3～5 mg/kg,初始计量每天 5 mg/kg 对皮损的清除率较高。

（2）英夫利西单抗：是肿瘤坏死因子-α(tumor necrosis factor-α，TNF-α)抑制剂，英夫利西单抗常见的不良反应为注射部位局部反应（红肿、瘙痒等）和感染，最常见的感染是上呼吸道感染，严重者可出现败血症。用药前需筛查病毒性肝炎（主要是乙型肝炎）和结核。长期使用 TNF-α 抑制剂可使淋巴系统肿瘤的发病率升高。若患者有神经系统病变，如多发性硬化、恶性肿瘤病史、充血性心力衰竭、真菌感染病史等应尽量选择其他药物。

（3）维甲酸类药物：目前最常用的是阿维 A，生物利用度高，半衰期短。如无禁忌证，亚急性 EDP 均可使用阿维 A 治疗，而且患者耐受性好。初始剂量一般为小剂量（10～25 mg/d），根据病情需要逐渐增加到最佳剂量。本药绝对禁忌证包括妊娠、哺乳期、严重肝肾功能损害。阿维 A 联合中药、复方甘草酸苷及窄谱紫外线 B(ultraviolet radiation B，UVB)等治疗 EDP 应用较为广泛。

（4）甲氨蝶呤：治疗银屑病疗效可靠，起效较阿维 A 快，但不如环孢素 A 和英夫利西单抗。每日应用可导致明显的骨髓移植和毒性作用，现多采用每周 1 次给药，剂量为 7.5～25 mg。为提高溶解度，促进排出，用前多饮水，服碱性药，并可给予叶酸，防止骨髓抑制。用药过程中应 2 周复查血常规和肝功能 1 次，以后每 1～3 个月查 1 次。甲氨蝶呤可引起流产、致畸及影响生育。若出现甲氨蝶呤中毒症状，可给予四氢叶酸拮抗，以克服甲氨蝶呤诱导的叶酸代谢阻断及骨髓毒性。

表 5-4　EDP 治疗药物及其循证医学证据分级

药物名称	循证医学证据分级
环孢素 A	ⅡB
英夫利西单抗	ⅡB
阿维 A	ⅠB
甲氨蝶呤	Ⅲ
依那西普	ⅡB
甲氨蝶呤联合英夫利西单抗	ⅡB，Ⅲ
英夫利西单抗联合阿维 A	ⅡB
环孢素 A 联合阿维 A 酯	Ⅳ
环孢素 A 联合甲氨蝶呤	ⅡB
阿法赛特	Ⅳ

（5）其他：有麦考酚酸吗乙酯、外用强效激素等治疗 EDP 病例报道，目前尚缺乏大样本临床试验，因此疗效尚不明确。补骨脂素光化学疗法（psoralen ultraviolet A，PUVA）联合阿维 A 治疗 EDP，需要警惕，尤其是皮肤敏感者。急

性期 EDP 患者慎用 UVB 治疗。

【预后】

及时消除或纠正病因,预后一般良好。出现多脏器受累时,预后较差。特发性红皮病的病程可持续很长时间,并出现急性加重,复发率较高。

第三节　特应性皮炎与嗜酸性粒细胞增多

特应性皮炎(atopic dermatitis,AD)是一种与遗传、过敏因素有关的慢性复发性皮肤炎症。主要表现为瘙痒、渗出及多形性皮损。最常见于儿童,大多数在5 岁前发病,可伴特应性鼻炎或哮喘个人与家族史。

【病因及发病机制】

本病可能与遗传、环境、心理、感染与免疫等多种因素有关。虽然 AD 的确切发病机制尚不清楚,但目前研究认为,免疫异常、皮肤屏障功能障碍、皮肤菌群紊乱等因素是本病发病的重要环节。AD 患者嗜酸性粒细胞神经激肽/速激肽受体 1(NK1R)表达上调,NK1R 拮抗剂或阻断剂可能是治疗 AD 的有效制剂。

1. 遗传因素　父母亲等家族成员有过敏性疾病史是本病的最强风险因素,遗传因素主要影响皮肤屏障功能与免疫平衡。

2. 免疫因素　本病患者往往有多种免疫学异常,其中 Th2 的活化为重要特征。

3. 环境因素　包括气候变化、生活方式改变、不正确的洗浴、感染原和变应原刺激等。

Filaggrin 等基因突变导致的皮肤屏障功能障碍使外界环境物质(如微生物和过敏原)易于侵入表皮而启动 Th2 型炎症。Th2 型炎症因子可以抑制角质形成细胞屏障相关蛋白的表达,进一步破坏皮肤屏障功能。AD 皮损和外观正常皮肤常伴有以金黄色葡萄球菌定植增加和菌群多样性下降为主要表现的皮肤菌群紊乱,可能是神经酰胺水平降低、抗微生物肽(人 β-防御素、凯萨林菌素)减少、丝聚蛋白功能失调等因素所致。金黄色葡萄球菌、反复搔抓是导致皮肤炎症加重和持续的重要原因,非免疫性因素如神经-内分泌因素,也可参与皮肤炎症的发生和发展。

【临床表现】

本病通常初发于婴儿期,1 岁前发病者约占全部患者的 50%。该病呈慢性经过,临床表现多种多样,最基本的特征是皮肤干燥、慢性湿疹样皮损和明显瘙痒。我国儿童 AD 患者病情大多为轻度(74.6%),其次为中度(23.96%),重度较少(1.44%)。根据不同年龄段,临床表现分为婴儿期(出生至 2 岁)、儿童期(2～12 岁)、青少年与成人期(12～60 岁)和老年期(>60 岁)四个阶段。①婴儿期:皮损多分布于两颊、额部和头皮,皮疹以急性湿疹表现为主,后逐渐蔓延至四肢伸侧;②儿童期:多由婴儿期演变而来,也可不经过婴儿期而发生,多发生于面颈、肘窝、腘窝和小腿伸侧,以亚急性和慢性皮损为主要表现,皮疹往往干燥肥厚,有明显苔藓样变;③青少年与成人期:皮损与儿童期类似,也以亚急性和慢性皮炎为主,主要发生在肘窝、腘窝、颈前等部位,也可发生于躯干、四肢、面部、手部,大部分呈干燥、肥厚性皮炎损害,部分患者也可表现为痒疹样;④老年期是近几年来逐渐被重视的一个特殊类型,男性多于女性,皮疹通常严重而泛发,甚至出现红皮病。

根据实验室检查特征和皮肤炎症模式,可将 AD 分为若干类型:①根据总 IgE 水平和特异性 IgE,分为内源型和外源型。内源型指血清总 IgE 水平正常(<200 KU/L),无特应性疾病史,缺乏过敏原特异性 IgE;外源型指以高水平 IgE 为特征,有个人或家族性的特应性疾病史及食物和/或吸入性过敏原特异性 IgE 水平增高。②根据皮肤炎症模式,分为以 Th2、Th22、Th17 和 Th1 为主,或者几种混合的炎症模式。如儿童期 AD 以 Th2 型炎症为主,而成人期 AD 则以 Th2/Th22 型混合炎症为主,亚裔以 Th2/Th17 混合炎症为主。

【实验室检查及其他检查】

1. 血液检查 常伴有血清 IgE 升高、嗜酸性粒细胞计数增多。

2. 细菌培养 皮损处细菌培养可发现金黄色葡萄球菌,药敏试验有利于局部抗生素的选择。

3. 活组织检查 显示湿疹样病变。对于难治的儿童病例,可进行荧光酶免疫测定或皮肤点刺试验,以检测针对特定过敏原的免疫球蛋白 E(IgE)抗体。

【诊断】

目前国外常用的诊断标准包括 Hanifin-Rajka 标准和 Williams 标准:主要标准:皮肤瘙痒。次要标准:①屈侧受累史,包括肘窝、腘窝、踝前、颈部(10 岁以下儿童包括颊部皮疹);②哮喘或过敏性鼻炎史(或在 4 岁以下儿童的一级亲属中有特应性疾病史);③近年来全身皮肤干燥史;④有屈侧湿疹(4 岁以下儿童面颊部/前额和四肢伸侧湿疹);⑤ 2 岁前发病(适用于 4 岁以上患者)。确定诊断:主要标准加 3 条或 3 条以上次要标准)。

我国学者康克非、张建中等和姚志荣等也提出了诊断标准。张氏标准推荐用于成人及青少年 AD 的诊断,姚氏标准推荐用于儿童 AD 的诊断。部分患者临床表现不典型,必要时进行长期随访。

张建中等提出的中国 AD 诊断标准:①病程超过 6 个月的对称性湿疹;②特应性个人史和(或)家族史(包括湿疹、过敏性鼻炎、哮喘、过敏性结膜炎等);③血清总 IgE 升高、外周血嗜酸性粒细胞升高、过敏原特异性 IgE 阳性(过敏原特异性 IgE 检测 2 级或 2 级以上阳性)。符合第一条,另外加第二条或第三条中的任何一条即可诊断 AD。

姚志荣等提出的中国儿童 AD 临床诊断标准：①瘙痒；②典型的形态和部位（屈侧皮炎）或不典型的形态和部位同时伴发干皮症；③慢性或慢性复发性病程。同时具备以上 3 条即可诊断 AD。典型的形态和部位（屈侧皮炎）包括儿童面部和肢端受累。非典型的形态和部位包括：①典型的湿疹样皮疹，发生在非屈侧部位（头皮皮炎、眼睑湿疹、乳头湿疹、外阴湿疹、钱币状湿疹、指尖湿疹、非特异性手部或足部皮炎/特应性冬季足、甲或甲周湿疹和身体其他部位的湿疹样皮疹）；②非典型湿疹样皮疹，单纯糠疹、唇炎、耳下和耳后/鼻下裂隙、痒疹、汗疱疹、丘疹性苔藓样变异。

AD 严重度的评价方法较多，常用的有 AD 评分（SCORAD）、湿疹面积和严重程度指数评分（EASI）、研究者整体评分法（IGA）、瘙痒程度视觉模拟尺评分（VAS）等。根据 SCORAD 评分，将病情分为轻度（SCORAD：0～24 分）、中度（SCORAD：25～50 分）、重度（SCORAD：＞50 分）。疾病严重度评估可作为制定治疗方案的依据。

【鉴别诊断】

成人新发类似 AD 的皮肤症状，应首先考虑其他疾病，如脂溢性皮炎、接触性皮炎、银屑病、鱼鳞病、疥疮、副银屑病、嗜酸性粒细胞增多性皮疹、皮肤 T 细胞淋巴瘤、Netherton 综合征、高 IgE 综合征、朗格汉斯细胞组织细胞增生症、Wiskott-Aldrick 综合征、AD 样移植物抗宿主病（GVHD）等。

【治疗】

治疗的目的是缓解或消除临床症状，消除诱发和加重因素，减少和预防复发，减少或减轻合并症，提高患者的生活质量。治疗措施主要包括以下四项：避免触发、日常皮肤护理、抗炎治疗和其他补充方式。

1. 避免触发　避免接触环境刺激物、过敏原、抓挠皮肤等。

2. 日常皮肤护理　包括每天两次涂抹保湿润肤剂，在温水淋浴或沐浴后三分钟内涂抹。冬季根据皮肤干燥情况可选用富含脂类的润肤剂。建议儿童每周用量至少 100 g，成人每周用量 250 g。

3. 抗炎治疗　外用糖皮质激素（topical corticosteroids，TCS）是 AD 的一线疗法。TCS 强度一般可分为以下四级：①超强效：0.1%氟轻松乳膏、0.05%氯倍他索乳膏；②强效：0.05%卤米松乳膏、0.05%二丙酸倍他米松乳膏、0.1%戊酸倍他米松乳膏、0.25%去羟米松软膏剂及乳膏；③中效：0.05%丙酸氟替卡松乳膏、0.1%糠酸莫米松乳膏、0.1%丁酸氢化可的松乳膏、0.1%曲安奈德乳膏；④弱效：氢化可的松乳膏、0.05%地奈德乳膏或软膏。

初治时早期足量足强度，炎症控制后逐渐过渡到中弱效 TCS 或钙调神经磷酸酶抑制剂（topical calcineurin inhibitors，TCI），如他克莫司和吡美莫司等。面颈部及皱褶部位推荐短期使用中弱效 TCS。肥厚性皮损可选用封包疗法。急性期泛发性严重或者顽固皮损推荐短期（通常 3 天，时间不超过 14 天）湿包治疗，可快速有效控制症状，该疗法特别适用于不宜系统用药的儿童患者。中重度或易复发 AD 患者当皮损控制后，应过渡到长期"主动维持治疗"（proactive treatment），即在易复发的原有皮损区每周 2 次外用 TCS 或 TCI。外用磷酸二酯酶 4（PDE-4）抑制剂软膏（如克立硼罗）已在美国获批治疗 2 岁及以上轻度至中度 AD。

4. 全身治疗

（1）口服抗组胺药物：用于 AD 瘙痒的辅助治疗，特别是对于伴有荨麻疹、过敏性鼻炎等过敏合并症的患者，推荐使用第二代非镇静抗组胺药。

（2）免疫抑制剂：适用于重度 AD 且常规疗法不易控制的患者，使用时间多需 6 个月以上。应用免疫抑制剂时必须注意适应证和禁忌证，并且应密切监测不良反应。环孢素应用最多，起始剂量 3～5 mg/(kg·d)，分 2 次口服，控制病情后渐减量至最小剂量维持，0.5～1 mg/(kg·d)，疗程建议不超过 2 年；也可尝试环孢素间断治疗方法。用药期间应监测血压和肾功能，有条件可检测环孢素血药浓度，用药期间建议不要同时进行光疗。甲氨蝶呤每周 10～15 mg，可顿服，也可分 2 次服用。用药前应询问肝病史及饮酒史等。硫唑嘌呤每日 50～100 mg，可先从小剂量开始，用药前需进行巯基嘌呤甲基转移酶（TPMT）基因分型检测，其间严密监测血象，若有血红蛋白和白细胞减少，应立即停药。

（3）系统应用糖皮质激素：原则上尽量不用或少用此类药物。对病情严重、其他药物难以控制的急性发作期患者，可短期应用。2020 版中国 AD 治疗指南推荐用药剂量为 0.5 mg/(kg·d)（以甲泼尼松龙计），病情好转后及时减量停药。对于较顽固病例，可先用糖皮质激素治疗，之后逐渐过渡到免疫抑制剂或紫外线疗法。

（4）生物制剂：达必妥通过阻断白细胞介素-4 受体，从而阻断 IL-4 和 IL-13 的生物学作用，对成人中重度 AD 具有良好疗效，已在欧美国家上市。用法为首次 600 mg 皮下注射，之后每 2 周 300 mg 皮下注射，4～6 周起效，配合外用药物及保湿剂可用于长期维持治疗，部分患者用药后可发生结膜炎。

（5）Janus 激酶（Janus kinase，JAK）抑制剂：口服和局部外用 JAK 抑制剂均显示了良好的疗效。巴瑞替尼可抑制 JAK1 和 JAK2，口服 4 mg/d 加外用糖皮质激素 16 周治疗成人中重度 AD，其 EASI-50 应答率为 61%。乌帕替尼为选择性 JAK1 抑制剂，对成人中重度 AD 也显示出较好疗效；托法替尼（选择性 JAK1 和 JAK3 抑制剂）软膏每天 2 次外用治疗轻中度 AD，用药 4 周后 73% 的患者皮损清除或几乎清除。

(6) 其他:在我国,硫代硫酸钠、复方甘草酸苷针剂用于急性发作期控制症状,但需要进一步研究证实。

5. 紫外线 适用于中、重度成人 AD 患者慢性期、苔藓化皮损,控制瘙痒症状及维持治疗。优先选择安全有效的窄谱中波紫外线(NB-UVB)和中大剂量 UVA1 治疗,配合外用糖皮质激素及保湿剂。NB-UVB 不推荐用于急性发作期治疗,而 UVA1 可用于急性期控制症状。12 岁以下儿童应避免使用全身紫外线疗法,日光暴露加重症状的 AD 患者不建议紫外线治疗。紫外线治疗不宜与外用钙调磷酸酶抑制剂联合。

6. 抗微生物治疗 只有在有明显感染征象时短期系统或外用抗生素治疗,系统性抗生素可根据药敏结果选择青霉素类或第一代头孢类抗生素,疗程一般 1~2 周;外用抗菌药物也以 1~2 周为宜,时间过长可能导致耐药和过敏的发生。其他如抗真菌及病毒治疗等。全身药物包括光疗(紫外线 A、紫外线 B 和窄带紫外线 B)、硫唑嘌呤、霉酚酸酯和甲氨蝶呤等。

7. AD 的阶梯治疗

基础治疗:健康教育,使用保湿润肤剂,寻找并避免或回避诱发因素(非特异因素、过敏原回避等)。

轻度患者:根据皮损及部位选择 TCS/TCI 对症治疗,必要时口服抗组胺药治疗合并过敏症(荨麻疹、过敏性鼻炎)或止痒;对症抗感染治疗。

中度患者:根据皮损及部位选择 TCS/TCI 控制症状,必要时湿包,治疗控制急性症状;TCS 或 TCI 主动维持治疗,NB-UVB 或 UVA1 治疗。

重度患者:住院治疗,系统用免疫抑制剂,如环孢素、甲氨蝶呤、硫唑嘌呤、吗替麦考酚酯,短期用糖皮质激素(控制急性严重顽固性皮损)、达必妥、UVA1 或 NB-UVB 治疗。

8. 其他补充疗法 如漂白浴,以减少金黄色葡萄球菌的定植;母乳喂养期间的低过敏原母亲饮食;以及在孕妇和高危婴儿中使用益生菌和益生元,与安慰剂相比,1~4 岁的婴儿特应性皮炎的发生率降低了 50% 等。

【预后】

多数 AD 患者症状(除外过敏性鼻炎及哮喘)随着时间的推移而改善。本病可复发,儿童期发病的患者病程多持续数十年。

第四节　大疱性类天疱疮与嗜酸性粒细胞增多

大疱性类天疱疮(bullous pemphigoid,BP)是最常见的自身免疫性大疱性疾病,常见于60～80岁的人群。临床特征为表面正常皮肤出现的张力性大水疱和全身剧烈的瘙痒。部分病例可不出现大疱性病变。

【病因与发病机制】

本病多由针对真皮-表皮连接处蛋白质的自身抗体引起。部分病例由药物引起的,多见于年轻患者中,通常在药物治疗后的三个月内发病。导致大疱性类天疱疮的药物包括利尿剂(如呋塞米和螺内酯)、非甾体抗炎药、阿莫西林、PD-1或PD-L1抑制剂、格列汀和肿瘤坏死因子-α抑制剂等。研究发现,BP患者存在特异性的HLA类等位基因,如白种患者的等位基因DQB1 * 0301,日本人患者的等位基因DRB1 * 04、DRB1 * 1101和DQB1 * 0302等。

发病机制主要包含以下两个部分:免疫和炎症。免疫成分包括抗基底角质细胞半桥粒蛋白BP抗原230(BPAG1)和BP抗原180(BPAG2或XVⅡ型胶原)两部分的自身抗体。上述抗原在促进上皮-基质黏附的黏附复合物中起重要作用。当自身抗体与其目标抗原结合时,炎症成分激活补体和肥大细胞,致嗜中性粒细胞和嗜酸性粒细胞释放各种炎症细胞,释放蛋白水解酶,导致破坏真皮—表皮的连接。但外周血嗜酸性粒细胞增高的程度并不反映疾病的活动。

胸腺活化调节因子CCL17,在BP患者血清、疱液和皮损中水平升高,且血清CCL17水平与嗜酸性粒细胞水平及疾病活动性呈正相关。IL-31主要来源于嗜酸性粒细胞,在BP患者的血清和皮损中均有升高,并与BP嗜酸性粒细胞增多和抗BP-180 IgE升高明显相关。

BP与恶性肿瘤的联系仍存在争议。最近的一项研究发现,大疱性类天疱疮患者并发或后续发生恶性肿瘤的风险没有增加。

【病理】

组织病理学显示表皮下裂,伴有浅表血管周围炎性浸润和大量嗜酸性粒细胞。荨麻疹性病变的特征:没有水疱形成的嗜酸性粒细胞的海绵样病变和浅表乳头状真皮浸润,可提示为荨麻疹性或大疱性类天疱疮前期。

【临床表现】

临床表现主要为皮肤大水疱与红斑,伴瘙痒。本病特征表现为全身广泛瘙痒性疱疹,无头颈部受累、无黏膜受累、无瘢痕形成。

前驱期患者可能会单独出现中至重度瘙痒或伴有荨麻疹性丘疹病变。随后几周至几个月内演变成大疱,通常出现在腋窝、前臂屈肌表面、大腿内侧、躯干和腹部。大疱期的特征是在正常皮肤或红斑上出现小疱和大疱。水疱紧张透亮,直径可达 1～4 厘米,偶可出血。与寻常型天疱疮不同,典型的大疱性类天疱疮尼氏征(又称为 Nikolsky 征,棘层松解征)为阴性。尼氏征阳性表现为水疱上加压可使疱液扩展移动,或皮损间外观正常的皮肤用力推擦后表皮剥离呈糜烂面。

【实验室检查及其他检查】

1. 血常规 白细胞可增高,嗜酸性粒细胞增多症见于比例增高达 0.5 以上的患者。

2. IgE 检测 患者的水疱液与血清含有高水平的 IgE。

3. 靶蛋白抗原与抗基底膜抗体检测 可通过蛋白质印迹法。

4. 组织病理学检查 是确诊 BP 的手段。免疫电镜技术(immune electronmicroscopy, IEM)检查及直接免疫荧光(direct immune fluorescence, DIF)是评估自身免疫性水疱疾病的金标准。当 IEM 检查在上透明板发现局限性薄的免疫沉积物则可确诊 BP,而沉积局限于致密板或致密板下则诊断为非 BP。DIF 检查阳性呈现为 IgG 及 C3 在基底膜带的线状沉积。

5. 其他 如盐裂皮肤免疫荧光技术,BP 免疫反应物将定位于制剂的表皮侧,而获得性大疱性表皮松解症定位于真皮侧检测;BP180 NC16A 结构域(也称为 BPAG2)抗体的酶联免疫吸附试验等。

【诊断与鉴别诊断】

1. 临床诊断标准 包括下述 4 条:①没有萎缩性瘢痕;②没有头颈受累;③没有黏膜受累;④年龄超过 70 岁。若存在上述 4 条中的 3 条,则大疱性类天疱疮的诊断敏感性达 90%、特异性达 83%;达到 4 条,特异性高但敏感性明显下降。

2. 鉴别诊断 皮下自身免疫性大疱性皮肤病(AIBDs)特指在基底膜区有免疫球蛋白(IgG 或 IgA)或 C3 线性沉积,包括 6 种疾病:大疱性类天疱疮(BP)、瘢痕性类天疱疮(CP)、妊娠疱疹(HG)、后天性大疱性表皮松解(EBA)、水疱性系统性红斑狼疮(VBSLE)以及线性 IgA 皮肤病。如果在儿童时期发现大疱,在鉴别诊断中应考虑大疱性脓疱病、大疱性表皮松解症和肥大细胞增多症的大疱性变异。

【治疗】

治疗主要包括糖皮质激素、抗生素、免疫抑制剂及对症处理。

1. 糖皮质激素 目前主要的治疗方法是全身应用糖皮质激素,对于局部病变、老年患者、体表面积小于 20%,可局部使用强效糖皮质激素,如氯倍他索。病变范围广泛者,建议全身应用 0.5～1.0 mg/(kg·d)泼尼松,大约两周内可控制疾病,并可在 6～9 个月或更长时间内逐渐缓解。

2. 抗生素治疗 适用于皮肤或内脏合并感染时。

3. 免疫抑制剂 适用于糖皮质激素不能控制疾病或有全身糖皮质激素治疗禁忌证的患者。免疫抑制剂包括硫唑嘌呤、霉酚酸酯、甲氨蝶呤、苯丁酸氮芥和环磷酰胺等。

4. 对症处理　如瘙痒,可给予抗组胺药物。

5. 其他治疗　血浆置换联合激素治疗、口服烟酰胺、静脉注射免疫球蛋白(Intravenous immunoglobulin,IVIG)、利妥昔单抗、奥马利珠单抗等等。

【预后】

BP 复发的预测因素:直接免疫荧光法测定血清抗基底膜自身抗体及 ELISA 法测定血清 BP180 自身抗体等阳性结果。停药前需做其中 1 项检查;预后不良的因素包括老龄及高滴度 ELISA 抗体。BP 通常在几个月内自然消退,部分可持续 5 年。

第五节　嗜酸性蜂窝织炎

嗜酸性蜂窝织炎也称韦尔综合征(Wells syndrome),是一种罕见的、病因未明的皮肤病,1971 年由 Well 首先报道。本病的特点是良性病变、反复发作、逐渐进展。本病多见于成人,常伴嗜酸性粒细胞增多。

【病因】

病因及发病机制尚不清楚,普遍认可的假设是 Th2 样 T 淋巴细胞克隆的不适当激活,合成 IL-5 和其他嗜酸性粒细胞刺激细胞因子,以响应各种未识别的抗原刺激。

触发因素包括昆虫叮咬、病毒感染(细小病毒 B19、单纯疱疹病毒、水痘-带状疱疹病毒、腮腺炎病毒)、寄生虫感染、细菌或真菌感染、药物(抗生素、非甾体抗炎药、噻嗪类利尿剂、抗肿瘤坏死因子、生物制剂)和疫苗等。

韦尔综合征可能是以下疾病的先兆或伴随症状,如血液恶性肿瘤(慢性髓细胞白血病,慢性淋巴细胞白血病,真性红细胞增多症,非霍奇金淋巴瘤),恶性肿瘤,溃疡性结肠炎,伴多血管炎的嗜酸性肉芽肿病(丘尔-斯特劳斯综合征),嗜酸性粒细胞增多综合征等。在病程超过 6 个月、持续嗜酸性粒细胞增多和或与韦尔综合征相关的全身表现的情况下,需警惕上述疾病。

【病理】

组织学初可见明显的水肿和皮肤嗜酸性粒细胞浸润,部分嗜酸性粒细胞脱颗粒。亚急性期的特征是位于真皮中至深层的胶原纤维上有鲜红色颗粒聚集,形成"火焰现象";随后嗜酸性粒细胞趋于消失,并最终被吞噬性肉芽肿取代。

【临床表现】

本病临床表现具有多样性。皮肤出现红斑、斑片、斑块、风团样皮疹,也可有水疱、丘疹、麻疹样结节或环状结节样皮疹,10 天内逐渐消退、颜色变暗,4~6 周可完全恢复。皮疹可呈全身性、游走性,也可呈局限性,发疹时出疹处灼热、瘙痒。

出现全身皮损时可伴体温升高。

【实验室检查及其他检查】

1. 血常规　血中嗜酸性粒细胞明显升高,急性期 CRP 常增快。

2. 组织病理检查　急性期表现为表皮角化过度,棘层肥厚及弥漫性海绵样肿,真皮间质、网状层和皮下有显著炎症;亚急性期表现较急性期减轻。但无论急性期还是亚急性期,真皮全层均可多见以嗜酸性粒细胞为主的炎性浸润,亦可见脱颗粒现象及"火焰现象"。

【诊断与鉴别诊断】

1. 诊断　皮损表现、血常规提示嗜酸性粒细胞比例增多可提示此病,可有全身症状,如发热、关节痛及哮喘等。病理检查见特征性"火焰现象"可明确诊断。

2. 鉴别诊断　本病主要与下述疾病鉴别:

(1) 荨麻疹性血管炎:与本病皮疹表现相似,常 24 h 不消退。但荨麻疹性血管炎的皮肤活检表现为白细胞破裂性血管炎,无明显嗜酸性粒细胞炎性浸润。

(2) 急性细菌性蜂窝织炎:通常有感染背景(发烧、白细胞增多),多不复发。细菌性蜂窝织炎的组织病理学发现还包括明显的水肿,炎症细胞以中性粒细胞为主。

【治疗】

本病的治疗方法主要包括以下三种:病因治疗、糖皮质激素和氨苯砜。口服糖皮质激素,疗效肯定,但停药后易复发,持续低剂量治疗可以防止复发。氨苯砜是皮质类固醇的一种治疗替代物,可作为低炎症形式的一线治疗药物。抗组胺药可一定程度上缓解瘙痒症状。部分患者予环孢素,治疗效果理想。

【预后】

预后总体良好,可复发。

第六节　嗜酸性粒细胞增多性毛囊炎

嗜酸性粒细胞增多性毛囊炎(eosinophilic folliculitis,EF)也称嗜酸性脓疱性毛囊炎(eosinophilic pustular folliculitis,EPF),是一种病因未明的非感染性炎症性皮肤病,主要影响毛囊。好发于颜面、头皮、颈部和躯干,表现为成簇的毛囊性丘疹和脓疱,伴瘙痒,并可形成环形或多环形结构,可复发。组织病理学特征是在毛囊皮脂腺单位内和周围的真皮中有明显的嗜酸性细胞浸润,通常伴有嗜酸性细胞微脓肿形成。本病多见于青壮年男性,大致可分为三种类型:经典型、免疫抑制相关型及婴儿型。

【病因及发病机制】

本病确切的病因及发病机制尚不清楚,被认为是各种抗原刺激机体免疫系统产生的一种非特异性反应。免疫抑制人群(如艾滋病患者、免疫抑制剂应用者等)中免疫抑制相关型 EPF 多见。研究发现,人多瘤病毒(human polyomaviruses, HPyVs)与 EPF 之间可能存在关联,尤其是亚洲或日本基因型 HPyV6 菌株。

【临床表现】

1. 经典型 EPF　主要表现为颜面、躯干和四肢部位的红斑,后出现成簇的毛囊性丘疹和脓疱,伴瘙痒,可形成环形或多环形结构。慢性病程,可反复发作。

2. 免疫抑制相关型 EPF　多见于艾滋病患者,临床表现类似丘疹性荨麻疹,常伴有明显瘙痒。临床诊断较为困难,外周血中嗜酸性粒细胞相对升高,有时需多次组织活检明确诊断。

3. 婴儿型 EPF　皮损好发于头皮,瘙痒明显,但很少形成红斑。最常出现在婴儿出生后的前 14 个月,并且通常在 3 岁时消退,伴有组织嗜酸性粒细胞增多。本病具有自限性,反复发作,多不需治疗。

【实验室检查及其他检查】

1. 血液检查　在许多情况下,嗜酸性粒细胞和免疫球蛋白 E(IgE)轻度升高,IgG 和 IgA 水平降低。白细胞计数升高、血沉常增快,C 反应蛋白可增高。

2. 组织活检　病理学表现皮肤表面以下弥漫嗜酸性粒细胞浸润,部分外毛根鞘、皮脂腺和导管内嗜酸性粒细胞浸润。毛囊周围和血管周围也可有嗜酸性粒细胞浸润。免疫抑制相关型 EPF 可见真皮内嗜酸性粒细胞浸润和火焰样改变。

【诊断与鉴别诊断】

青壮年患者颜面部、躯干及四肢部位出现成簇的毛囊性丘疹和脓疱,伴瘙痒,外周血中白细胞和嗜酸性粒细胞明显升高时,高度怀疑本病,确诊需行组织活检。

经典型 EPF 需与嗜酸性蜂窝织炎鉴别,后者病理表现可见脱颗粒现象,在胶原纤维上有鲜红色颗粒聚集,形成"火焰现象"。

免疫抑制相关型 EPF 需与丘疹性荨麻疹鉴别,两者临床表现相似,需结合组织活检确诊,前者血常规及组织活检嗜酸性粒细胞增多。

【治疗】

本病慢性病程,常反复发作,预后相对较差。经典 EPF 首选口服吲哚美辛治疗,有效率为 84%。吲哚美辛耐药时,可考虑二氨基二苯砜、环孢菌素和局部应用他克莫司。局部应用糖皮质激素首选用于艾滋病病毒感染或非艾滋病病毒感染和婴儿期相关的 EPF,有效率分别为 47%、73% 和 82%。

第七节 发作性血管性水肿伴嗜酸性粒细胞增多症

发作性血管性水肿(episodic angioedema,EAE)伴嗜酸性粒细胞增多症又称为 Gleich 综合征,是一种以血管性水肿和嗜酸性粒细胞增多为特征的综合征。

【病因与发病机制】

本病病因与发病机制尚不清楚。研究发现,白细胞介素5(IL-5)水平在发作期间升高,但 IL-5 产生增多的确切原因尚不清楚。

【病理】

皮肤活检可见真皮广泛血管周围单核细胞浸润,偶有嗜酸性粒细胞浸润。免疫组化分析可见的主要浸润细胞是辅助 T 细胞,如 CD2、CD3 与 CD4$^+$。真皮有广泛的嗜酸性粒细胞颗粒主要碱性蛋白沉积。发作期间,可能会出现荨麻疹、发热、肿胀、体重增加和嗜酸性粒细胞增多的症状。组织学可见皮肤嗜酸性粒细胞浸润与肉芽肿。

【临床表现】

本病多见于年轻人,患者一般无特应性疾病史。初期可无症状,后表现为发作性血管性水肿或单独的面部水肿,持续 7～10 天自然消退,每隔 1 个月左右复发,伴有体重明显升高(达 5%～20%)及荨麻疹损害,尿少,并有发热及全身不适等症状,不累及内脏器官。组织病理检查见真皮淋巴细胞及嗜酸性粒细胞浸润并伴嗜酸性颗粒衍生蛋白及主要碱性蛋白沉积。

【实验室检查及其他检查】

1. 血液检查 发病时血中嗜酸性粒细胞增多,并与疾病严重度相平行,在发作间歇嗜酸性粒细胞仍增高,IL-5、IgM 也升高,半数以上患者总 IgE 升高。

2. 骨髓象 骨髓穿刺活检可见嗜酸性粒细胞比例明显增高,可高达 0.30 以上。可见巨核细胞增生。

3. 活组织检查 硬结水肿区域皮肤活检可见真皮广泛血管周围单核细胞与嗜酸性粒细胞浸润。

4. 其他 超声心动图、T 细胞亚群分析、胸部 X 线检查等。

【诊断与鉴别诊断】

EAE 是排除性诊断,主要与寄生虫感染、结缔组织病及慢性荨麻疹等嗜酸性粒细胞增多症鉴别。

【治疗】

首选糖皮质激素,辅以利尿、降温等对症支持治疗。激素由静脉改为口服后,症状可复发。伊马替尼目前已成功地用于治疗 EAE。部分病人无需特别处理,症状可自行消失。

【预后】

本病预后良好,通常没有明显的脏器累及表现。

第八节　妊娠性类天疱疮与嗜酸性粒细胞增多

妊娠性类天疱疮(pemphigoid gestationis,PG),是一种原因不明且罕见的自身免疫性大疱类疾病。本病临床表现和发病机制类似于大疱性类天疱疮,多发生在妊娠晚期,通常产后数周或数月自发消失,与葡萄胎和绒毛膜癌相关。

【病因与发病机制】

本病的病因及发病机制尚不清楚。PG 与抗 BP180 的 IgG 自身抗体有关,BP180 不仅在皮肤中表达,也在妊娠早期的胎盘细胞滋养层和合胞体滋养层细胞以及羊膜上皮细胞中。机体对 180 kDa 胎盘抗原的耐受性丧失,发生自身免疫,导致对胎儿胎盘单位的局部同种异体反应。这一过程由胎盘人类白细胞抗原Ⅱ类抗原的异常表达促进,并伴有胎盘基底膜的改变,后出现皮肤病变。研究发现,PG 与母体人类白细胞抗原- DRs DRB1 * 0301(人类白细胞抗原- DR3)和 DRB1 * 0401/040X(人类白细胞抗原- DR4)密切相关。

【临床表现】

临床上常表现为炎症性皮损和剧烈瘙痒。白种人比黑种人更常见。多胎妊娠比初孕妊娠更容易出现 PG,且症状出现较早。

瘙痒可先于皮肤病变,剧烈瘙痒时患者可能会出现明显的负性情绪。超过65%的病例出现皮疹(包括湿疹样或多形性红斑样病变、红斑性荨麻疹斑块和丘疹等),上述斑块和丘疹可进一步发展为囊泡、紧张性水泡和大疱。病变首先出现在脐周,随后扩散到腹部和四肢,甚至涉及面部或黏膜。

【病理】

大疱前期表现为乳头状水肿,真皮有淋巴细胞、组织细胞和嗜酸性粒细胞浸润;大疱期表现为表皮下起泡。

【实验室检查及其他检查】

1. 血常规　可有白细胞、嗜酸性粒细胞增高等。

2. 血清抗 BP180 抗体测定　采用免疫印迹分析或酶联免疫吸附试验(enzyme linked immunosorbent assay,ELISA)测定血清抗 BP180 抗体。ELISA 方法是半定量的,其数值演变与疾病的活动相关。治疗好转,该抗体可下降,但抗体下降一般晚于皮疹消退。ELISA - BP180 阳性结果可将 GP 与其他妊娠性皮肤病鉴别开来,有可能取代直接免疫荧光检查。

3. 皮肤活检　直接免疫荧光(direct immune fluorescence,DIF)检查是本病最敏感和特异性的检查。DIF 显示基底膜区 C3 并可伴 IgG 线性沉积物,也可见

IgA 与 IgM，但多为弱阳性。部分病例，DIF 可在临床缓解的 6 个月至 4 年内保持阳性。30%～100% 的病例间接免疫荧光检查检测出血清中的循环 IgG 抗体。

【诊断与鉴别诊断】

诊断主要依据发病时期、典型临床表现、血清抗 BP180 抗体显著增高等因素。必要时皮肤活检，可见基底膜区 C3 并可伴 IgG 线性沉积物。

本病需要同急性荨麻疹、皮下发疱疾病、大疱性类天疱疮（BP）、寻常性类天疱疮（PV）、落叶性天疱疮（PF）、SLE 及牛皮癣等鉴别。初始阶段的临床表现和皮肤损害或组织学检查易与其他妊娠瘙痒性皮肤病混淆，尤其是妊娠多形疹，以前称为妊娠瘙痒性荨麻疹样丘疹和斑块病（pruritic urticarial papules and plaques of pregnancy，PUPPP），需行直接免疫荧光。

【治疗】

治疗的主要目的是止痒，避免形成新的水疱。治疗上通常予以局部应用糖皮质激素和口服抗组胺药，对局部治疗耐药或水疱超过体表面积 10% 的患者需要全身应用糖皮质激素。在某些情况下，可添加免疫抑制剂（如环孢菌素或硫唑嘌呤）、静脉注射免疫球蛋白（IVIG）等。

有文献报道，利妥昔单抗成功控制多种治疗方法（如糖皮质激素、氨苯砜、硫唑嘌呤、IVIG）耐药的慢性妊娠类天疱疮病例。

主要参考文献

[1] Agostinis P，Antonello R M. Pemphigoid gestationis［J］. New England Journal of Medicine，2020，383(9)：e61. DOI：10.1056/nejmicm2000922

[2] Fong M，Gandhi GR，Gharbi A，Hafsi W. Pemphigoid Gestationis. In：StatPearls. Treasure Island (FL)：StatPearls Publishing；July 21，2020.

[3] Daniel B S，Murrell D F. Review of autoimmune blistering diseases：The Pemphigoid diseases［J］. Journal of the European Academy of Dermatology and Venereology，2019，33(9)：1685－1694.

[4] Kukkamalla R，Bayless P. Pemphigoid gestationis［J］. Clinical Practice and Cases in Emergency Medicine，2019，3(1)：79－80.

[5] Lobato-Berezo A，Fernández Figueras M T，Moreno Romero J A，et al. Pemphigoid gestationis mimicking erythema multiforme with mucosal involvement［J］. Actas Dermo-Sifiliográficas (English Edition)，2019，110(8)：696－697

[6] Maglie R，Quintarelli L，Verdelli A，et al. Specific dermatoses of pregnancy other than pemphigoid gestationis［J］. Giornale Italiano Di Dermatologia e Venereologia，2019，154(3)：286.

［7］ Feliciani C，Genovese G，D'Astolto R，et al. Autoimmune bullous diseases during pregnancy：Insight into pathogenetic mechanisms and clinical features［J］. Giornale Italiano Di Dermatologia e Venereologia，2019，154(3)：DOI：10.23736/s0392-0488.18. 06153-9

［8］ Papapanagiotou I K，Tsagouri S，Liakou C G，et al. Pemphigoid gestationis［J］. Clinical Case Reports，2018，6(7)：1364-1365.

［9］ Bechtel M A. Pruritus in pregnancy and its management［J］. Dermatologic Clinics，2018，36(3)：259-265.

［10］ Yang A，Uhlenhake E，Murrell D F. Pemphigoid gestationis and intravenous immunoglobulin therapy［J］. International Journal of Women's Dermatology，2018，4(3)：166-169.

［11］ 顾惠箐，邹颖.慢性特发性荨麻疹治疗策略［J］.临床皮肤科杂志，2021，50(1)：54-57.

［12］ 李光芝，孙艳茹，张凤杰，等.慢性自发性荨麻疹患者血清特异性 IgE 抗体与自体血清皮肤试验的关系［J］.中国麻风皮肤病杂志，2019，35(3)：148-150.

［13］ 郭天，臧艳艳，柴文成，等.慢性自发性荨麻疹患者血液嗜酸性粒细胞富集群中 IFN-λ 表达上调［J］.内蒙古大学学报（自然科学版），2018，49(1)：84-89.

［14］ Dabija D，Tadi P. Chronic Urticaria. In：StatPearls. Treasure Island (FL)：StatPearls Publishing，November 17，2020.

［15］ Wood R A，Khan D A，Lang D M，et al. American Academy of Allergy，Asthma and Immunology response to the EAACI / GA 2 LEN / EDF / WAO guideline for the definition，classification，diagnosis，and management of Urticaria 2017 revision［J］. Allergy，2018：all.13636.

［16］ Murrell D F，Peña S，Joly P，et al. Diagnosis and management of pemphigus：Recommendations of an international panel of experts［J］. Journal of the American Academy of Dermatology，2020，82(3)：575-585.e1.

［17］ 杨蕊铭，张慧云，郑文娇，等.特应性皮炎患者嗜酸性粒细胞富集群中 P 物质及其受体 NK1R 的表达变化［J］.西安交通大学学报(医学版)，2018，39(2)：261-265

［18］ 张力，汤建萍.嗜酸性粒细胞与特应性皮炎的关系研究进展［J］.医学临床研究，2015(11)：2232-2235.

［19］ 林燕通.特应性皮炎患者检测血清总 IgE、外周血嗜酸性粒细胞数的临床意义［J］.临床医药文献电子杂志，2020，7(6)：143.

［20］ 左亚刚，晋红中.大疱性类天疱疮诊断和治疗的专家建议.中华皮肤科杂志.2016，49(06)：384-387.

［21］ 王媛，冯素英.药物诱发大疱性类天疱疮的研究进展［J］.中华皮肤科杂志，2020，53(6)：487-489.

［22］ 盖晓磊，左亚刚.嗜酸性粒细胞在大疱性类天疱疮发病机制中的作用及临床应用［J］.中华临床免疫和变态反应杂志，2020，14(3)：250-254.

［23］ 李锁，冯素英.BP180 相关自身免疫性水疱病的研究进展［J］.中华皮肤科杂志，2019，52(1)：50-52.

［24］ 胥璟,邓丹琪.生物制剂治疗类天疱疮的研究进展［J］.中国麻风皮肤病杂志,2021,37(5):328-331

［25］ 毛爱迪,成琼辉,雷霞,等.嗜酸性蜂窝织炎［J］.临床皮肤科杂志,2021,50(1):25-26

［26］ 胡文星,张敏,刘芳,等.Gleich 综合征一例.中华皮肤科杂志.2014,47(02):143.

［27］ Konstantinou G N, Asero R, Ferrer M, et al. EAACI taskforce position paper: Evidence for autoimmune urticaria and proposal for defining diagnostic criteria［J］. Allergy, 2013, 68(1): 27-36

［28］ Confino-Cohen R, Chodick G, Shalev V, et al. Chronic urticaria and autoimmunity: Associations found in a large population study［J］. Journal of Allergy and Clinical Immunology, 2012, 129(5): 1307-1313.

［29］ Hennino A, Bérard F, Guillot I, et al. Pathophysiology of urticaria［J］. Clinical Reviews in Allergy & Immunology, 2006, 30(1): 3-11.

［30］ Saini S S, Kaplan A P. Chronic spontaneous urticaria: The devil's itch［J］. The Journal of Allergy and Clinical Immunology: in Practice, 2018, 6(4): 1097-1106.

［31］ Kozel M M A, Bossuyt P M M, Mekkes J R, et al. Laboratory tests and identified diagnoses in patients with physical and chronic urticaria and angioedema: A systematic review［J］. Journal of the American Academy of Dermatology, 2003, 48(3): 409-416.

［32］ 李亚维,孟昭影.红皮病的病因及临床分析［J］.中国现代医学杂志,2020,30(21):88-91.

［33］ 王涛,晋红中.红皮病性银屑病的循证医学治疗［J］.协和医学杂志,2012,3(4):462-465.

［34］ 中华医学会皮肤性病学分会免疫学组,特应性皮炎协作研究中心.中国特应性皮炎诊疗指南(2020 版)［J］.中华皮肤科杂志,2020,53(2):81-88.

［35］ Langan S M, Irvine A D, Weidinger S. Atopic dermatitis［J］. The Lancet, 2020, 396 (10247): 345-360.

［36］ Giavina-Bianchi M, Giavina-Bianchi P. Systemic treatment for severe atopic dermatitis［J］. Archivum Immunologiae et Therapiae Experimentalis, 2019, 67(2): 69-78.

［37］ Drucker A M, Ellis A, Jabbar-Lopez Z, et al. Systemic immunomodulatory treatments for atopic dermatitis: Protocol for a systematic review with network meta-analysis［J］. BMJ Open, 2018, 8(8): e023061. DOI:10.1136/bmjopen-2018-023061

［38］ Korman N. Bullous pemphigoid［J］. Journal of the American Academy of Dermatology, 1987, 16(5): 907-924.

［39］ Toumi A, Yarrarapu SNS, Litaiem N. Wells Syndrome. In: StatPearls. Treasure Island (FL): StatPearls Publishing; September 25, 2020.

［40］ Li J, ZhengH Y. Erythroderma: a clinical and prognostic study［J］. Dermatology (Basel, Switzerland), 2012, 225(2): 154-162.

［41］ Ratzinger G, Zankl J, Zelger B. Wells syndrome and its relationship to Churg-Strauss syndrome［J］. International Journal of Dermatology, 2013, 52(8): 949-954.

[42] Powell J, Salim A, Muc R, et al. Persistent hypereosinophilia with Wells syndrome[J]. Clinical and Experimental Dermatology, 2013, 38(1): 40 – 43.

[43] Zloczower M, Nedden D Z, Helweg G, et al. Eosinophilic cellulitis (Wells syndrome) with involvement of Para-articular muscles and fascia[J]. Der Hautarzt, 1994, 45(8): 551 – 553.

[44] Khoury P, Herold J, Alpaugh A, et al. Episodic angioedema with eosinophilia (Gleich syndrome) is a multilineage cell cycling disorder[J]. Haematologica, 2015, 100(3): 300 – 307.

[45] Liu F, Hu W, Liu H, et al. Episodic angioedema associated with eosinophilia[J]. Anais Brasileiros De Dermatologia, 2017, 92(4): 534 – 536

[46] Agostinis P, Antonello R M. Pemphigoid gestationis [J]. New England Journal of Medicine, 2020, 383(9): e61. DOI:10.1056/nejmicm2000922

[47] Fong M, Gandhi GR, Gharbi A, Hafsi W. Pemphigoid Gestationis. In: StatPearls. Treasure Island (FL): StatPearls Publishing; July 21, 2020.

[48] Feliciani C, Genovese G, D'Astolto R, et al. Autoimmune bullous diseases during pregnancy: Insight into pathogenetic mechanisms and clinical features[J]. Giornale Italiano Di Dermatologia e Venereologia, 2019, 154(3): DOI:10.23736/s0392 – 0488.18.06153 – 9

第六章

感染性疾病伴嗜酸性粒细胞增多

第一节　寄生虫病与嗜酸性粒细胞增多

引起嗜酸性粒细胞增高的感染性疾病主要包括寄生虫感染、球孢子菌病、艾滋病、猩红热、卡氏肺孢子菌肺炎以及慢性肺结核与瘤型麻风等少见病,其中以寄生虫(尤其是蠕虫)感染最多见。

蠕虫病包括血吸虫病、华支睾吸虫病、卫氏并殖吸虫病、姜片虫病、丝虫病、蠕虫蚴移行症、粪圆线虫病、旋毛虫病、鞭虫病、蛔虫病幼虫感染、绦虫病及棘球蚴病等。本节重点讨论嗜酸性粒细胞在寄生虫感染中的作用、各种感染的临床特点以及治疗药物。

一、嗜酸性粒细胞在寄生虫感染中的作用

目前支持人类嗜酸性粒细胞在体内抗寄生虫感染中发挥作用的数据很少。有研究认为嗜酸性粒细胞对寄生虫有杀伤与破坏的作用,通过黏附寄生虫,将嗜酸性粒细胞的氧化代谢产物、蛋白酶、阳离子蛋白等输送到寄生虫表面,产生缓慢的细胞毒性。但目前嗜酸性粒细胞在保护中的作用仍然不确定。在鼠模型中,嗜酸性粒细胞有时是保护性的(例如,它们防止鼠鞭虫和旋毛虫的二次感染),有时是无后果的(例如,它们不影响血吸虫病中肉芽肿的形成),有时是寄生虫生存所必需的(例如,它们通过对哺乳动物细胞的作用使旋毛虫幼虫包裹在肌肉中)。除血吸虫病外,在许多不同的流行病学环境中,吡喹酮后嗜酸性粒细胞水平与抗再感染相关。

嗜酸性粒细胞在寄生虫感染方面的确切作用体现在:感染早期,嗜酸性粒细胞的产物如细胞因子和阳离子多肽,可引起其他细胞的特异反应;嗜酸性粒细胞可释放多种酶,这些酶可分解破坏寄生虫感染性炎症反应产生的具有细胞活性的肽、磷脂等炎性介质,从而限制甚至终止这种炎症反应。这种作用,一方面使得嗜酸性粒细胞与寄生虫作用时间延长而增强杀灭寄生虫的效力;另一方面也可导致心脏、肺或其他组织的纤维化等。

在寄生虫感染时,激活的嗜酸性粒细胞在形态、功能及生化等方面均不同于

血液中正常的嗜酸性粒细胞。活化的嗜酸性粒细胞结构变疏散，由于颗粒性内容物释放出现胞浆小空泡，具有补体及 IgG 受体的高表达，细胞代谢加快，从而产生更多的细胞毒素。这些活化的嗜酸性粒细胞所释放的细胞因子、炎性介质和颗粒蛋白在增强对寄生虫的杀伤力同时，也可对宿主本身造成损害。

嗜酸性粒细胞激活的过程主要为特异性细胞因子所致，IL-3、IL-5、GM-CSF 等均可刺激机体引起嗜酸性粒细胞增多，在体外它们可以使血中正常成熟嗜酸性粒细胞转化为激活的嗜酸性粒细胞。

嗜酸性粒细胞增多的程度与临床表现具有一定的关系，同时也与寄生虫的分布、幼虫移行、成熟及寄生虫的负荷等有关。嗜酸性粒细胞水平可反映机体组织被幼虫或成虫损伤的程度。一般来讲，嗜酸性粒细胞增多突出表现在寄生虫感染的早期，随着幼虫在组织中寄居下来，组织中可能嗜酸性粒细胞增多而外周血嗜酸性粒细胞增多不明显。因此，嗜酸性粒细胞增多的时间对判断寄生虫的感染时机、幼虫移行、感染复发等非常有帮助，对临床诊断提供重要的线索。一些寄生虫蠕虫感染如血吸虫病时，急性期除白细胞总数增高可达 $(10\sim30)\times10^9/L$ 外，嗜酸性粒细胞可增高达 $0.20\sim0.40$，个别可高达 0.90 以上，而慢性期嗜酸性粒细胞增多一般不到 0.20；华支睾吸虫急性期白细胞也增高，外周血嗜酸性粒细胞增高达 $0.10\sim0.40$，偶尔高达 0.60 以上；肺吸虫病时白细胞可正常或增高，外周血嗜酸性粒细胞普遍、显著增高，急性期可达 0.80 以上；蠕虫蚴移行症时外周血与组织中嗜酸性粒细胞均增高，见于几乎所有蠕虫幼虫移行期间；丝虫病时，在急性淋巴组织炎症期突出表现为外周血嗜酸性粒细胞增多症，可高达 $0.30\sim0.80$；粪圆线虫病急性期外周血嗜酸性粒细胞增多可达 0.30 以上；鞭毛虫病时外周血嗜酸性粒细胞增多达 $0.10\sim0.15$；姜片虫病一般嗜酸性粒细胞为 $0.10\sim0.20$；蛔虫幼虫可使外周血与痰液嗜酸性粒细胞明显增高；另外，绦虫病、棘球蚴病（包虫病）及钩虫病等也可引起嗜酸性粒细胞增多症。

嗜酸性粒细胞增多的程度、临床表现除与感染的寄生虫量与毒力等有关外，也与宿主的状态和免疫功能等有关。既往有无寄生虫暴露史、暴露时间的长短、宿主的免疫状态、首次暴露的年龄、暴露程度等均能影响宿主对寄生虫的反应。在抗寄生虫治疗开始后嗜酸性粒细胞水平可能增加，并引起症状突然恶化，这可能因宿主对杀死寄生虫的免疫反应所致。通常持续的嗜酸性粒细胞增多表明有持续的寄生虫感染，但是治疗后嗜酸性粒细胞水平的下降不代表感染的消除。

二、可引起嗜酸性粒细胞增多的部分蠕虫病

（一）血吸虫病

血吸虫病是血吸虫在人体静脉血中寄生引起的疾病。在中国流行的是日本血吸虫病。血吸虫生存经过虫卵、毛蚴、胞蚴、尾蚴、幼虫、成虫等阶段。尾蚴侵入

终宿主的皮肤到发育成熟前称为童虫。童虫的移行途径按先后可分为:肺、肝内门静脉分支以及从肝至肠系膜静脉 3 个阶段。期间约经过 6 周时间幼虫成熟并开始产卵,虫卵可沉积于门静脉或血管内或在肠黏膜组织局部形成肉芽肿,或经过肠道排出;虫卵在水中适宜温度下发育为毛蚴,在中间宿主钉螺内发育为尾蚴排入水中而侵入人体。虫卵的可溶性抗原引起以 Th1 型细胞为主的细胞反应,形成以单核细胞为主的虫卵肉芽肿;随着虫卵的沉着,转变为以 Th2 型细胞为主的炎症反应,肉芽肿有明显的嗜酸性粒细胞浸润伴纤维组织沉积。尾蚴侵入皮肤部位可引起尾蚴皮炎,表现为尾蚴入侵部位的小丘疹,并伴有瘙痒。初次接触尾蚴的人这种皮疹反应不明显,重复接触尾蚴后反应逐渐加重严重者可伴有全身水肿及多形红斑。

临床上将血吸虫病分为急性、慢性、晚期以及异位损害。急性血吸虫病主要因接触疫水引起,潜伏期长短不一,大多数病例于感染后 5～8 周出现症状,临床上表现为畏寒、发热、多汗、淋巴结及肝肿大,常伴有肝区压痛、肝肿大左叶较右叶明显,质地较软、表面光滑;呼吸系统症状多表现为干咳偶可痰中带血丝。X 线检查可见点状、云雾状或雪花状浸润性阴影,多在发病后月余出现,一般持续 2～3 个月消失。重症感染者可有神志迟钝、黄疸、腹水、重度贫血消瘦、脾大等表现。慢性血吸虫病常出现隐匿型间质性肝炎或慢性血吸虫性结肠炎。根据临床表现,中国将晚期血吸虫病分为巨脾型、腹水型、结肠增殖型和侏儒型。晚期血吸虫病的主要并发症有上消化道出血和肝性昏迷。

人体常见的异位损害部位在肺和脑。以肺型血吸虫病多见,多见于急性患者,为虫卵沉积引起的肺间质病变。患者有干咳、气急、胸部隐痛、心悸,严重者可引起弥漫性、闭塞性肺小动脉炎等表现。脑型血吸虫病可能是疫区局限性癫痫的主要原因,分为急性型与慢性型两种,急性型表现为脑膜脑炎,慢性型主要表现为癫痫发作、头痛等。

实验室检查可见急性期外周血白细胞和嗜酸性粒细胞增多,白细胞总数高者可达 50×10^9/L,嗜酸性粒细胞常占 0.15～0.3,偶可高达 0.9。慢性期可有贫血。肝脏超声检查可判断肝纤维化的程度、腹水与门静脉直径等。肝脏 CT 扫描重度肝纤维化显示龟背样图像。胸部 X 线或 CT 检查可见肺纹理增加、片状阴影、粟粒状改变、肺门阴影增大等。粪便或直肠黏膜活组织中找到血吸虫卵可确诊。如环卵沉淀试验、酶联免疫吸附试验及间接血凝试验可以辅助诊断。

治疗药物首选吡喹酮,适用于各期血吸虫病;对症治疗措施包括巨脾、腹水、肺部与脑部表现的处理等。

(二)并殖吸虫病

并殖吸虫属的成虫主要寄生于宿主的肺内,故又称肺吸虫。卫氏并殖吸虫是人体并殖吸虫病的主要病原,也是最早被发现的并殖吸虫,以在肺部形成囊肿为主要病变,以咯烂桃样血痰和咯血为主要症状。虫囊在肺内所引起的病理过程大致可分为 3 期:破坏期、囊肿期与纤维瘢痕期。

卫氏并殖吸虫终宿主包括人和多种肉食类哺乳动物。第一中间宿主为淡水螺类,第二中间宿主为甲壳纲的淡水蟹或蝲蛄。人因吞食生的或半生的含并殖吸虫囊蚴的蟹、虾或蝲蛄而感染,囊蚴被吞入宿主的消化道,幼虫在小肠脱囊而出,钻过肠壁进入腹腔,在各脏器之间游走,可进入颅腔。肺吸虫病发病机制主要是成虫、幼虫在人体的肺、支气管及其他器官组织内移行、寄生或虫卵沉着,及其代谢物等造成的机械性、毒素性炎及免疫病理性损害。早期组织破坏和出血伴急性炎症反应,后可形成包囊,若虫体离去可形成瘢痕。

早期虫体穿过肠壁进入腹腔,损伤肠黏膜出现腹痛,部位不固定,多局限于下腹及中腹,一般为隐痛,并发腹膜炎或肠梗阻时腹痛剧烈,腹泻、大便带血等症状。另外,常伴有皮下结节或包块,结节多见于下腹部与大腿之间,轻压痛、活动、结节内可找到虫卵、幼虫或成虫;腹部包块多见,呈游走性,大小不一,包块内未发现有虫卵。

实验室检查外周血嗜酸性粒细胞计数多增高,痰或粪便中找到虫卵或摘除的皮下包块中找到虫体或虫卵即可确诊。皮内试验常用于普查初筛,ELISA 的敏感性高,是目前普遍使用的检测方法。胸部 X 线可见病变广泛分布于全肺,以中下肺野和内侧带较多,早期为 1～2cm 大小云絮状、边缘模糊、密度不均匀圆形或椭圆形浸润阴影,呈游走性,囊肿期表现在片状或结节状阴影中见数个蜂窝状小透明区,单房或多房,大小不等的实质或空泡性阴影。虫体引起的纤维增生性改变表现为类圆形阴影,边缘光滑锐利、密度均匀,也有带小泡的囊性阴影大小不等。也可见条索状或斑点状阴影。

治疗药物主要有吡喹酮、阿苯达唑、硫氯酚等治疗,必要时可手术治疗。

(三) 华支睾吸虫病

华支睾吸虫病又称肝吸虫病。生活史为成虫产生的虫卵自粪便排入水中后,被第一中间宿主淡水螺吞食,并发育为尾蚴,后者逸出后侵入第二中间宿主淡水鱼或虾体内肌肉中发育为囊蚴,内含幼虫,当人、犬、猫、猪等哺乳动物生吃或半生吃这些淡水鱼、虾后,囊蚴在消化液作用下,幼虫脱囊而出,并循胆汁逆流至肝内胆管,发育为成虫。

发病机制为成虫的机械性刺激和代谢产物的作用使胆管内壁上皮细胞脱落、增生,管壁变厚,管腔变窄。虫体可引起胆道阻塞、胆汁淤积、胆道炎症,虫卵死亡的虫体形成胆结石。胆管周围有大量嗜酸性粒细胞、淋巴细胞浸润,并侵入肝实质,最终可引起肝硬化。胆管阻塞常继发细菌感染。本病可并发肝癌与胆管上皮癌。

临床表现依赖于寄生的虫数及患者的机能状态,一般分为急性与慢性。急性期主要表现为过敏反应和消化道不适（包括发热、胃痛、腹胀食欲减退四肢无力、肝区痛），多数患者急性期症状不明显。外周血嗜酸性粒细胞计数常增加，甚至出现以嗜酸性粒细胞增多为主的类白血病反应。慢性期一般以消化系统的症状为主，疲乏、上腹不适食欲减退厌油腻、消化不良、腹痛、腹泻、肝区隐痛、头晕等较为常见。常见的体征有肝肿大，多在左叶，质软，有轻度压痛，脾肿大较少见。晚期可导致肝硬化、腹水、胆管癌甚至死亡。未成年人临床表现常较重，除消化道症状外常并发贫血、低蛋白血症、水肿、肝肿大和发育障碍等，极少数患者甚至可致侏儒症。

实验室检查可有不同程度的贫血，急性期白细胞可明显增高，甚至达 $50\times10^9/L$ 以上，嗜酸性粒细胞增多，一般为 $0.10\sim0.40$ 之间，个别可高达 0.50 以上。粪便和十二指肠引流液中找到虫卵可确诊。免疫学检查采用抗原皮内试验、间接血凝试验等。

诊断需综合分析流行病学史、临床表现、外周血中嗜酸性粒细胞增多及其他实验室检查等因素。

（四）肝片形吸虫病

是肝片吸虫寄生于肝胆管所引起的疾病。肝片形吸虫的终宿主是牛、羊等哺乳动物。中间宿主为椎实螺类。人偶有感染，主因生食水生植物或饮用生水引起。肝片吸虫的生活史为经粪便排出的虫卵在水中发育，形成毛蚴并钻入螺类体内无性繁殖。毛蚴在螺体内的发育包括胞蚴、雷蚴（1～3 代）和尾蚴。尾蚴自螺体逸出后在水生植物上脱尾成为囊蚴。囊蚴被终宿主食入后，脱囊并穿过肠壁进入腹腔，穿过肝包膜入肝实质，虫体长大并钻入肝内胆管中发育为成虫并产卵，虫卵经胆汁排入肠腔。在移行过程中，部分童虫可停留在其他脏器如肺脑眼眶、皮下等处异位寄生造成损害。

发病机制为虫体移行及堵塞造成的机械性损伤以及虫体分泌物的化学刺激作用，幼虫在肝脏移行可引起肝细胞坏死，形成通道周围嗜酸性粒细胞性脓肿与剧烈的炎症反应；

肝片形吸虫引起的损害主要表现在两个方面：①童虫移行期对各器官特别是肝组织的破坏，引起肝脏炎症反应及脓肿。出现急性症状如高热、腹痛、荨麻疹、肝肿大及血中嗜酸性粒细胞增多等；②成虫在胆管寄生期间对胆管的机械性刺激和代谢物的化学性刺激而引起胆管炎症、胆管上皮增生及胆管周围的纤维化。

肝片形吸虫感染者的临床表现可分为以下三个时期：①急性期亦称侵袭期，发生在感染后2～12周不等。临床表现为突发高热、腹痛，常伴有胀气呕吐腹泻或便秘等。部分病人还可出现肺和皮肤超敏反应症状。此期表现持续2～4周。②潜隐期通常在感染后 4 个月左右，患者的急性症状减退或消失，在数月或数年内无明显不适，或稍有胃肠不适症状。③慢性期亦称阻塞期，主要表现为乏力、右上腹疼痛或胆绞痛、恶心厌食脂肪食物贫血、黄疸和肝肿大等症状。异位损害或称肝外肝片形吸虫病。童虫在腹腔中移行时可穿入或随血流到达肺、胃、脑、眼眶以及皮下等处。

实验室检查可见外周血中嗜酸性粒细胞增多达 0.15~0.65,尤以急性期明显。粪便隐血试验可呈阳性。粪便或十二指肠引流液中找到虫卵可确诊。免疫学检查适合于寄生虫数较少者。治疗药物有三氯苯达唑、碘醚柳胺及吡喹酮等。

(五)蛔虫病

蛔虫病是蛔虫寄生于人体小肠或其他器官所引起的常见疾病,多见于儿童。多数患者无明显临床症状,成为带虫者。幼虫在体内移行引起呼吸道炎症和过敏症状,成虫在小肠内寄生引起消化不良、腹痛等胃肠功能紊乱,可引起肠梗阻或进入胆道、肝脏、胰腺导管及阑尾。蛔蚴侵入小肠黏膜在肠黏膜和肝实质内幼虫可由嗜酸性粒细胞、多形核白细胞和组织细胞形成的肉芽组织包绕,幼虫移行到肺可无症状或出现轻微咳嗽。肺部听诊可闻及哮鸣音。当短期内吞食了大量感染期卵,约 1 周后出现“暴发性蛔虫性哮喘”,表现为咳嗽、哮喘、呼吸困难,甚至发绀等症状,并可有黏液痰或血痰,体温升高。上述症状一般于 2 周内消失,肺部 X 线阴影随之消散。若继发感染,可发展为肺脓肿或脓胸。蛔虫病引起的神经系统损害主要表现全身的变态反应,可有头痛、精神不安、烦躁、失眠、脑膜刺激征等神经症状。

实验室检查可见外周血中嗜酸性粒细胞计数增多,一般占 0.15~0.35,高者可达 0.7 以上。痰中可见嗜酸性粒细胞、夏科-莱登结晶及蛔虫幼虫。X 线检查,肺野可有点状、絮状或片状阴影,游走或很快消失。治疗可应用阿苯达唑。

(六)丝虫病

丝虫病是丝虫引起的寄生虫病。寄生在人体的丝虫共有 8 种,在我国流行的有班氏丝虫和马来丝虫。

丝虫病的发病机制为成虫、幼虫或微丝蚴均对人体有致病作用,丝虫的幼虫和成虫所产生的代谢产物及成虫本身的机械刺激均能引起局部淋巴管炎与淋巴管阻塞、淋巴结炎和全身过敏反应如发热、嗜酸性粒细胞增多等,它们的代谢产物可引起 I 型或 III 型变态反应,肺部嗜酸性粒细胞增多,产生哮喘或支气管炎表现。淋巴结内虫体周围有以嗜酸性粒细胞、淋巴细胞及巨噬细胞等浸润为主的肉芽肿样变化,成虫死亡时可形成嗜酸性脓肿。微丝蚴可引起热带嗜酸性粒细胞增多症。

丝虫病的临床表现大致可分为:①微丝蚴血症(microfilaraemia),一般无任何症状或仅有发热和淋巴管炎表现如不治疗,此微丝蚴血症可持续 10 年以上。②急性期炎症反应主要引起急性淋巴结炎与淋巴管炎及丹毒样皮炎等急性病症,常伴有畏寒发热即丝虫热。③慢性期即淋巴阻塞性病变期,最常见的病变为乳糜尿、象皮肿和睾丸鞘膜积液等。丝虫病的神经系统并发症主要是由微丝蚴侵入血循环栓塞血管所引起。由于微丝蚴阻塞脑部毛细血管,患者可有头痛、激动、意识障碍、脑膜刺激征、抽搐等。脑脊液中可找到微丝蚴。隐性丝虫病也称热带肺嗜酸性粒细胞增多症(tropical pulmonary eosinophilia,TPE),临床表现为夜间阵发性咳嗽哮喘、持续性超度嗜酸性粒细胞增多和IgE水平升高。

实验室检查外周血嗜酸性粒细胞计数$(5\sim6)\times10^9$/L以上,占白细胞总数的20%~80%不等。痰中可见嗜酸性粒细胞和夏科-莱登结晶,支气管肺泡灌洗液中嗜酸性粒细胞平均约占50%。外周血中较难找到微丝蚴,但有高滴度抗丝虫抗体及IgE增高。胸片示肺纹理增粗和广泛粟粒样斑点状阴影,肺部可有游走性浸润灶。肺功能为限制性通气功能障碍。诊断需综合分析根据流行病资料、临床表现及实验室检查等因素。

治疗采用乙胺嗪、伊维菌素、呋喃嘧酮、左旋咪唑等抗丝虫治疗与对症处理和手术治疗。乙胺嗪对班氏丝虫及马来丝虫均有杀灭作用。需反复查治以巩固疗效。WHO推荐在丝虫病流行区应用阿苯达唑(albendazole)和伊维菌素(ivermectin),进行群体治疗可明显降低微丝蚴血症水平,控制淋巴丝虫病的传播。

(七) 钩虫病

钩虫病是主要由十二指肠钩虫和(或)美洲钩虫寄生于小肠所致的疾病。临床上以贫血、营养不良及胃肠功能失调为主要表现,严重者可引起心功能不全及儿童发育障碍,轻者可无症状。

钩虫病的发病机制主要为钩虫蚴侵入皮肤时引起钩蚴皮炎、在肺内移行时引起局部炎症与出血、在小肠内咬附黏膜引起溃疡、出血,甚至贫血与营养不良等。皮肤症状-幼虫穿透皮肤部位产生局灶性瘙痒性斑丘疹(称为"地痒"),可以看到皮内幼虫迁移的蛇行轨迹,通常发生在脚趾之间,多在几天内消退,较为少见。呼吸道症状-大多数无症状,或出现轻微的咳嗽和咽部刺激症状,但嗜酸性肺浸润很少见。急性胃肠道症状-幼虫迁移到小肠时可能会出现胃肠道症状,如恶心、腹泻、呕吐、中上腹痛(通常伴有餐后加重)、腹胀,及胃肠道出血。慢性营养障碍-钩虫通过撕裂毛细血管和摄入外渗血液,在附着于肠黏膜期间导致患者贫血、营养受损。此外,母体钩虫感染与新生儿低出生体重有关。

实验室检查可见外周血嗜酸性粒细胞计数增多,占白细胞总数的20%~30%。粪便中可检出钩虫卵或孵出钩蚴。胸部X线可见肺纹理增粗或出现点片状浸润影,经数日后可消退。治疗给予补充营养、纠正贫血,驱虫给予阿苯达唑、甲苯达唑、双羟萘酸噻嘧啶等治疗。

(八)棘球蚴病

棘球蚴病也称包虫病,是由棘球绦虫的幼虫-棘球蚴引起的慢性人畜共患寄生虫病。成虫主要为细粒棘球绦虫或多房棘球绦虫。

犬和狐是传染源,人为中间宿主,主要通过消化道摄入虫卵。因棘球蚴生长缓慢往往在感染后5～20年才出现症状。棘球蚴包囊主要寄生在肝和肺,临床主要引起的症状有:①局部压迫和刺激症状,受累部位有轻微疼痛和坠胀感。如肝区疼痛,呼吸道刺激症状(如呼吸急促、胸痛等)头痛呕吐甚至癫痫等症状。骨棘球蚴常发生于骨盆椎体的中心和长骨的干骺端可破坏骨质易造成骨折或骨裂。位置表浅的棘球蚴可在体表形成包块,触之坚韧,压之有弹性,叩诊时有震颤感。若包块压迫门静脉可致腹水,压迫胆管可致阻塞性黄疸、胆囊炎等。②毒性和过敏反应,如荨麻疹哮喘、血管神经性水肿、消瘦、贫血、发育障碍等症状。③继发性感染等并发症,出现胆绞痛、寒战高热、黄疸、急性弥漫性腹膜炎等。肺棘球蚴如破裂至支气管可咳出小的生发囊、子囊和角皮碎片。

实验室检查如血常规:肝棘球蚴病时外周血嗜酸性粒细胞增多,一般占0.04～0.12,也可高达0.2～0.3以上;肺棘球蚴病有50%患者血中嗜酸性粒细胞增多,一般不超过0.1。肝棘球蚴病时肝功能大多数正常。约80%患者血清补体结合试验阳性,棘球蚴皮内试验阳性率为95%。脑棘球蚴病患者脑脊液中嗜酸性粒细胞增多。

辅助检查:腹部B超对特征性表现为囊壁回声呈双层结构;包囊底部有堆积棘球蚴的小强光点,囊液呈均匀暗区,母囊暗区内有大小不等、形状不同的小暗区为子囊;外囊增厚钙化;内囊与外囊部分分离可见双层间隙增宽,完全分离者内囊完全漂浮在囊液中;合并感染时可见回声不均,边界粗糙,囊液吸收实变后呈干酪样实质回声。肺棘球蚴病胸部X线检查有重要诊断价值,可表现为边缘整齐规则、界限清晰、密度均匀、圆形单发或多发孤立阴影;如囊壁破裂,囊腔与气道相通,气体进入囊内时囊顶部出现新月形影;内、外囊同时进入空气时呈双顶征,并可见气液平面,囊塌陷浮于液面时呈水上浮莲征,内囊全部咳出时呈薄壁环形影;当内容物全部咳出,但内囊壁仍贴在外囊之内时,呈日环蚀征;当内囊卷曲成团,在外囊内可随体位改变时,称内囊滚动征。血源性继发肺棘球蚴囊肿的X线表现为双侧多发、分布均匀、边缘锐利、大小密度相似的圆形或椭圆形阴影。胸部CT:可见单发或多发的圆形或椭圆形均一液性密度病灶,边缘清晰,病灶可含气体及塌陷、折叠的内囊膜,病灶内见子囊可确诊,增强后病灶周边呈环状强化为其特征性表现。肝脏CT表现为单房或多房圆形低密度灶,增强扫描囊壁不强化而常有钙化。脑部CT表现为脑实质内或脑膜上圆形囊性低密度区或分隔现象,病灶周围通常无水肿等,但有明显占位,钙化少见;包虫囊在脑血管造影上有特殊表现,病变区无血管,围绕包囊的血管极度移位、变直、环绕成球形。

诊断主要依靠流行病学史,典型临床表现与实验室或辅助检查。治疗以手术治疗为主,手术前后可采用抗寄生虫药物如阿苯达唑与甲苯达唑治疗。

(九) 囊尾蚴病

囊尾蚴病是由于猪肉绦虫的幼虫囊尾蚴寄生于人体的皮下组织、肌肉、眼、脑、心脏等器官引起的寄生虫病。人是猪带绦虫唯一的终宿主,同时也可作为其中间宿主。

临床表现依赖于囊尾蚴寄生部位,如脑囊虫病、皮下组织与肌肉囊虫病、眼囊虫病等。皮下及肌肉囊尾蚴病约占 26.29%,囊尾蚴位于皮下黏膜下或肌肉中形成结节,以躯干和头部较多四肢较少,数量不等、活动、无压痛,常分批出现,并可自行逐渐消失。感染轻时可无症状,寄生数量多时,可出现肌肉酸痛无力,发胀麻木或呈假性肌肥大症等。

脑囊尾蚴病约占 65.32%,临床表现以癫痫最常见,发作形式的多样性和易转换性为本病的特征之一。也可表现为脑膜炎,常以急性或亚急性脑膜刺激征为特征,伴有发热,常有颅内压增高表现,晚期病人可因颅内压增高、脑积水引起脑功能障碍如痴呆、嗜睡、共济失调、偏瘫等。脊髓囊尾蚴病临床上较少见,引起类似前角灰白质或侧索硬化的症状如感觉障碍大小便潴留瘫痪等。

眼囊尾蚴病约占 7.23%,多为单眼受累。囊尾蚴可寄生在眼内的任何部位,多数在玻璃体与视网膜下寄生,通常累及单眼但也可双眼或与其他部位的囊尾蚴病合并发生。症状轻者表现为视力障碍眼底镜检有时可见头节蠕动重者可失明。而囊尾蚴一旦死亡虫体的分解物可产生强烈刺激造成眼内组织变性,导致玻璃体混浊,视网膜脱离,视神经萎缩,并发白内障,继发青光眼、细菌性眼内炎等,终致眼球萎缩而失明。

实验室检查如血常规可见嗜酸性粒细胞轻度增多。脑囊虫病患者脑脊液压力明显增高,白细胞通常在 $100 \times 10^6/L$ 以内,蛋白质中度增高,糖和氯化物正常或偏低,脑脊液沉淀可查出嗜酸性粒细胞,可达所检细胞的 1/3。外周血和脑脊液进行补体结合试验测定特异性抗体阳性。眼囊虫病进行检眼镜、裂隙灯检查可见寄生于视网膜下或玻璃体内的囊尾蚴呈浅灰色圆或椭圆形囊泡,周围有红晕光环。头颅 CT 和 MRI 对脑囊虫病的诊断有重要价值。进行皮下结节的活组织检查可明确诊断。

诊断根据流行病史,粪便中曾发现孕节,结合临床表现及实验室检查可诊断。眼囊虫病和脑室囊虫病应手术,以免因药物使虫体死亡引起严重的炎症反应。近年证明吡喹酮、阿苯达唑和甲苯达唑可使囊尾蚴变性和死亡,特别是前者具有疗效高、药量小给药方便等优点,对皮下及肌肉囊尾蚴病疗效显著。脑囊尾蚴病治疗期间可出现颅压增高及过敏反应,因此需住院治疗观察疗效。

(十) 肺螨病

肺螨病是由于吸入螨引起的肺部变态反应而导致的疾病。本病与职业联系紧密,如纺织工人,销售工人等。

主要症状为咳嗽、咳痰、胸闷、气短,部分患者还会出现咯血、低热,盗汗,乏力等表现。尘螨引起的哮喘常常开始于幼儿期,多数在婴儿期有湿疹,到3～5岁时部分儿童可发展为哮喘。

实验室检查可见外周血嗜酸性粒细胞计数增高。痰液检查螨类成虫、幼虫、虫卵可阳性。免疫学检查发现皮肤挑刺试验阳性或螨抗体阳性。胸部X线片可见肺门阴影增浓,肺纹理增加,双肺可见结节状阴影。

诊断依靠详细的病史,痰液检查发现螨类成虫、幼虫、虫卵即可确诊。治疗方式为药物治疗,如甲硝达唑等。若合并肺部细菌感染,可以联合使用抗生素。治疗不及时有效,可增加发生细菌感染,哮喘,肺纤维化等并发症的风险。

(十一) 血管圆线虫病

血管圆线虫病又名嗜酸性粒细胞增多性脑脊髓膜炎,该病是人畜共患的寄生虫病,因进食含有广州管圆线虫幼虫的生或半生的螺肉而感染。其幼虫主要侵犯人体中枢神经系统,也可损害肺、眼和鼻。临床主要表现为急性剧烈头痛或脑膜脑炎表现,其次为颈项强直,可伴有颈部运动疼痛、恶心呕吐、低度或中度发热、下肢肌无力、尿潴留、排便障碍。部分患者伴有神经系统异常表现、视觉损害、眼部异常、缓慢进行性感觉中枢损害、面瘫等体征。实验室检查如脑脊液压力升高,外观浑浊或乳白色,白细胞总数明显增多,其中嗜酸性粒细胞超过10%。可从脑脊液中、眼或身体其他部位查出幼虫、幼龄成虫或成虫,但病原检出率很低,仅为2.5%左右。本病的诊断主要依据有吞食或接触含本虫的中间宿主或转续宿主史。治疗药物首选阿苯达唑。

(十二) 旋毛虫病

旋毛虫病是由旋毛虫寄生小肠及幼虫寄生骨骼肌细胞引起的疾病,是人畜共患病,猪是最重要的传染源,人类主要是因为食用染虫的生猪肉而感染。我国已发现的旋毛虫有2种即旋毛虫和乡土旋毛虫。

致病过程包括侵入期、幼虫移行期、包囊形成期。轻症者无明显症状,重度感染者临床表现复杂多样,若未及时治疗可在发病后数周内死亡。侵入期患者又称肠道期,主要以胃肠道症状为主,出现恶心、呕吐、腹痛、腹泻等消化道症状,可有乏力、畏寒与发热等。幼虫移行期又称肠外期、肌肉期,患者的典型临床表现为发热、眼睑或面部水肿、过敏性皮疹、肌肉疼痛及外周血中嗜酸性粒细胞增多等。重症患者出现肺炎、心肌炎、脑膜炎和脑炎。在包囊形成期(又称恢复期),伴随囊包的形成急性炎症逐渐消退,患者全身症状相应减轻或消失,但肌痛仍可持续数月。

实验室检查可有外周血白细胞计数增高,可达(10～20)×10⁹/L,感染后第2周嗜酸性粒细胞开始增多3～4周时可达到高峰占白细胞总数的0.1～0.4,甚至高达0.9。血清免疫学可检测到特异性抗体。胸大肌或腓肠肌活组织压片可见包囊和幼虫,腹泻患者粪便中可找到幼虫。脑脊液压力和蛋白质增高,嗜酸性粒细胞增高,偶可查到幼虫。

诊断需综合分析流行病学史,临床表现和实验室检查等结果。治疗可分为可采取对症支持及病原学治疗。病原学治疗可给予阿苯达唑、甲苯达唑、噻苯达唑等治疗。

(十三) 等孢球虫病

等孢球虫病是由等孢球虫寄生于人体肠道引起腹泻为主要表现的一种肠道原虫病。寄生于人类的等孢子虫有两种:贝氏等孢球虫和纳氏等孢球虫。临床表现轻重不一,免疫功能正常者症状轻微,免疫功能缺陷的患者病情迁延。患者可有发热、头痛、腹部绞痛、恶心、呕吐、食欲下降、体重下降等,腹泻为其主要症状,黏液便多见,周期性发作。病情具有自限性,也可转为慢性。对有热带、亚热带地区旅游或居住史,临床表现为痉挛性腹痛和腹泻,外周血中嗜酸性粒细胞增加等应考虑本病,可反复粪便中查卵囊,必要时可做十二指肠黏膜活检确诊。等孢球虫病是一种自限性疾病,多数患者虫体可自行被清除。本病目前尚无特效治疗。首选的治疗药物为复方磺胺甲噁唑,成人患者2片/次,4次/d,连服10天后改为2片/次,2次/d,再服用3周。也有人主张复方磺胺甲噁唑2片/次,2次/d,连服5天即可。亦可用呋喃唑酮,100 mg/次,4次/d,10天为一个疗程;儿童6 mg/(kg·d),分4次服,疗程同成人。乙胺嘧啶加磺胺嘧啶啶、伯氨喹加氯喹等均有一定疗效;但甲硝唑、四环素等似乎无效。

(十四) 肉孢子虫病

目前已知寄生人体的肉孢子虫有三种:林氏肉孢子虫(也称为人肌肉肉孢子虫)、牛人肉孢子虫及猪人肉孢子虫。因牛人肉孢子虫和猪人肉孢子虫的形态与生活史基本相同,且均寄生于人体小肠,统称为人肠肉孢子虫。

人肠肉孢子虫多因人类误食含虫孢子囊的猪、牛肉引起。感染者一般无明显症状,部分可出现食欲减退、腹痛腹泻、恶心呕吐等非特异性的消化道症状。严重感染可引起贫血坏死性肠炎,外周血嗜酸性粒细胞增高。粪便检测到卵囊可确诊。

林德曼肉孢子虫感染是因误食被犬、猫粪便污染的食物引起,在人体肌肉组织形成肉孢子囊,大多数患者无症状,临床表现与虫体的寄生部位有关,如寄生于喉头肌的可引起支气管痉挛或声音嘶哑,寄生于心肌的可引起心肌炎。可有肌炎与局灶性组织嗜酸性粒细胞增多症。本病确诊病例数目有限,缺乏治疗经验。目前除了应用肾上腺皮质激素减低过敏反应,治疗上尚无特效药物可试用磺胺嘧啶、复方磺胺甲噁唑(TMP-SMZ)等。

(十五)蛆虫病

蛆虫病是苍蝇的幼虫感染人类引起的疾病,临床以家畜肤蝇类的纹皮蝇如牛或马皮蝇多见。由纹皮蝇的幼虫引起的皮肤蛆虫病,临床主要表现为皮下组织感染性、反复疼痛性、移动性皮下结节,伴有发热、肌肉痛,累及内脏器官时,可有胸膜炎、心包炎与肌炎、嗜酸性粒细胞性胸腔积液等表现。外周血嗜酸性粒细胞可明显增高,类似于高嗜酸性粒细胞综合征。其他测定包括采用蛋白质印迹法测定针对纹皮蝇的特异性 IgE 与 IgG 抗体水平,免疫荧光测定嗜酸性粒细胞主要碱性蛋白,皮肤或病变切除后活检发现蠕虫或幼虫可确诊。本病治疗采用伊维菌素,糖皮质激素治疗效果需进一步验证。

第二节 球孢子菌病与嗜酸性粒细胞增多

球孢子菌病是由双相真菌粗球孢子菌(Coccidioides immitis)和波萨达斯球孢子菌(Coccidioides posadasii)感染所引起的自限性地方真菌病。球孢子菌病主要流行于美国西南部与中美洲和南美洲部分地区。一般认为,球孢子菌为域外真菌,疫区外发现该菌感染主要考虑为输入性。

球孢子菌生存于干旱或半干旱地域,尤其沙漠或戈壁环境,是典型双相真菌。在土壤中,该菌为有隔膜的分枝状菌丝。土壤干燥时,菌丝可发育分节孢子,进而分裂成单个关节孢子在空气中传播。球孢子菌可伴尘土随风播散至数百千米外的非疫区,沙尘暴等物理运动可促进该菌播散,尤其是赴疫区留学或工作人群的感染风险较大,值得提高警惕。中国可能存在球孢子菌的假说,虽尚无直接证据,亦需谨慎对待。

【发病机制】

细胞介导的免疫反应是机体对球孢子菌的主要防御机制。机体吸入节分生孢子后,发生迟发型超敏反应(变态反应),形成炎症性肉芽肿。本病的特征是对实验室人员具有高度传染性。免疫系统在控制球孢子菌抗原方面起重要作用,免疫功能正常者首次感染后病变可自限、甚至自发缓解。宿主基因特别是 HLA-Ⅱ类与 ABO 血型可能与感染播散性与严重性有关。

【临床表现】

依据临床表现,球孢子菌病大致可共分为以下三类:急性原发性球孢子菌病、播散性球孢子菌病和慢性球孢子菌病。

1. 急性原发性球孢子菌病 为亚临床型,可无症状,或仅有过敏反应及呼吸道症状,少数病人可出现咯血。X线胸片呈肺叶或肺段浸润,伴肺门区腺体肿大或胸腔积液,有时可见单个薄壁。病变可自行愈合消散,胸片多不留痕迹,或遗留少许淋巴结钙化。

2. 播散性球孢子菌病(DC) 为血源性播散型,预后不良,主要累及皮肤、淋巴结与骨骼。临床上表现为单一或多灶性的皮肤或皮下组织播散灶、丘疹、皮下脓肿,骨质破坏、肾上腺功能受损等。X线胸片可无明显异常征象。

3. 慢性球孢子菌病 常有发热、咳嗽、咯血、气短、体重减轻等症状。X线胸片示肺上叶条索状阴影;类似结核的浸润病灶;脓肿性结节影,直径一般为1～4 cm,中心呈半固体状,有1个或多个空洞。

免疫抑制的患者,体内病原体可被重新激活,导致疾病迅速进展,出现皮肤或骨骼受累、脑膜炎、阻塞性脑积水引起的精神状态改变,严重的呼吸窘迫综合征(ARDS)等症状。

【实验室检查】

1. 血常规与血沉 可有白细胞计数升高,尤其是中性粒细胞数目增加;血沉增快;外周血嗜酸性粒细胞增多等。

2. 病原学直接检测

(1) 显微镜检查:显微镜下发现感染组织中有内孢囊与内生孢子可确诊。可用的方法包括:

①氢氧化钾湿涂片:优点为方便快速,但其特异性与敏感性较其他差。

②植物细胞壁:钙荧光白(Calcofluor white,CFW)是在组织病理学标本中检出真菌敏感性最高的方法,但过度染色会干扰实验结果。

③其他常用的组织学染色:如过碘酸希夫染色与苏木精—伊红染色、姬姆萨等。

(2) 分子鉴定:聚合酶链反应(polymerase chain reaction,PCR)、ITS等测序分析或基质辅助激光解析电离飞行时间质谱仪(MALDI - TOF MS)可能是球孢子菌病诊断测试的未来。

3. 病原学培养 在临床实验室内节分生孢子具有高度危险性,因此要格外注意自身防护。

若在显微镜下直接看到内孢囊与内生孢子,即可认为是球孢子菌。特异性分子基因探针可进一步证实分离菌为球孢子菌。培养标本的阳性率,以呼吸道标本最高。中枢神经系统(CNS)球孢子菌病标准的诊断方法是血清学而不是病原学培养。

4. 血清学检查　真菌特异性抗原(内孢囊素或球孢子菌素)皮试是主要的监测球孢子菌病活动性的手段,尚未普及。免疫抑制患者可能缺乏血清学反应。

体内球孢子菌病抗体无防护作用,反映了病原菌活动性,可用于疾病诊断与预后评估。血清学反应早期为 IgM 抗体(小管沉淀素抗体),晚期为 IgG 抗体(补体结合作用抗体)。IgG 抗体可维持数个月,出现播散性感染后持续阳性,感染治愈后即消失。抗体测定方法主要包括下述几种:

(1) 酶联免疫测定(EIA):检测 IgM 与 IgG 最敏感。阳性的 IgG EIA 应需进行确认和量化。

(2) 免疫扩散方法:培养周期较长,较敏感。

(3) 其他 IgG 免疫扩散—补体固定(IDCF)定量试验或传统的补体固定试验:通常作为验证性试验进行,不敏感也不特异。

血清学检查阴性并不能除外球孢子菌病,尤其是疾病早期及免疫抑制个体,需进行连续检测或痰培养。

【诊断】

球孢子菌病诊断需综合临床、影像学和实验检查等结果,见表 6-1。

表 6-1　球孢子菌病的诊断

接触史
　　前往或居住在地方病流行区
　　风险增加:沙尘暴、建筑、雨季后时期、军事演习
临床发现
　　下呼吸道症状
　　呼吸困难、咳嗽、胸膜炎性胸痛
　　全身症状
　　发热、疲劳、皮疹、关节炎
实验室检查
　　嗜酸性粒细胞增多症
影像学特征
　　急性疾病
　　病灶或弥漫性浸润、空洞、胸腔积液、腺病、小结节或粟粒性浸润
慢性后遗症
　　结节、薄壁空洞

【治疗】

原发性球孢子菌感染一般无需治疗,可自愈。需对病人密切临床随访,监测疾病有无进展。

1. 抗真菌治疗　首选氟康唑、伊曲康唑、两性霉素 B 和两性霉素 B 的脂质制剂。最常见的治疗方案是氟康唑 400 mg/d,持续 3～6 个月。免疫抑制患者,无症状时建议慢性预防性抗真菌治疗;出现肺部浸润表现时,提示可继发严重低氧血症和急性呼吸窘迫综合征,需接受两性霉素制剂的治疗,好转后改口服抗真菌药物治疗。

2. 糖皮质激素　适用于球孢子菌病相关的 ARDS 或类似 ARDS 的急症,可增加传播风险。出现继发性嗜酸性肺炎时,需联合抗真菌药。

3. 其他　外科手术切除、疫苗等。

第三节　Ⅰ型 HIV 感染与高 IgE 样综合征与嗜酸性粒细胞增多

艾滋病患者高 IgE 样综合征(ARHIES)为艾滋病晚期发生的一种综合征,属艾滋病相关综合征(AIDS-related complex,ARC)的范畴。

艾滋病也称获得性免疫缺陷综合征(AIDS),为人类免疫缺陷病毒(HIV)引起的一种严重慢性传染病,病毒主要侵犯并毁损 $CD4^+$ T 淋巴细胞,造成机体细胞免疫严重缺陷,并发各种严重的机会性感染和恶性肿瘤,最终导致死亡。本病主要通过血液、性接触及母婴传播。目前感染艾滋病毒的青少年和成人的分类系统基于 $CD4^+$ T 淋巴细胞计数的三个范围(表 6-2)和三个临床类别(表 6-3)。诊断基于该分类系统:$CD4^+$ T 细胞计数<200/μL 的艾滋病毒感染者均诊断为艾滋病,无论是否存在症状或机会性疾病(表 6-2);出现 B 类临床表现病例,即使疾病得到解决,也不能归为 A 类;C 类相对于 B 类也是如此。

表 6-2　美国 1993 年修订的 HIV 感染分类系统及 AIDS 诊断标准

$CD4^+$ T 淋巴细胞分类	临床分类		
	A 无症状的急性(初期)HIV 或持续的全身性淋巴结肿大	B 但无 A 或 C 的情况	C 有艾滋病指征
>500/μL	A1	B1	C1
200～499/μL	A2	B2	C2
<200/μL	A3	B3	C3

表 6-3　HIV 感染的临床类别

分类 A

凡是有下列三种情况之一者,即可归入 A 类。

1. 无症状的 HIV 感染者;

2. 持续的全身性淋巴结肿大;

3. 有急性(初期)HIV 感染的疾病或病史者。

分类 B

有下列 11 种情况之一者,归入 B 类。

1. 杆菌引起的血管瘤病;

2. 口咽部的念珠菌病(鹅口疮);

3. 持续、经常或治疗反应差的外阴阴道念珠菌病;

4. 宫颈发育异常(轻度/严重)/宫颈原位癌;

5. 持续一个月以上的全身性症状,如发热(38.5℃)或腹泻。

6. 口腔有毛状黏膜白斑病;

7. 包括至少两次明显的突发或一处以上皮区的带状疱疹;

8. 特发的血小板减少性紫癜;

9. 李司忒菌病;

10. 盆腔炎症状性疾病,特别是并发输卵管、卵巢脓肿;

11. 周围神经病。

分类 C

包括 25 种艾滋病指征疾病,凡有其中之一者,不论 CD4$^+$ T 淋巴细胞数高低,即可诊断为艾滋病。

1. 支气管、气管或肺的念珠菌病;

2. 食道念珠菌病;

3. 侵袭性宫颈癌;

4. 弥漫性或肺外的球孢子菌病;

5. 肺外的隐球菌病;

6. 引起慢性肠炎(病程＞1 个月),的隐孢子虫病;

7. 除肝、脾、淋巴结外的巨细胞病毒性疾病;

8. 导致失明的巨细胞病毒性视网膜炎;

9. HIV 相关性脑病;

10. 单纯疱疹引起的慢性溃疡(病程＞1 个月),或支气管、肺炎和食管炎;

11. 弥漫性或肺外的组织胞浆菌病;

12. 等孢子虫病引起的慢性肠炎(病程＞1 个月);

13. 卡波济肉瘤;

14. 伯基特淋巴瘤;

15. 免疫母细胞淋巴瘤;

16. 脑的原发淋巴瘤;

17. 弥漫性或肺外鸟型结核分枝杆菌复合症或堪萨斯分枝杆菌;

18. 任何部位(肺部或肺外的)结核分枝杆菌;

19. 弥漫性或肺外其他种别或未鉴定种别的分枝杆菌;

20. 卡氏肺囊虫肺炎;

21. 反复发作的肺炎;

22. 进行性多病灶脑白质病;

23. 反复发作的沙门菌败血症;

24. 脑弓形虫病;

25. 由 HIV 引起的消瘦综合征。

典型艾滋病有三个基本特点:①严重的细胞免疫缺陷,特别是 CD4$^+$ T 淋巴细胞缺陷;②发生各种致命性机会感染(opportunistic infection)特别是卡氏肺囊虫肺炎(Pneumocystis Carini pneumonia,PCP);③发生各种恶性肿瘤,特别是卡波济肉瘤(Kaposis sarcoma,简称 KS)。64％的艾滋病患者发生 PCP,同性恋及非洲艾滋病例中 KS 发生率较高,同时发生 PCP 和 KSAIDS 病人死亡率最高。

HIV-1 有编码病毒结构蛋白的基因:gag 编码形成病毒核心的蛋白(包括 p24 抗原);pol 编码负责病毒蛋白的蛋白酶加工、反转录和整合的酶;env 编码包膜糖蛋白。不同于非逆转录病毒,HIV-1 病毒包含至少六个其他基因(tat、rev、nef、vif、vpr 和 vpu),这些基因编码的蛋白质,参与修饰宿主细胞以增强病毒生长和调节病毒基因表达。

HIV 至少有 2 个亚型,即 HIV-1 和 HIV-2,主要区别在于:HIV-2 缺乏 vpu 基因,HIV-1 缺乏 vpx 基因。目前全世界范围内流行的主要是 HIV-1,所以本节重点介绍 HIV-1 及 HIV-1 感染的艾滋病。

【发病机制】

未经治疗的艾滋病毒感染者自然史可分为以下三个阶段,即初次感染阶段、临床潜伏期和最后机会性感染阶段。具体发病机制尚不完全清楚,在此重点介绍 HIV 感染与嗜酸性粒细胞增多。

AIDS 的可能发病机制是:机体感染 HIV 初期,CD4$^+$ T 细胞数量无明显变化,后潜伏在细胞内的 HIV 以及前病毒可被激活,开始转录和复制,通过耗竭 CD4$^+$ T 细胞导致免疫系统崩溃,发展成 AIDS 患者。

艾滋病患者高 IgE 样综合征(ARHIES)系童年原发性免疫缺陷,一方面可因过敏症而伴随血嗜酸性粒细胞增多症及血清 IgE 异常增高;另一方面可能与 HIV 感染晚期患者 Th2 细胞占优势有关,Th2 淋巴细胞产生的 IL-5 是诱导嗜酸性粒细胞产生、生长、分化、释放与存活的主要细胞因子。有文献报道,IgE 水平升高与 CD+4 T 淋巴细胞数目下降相关。

【病理】

艾滋病非特异性的病理表现包括机会性感染、肿瘤、淋巴结及中枢神经系统病变。

1. 机会性感染和肿瘤 常致多重感染,组织中病原体繁殖多而炎性反应少。常见的机会性感染有带状疱疹、卡氏肺孢子菌肺炎、肺结核等。常见的肿瘤有卡波西肉瘤、淋巴瘤及其他全身恶性肿瘤。

2. 淋巴结病变 包括反应性病变和肿瘤性病变。①反应性病变:早期多为滤泡增生性淋巴结肿大,即淋巴结生发中心发生淋巴滤泡增生、增大、融合;继之为弥漫性淋巴细胞增生,滤泡生发中心有大量淋巴细胞浸润,形成混有淋巴细胞的免疫母细胞巢;最终淋巴结纤维性变,正常结构消失,代之以纤维水肿或纤维变,含有浆细胞、免疫母细胞性组织细胞、少量淋巴细胞。②肿瘤性病变:如卡波西肉瘤、淋巴瘤等,提示进入艾滋病阶段。

3. 中枢神经系统病变 中枢神经系统易受累,病理变化主要为胶质细胞增生,灶状坏死,血管周围炎性浸润,合胞体形成及脱髓鞘现象等。

【临床表现】

本病潜伏期长短不一,一般为 2～10 年。临床表现不一,多与机会性感染或肿瘤有关。

1. HIV 感染自然病程 从感染 HIV 发展至艾滋病的自然病程,临床上将其分为四期。

(1)急性感染期:感染 HIV 后,HIV 刺激机体引起免疫反应,部分患者出现一过性类传染性单核细胞增多症样或流感症状。起病急骤,出现发热、出汗、头痛、恶心、全身不适、关节及肌肉疼痛等症状,同时可伴有皮疹、呕吐、腹泻、全身淋巴结肿大或血小板减少,有的还出现头痛、神经系统症状和脑膜刺激征等急性无菌性脑膜炎表现。淋巴细胞亚群检查 CD4$^+$ T/CD8$^+$ 细胞比例可无明显变化。在被感染 2～6 周后,血清 HIV 抗体可呈现阳性反应。

(2)无症状感染期:此期感染者除血清 HIV 抗体阳性外,可无任何症状,T 细胞数量可进行性减少。感染者已具有传染性。一般为 6～8 年。

(3)艾滋病前期:亦称"持续性全身淋巴结肿大综合征"。此期的临床表现是除腹股沟淋巴结以外,其他部位两处或两处以上淋巴结肿大,直径 1 cm,持续 3 个月以上,无其他原因可解释者均属此期。淋巴结多对称性、无痛性肿大,质韧、可活动,对一般治疗无反应。常伴有疲劳、发热、体重减轻等全身症状,反复出现各种特殊性或复发性的非致命性感染。近年来许多学者主张取消艾滋病前期,将淋巴结肿大等归入无症状感染期,全身一些表现归入到艾滋病期。

(4)艾滋病期:除具有艾滋病前期的特征外,可有明显的发热盗汗、体重减轻(＞10％)、持续性腹泻等临床表现;严重的免疫缺陷,如机会性感染及恶性肿瘤,可累及全身各个系统及器官,且常有多种病原体引起感染和肿瘤并存。

2. AIDS 临床表现

(1)呼吸系统:主要是机会性感染引起的肺炎、卡波西肉瘤以及肺结核等。AIDS 合并 AEP 临床少见,最早于 1995 年由 Mayo 等报道,临床表现为发热、咳嗽、呼吸困难,可有肌痛、寒战等。原因不清楚,可能与药物应用有关,如喷他脒、曲唑酮、氟西汀及布洛芬等。AIDS 合并 AEP 的诊断依据:确诊为 AIDS 患者出现急性发热、进行性呼吸困难、严重低氧血症、双肺浸润影、支气管肺泡灌洗液(BALF)或肺活检标本中嗜酸性粒细胞增高。需要与 AIDS 合并卡氏肺孢子菌肺炎、支气管肺曲霉菌病及球孢子菌病等鉴别,这些情况下 BALF 中嗜酸性粒细胞也增高。

(2) 中枢神经系统:主要临床表现有头晕、头痛、肢体瘫痪、痉挛性共济失调及脑神经炎等。除 HIV 引起的进行性亚急性脑炎外,最多见的是隐球菌脑膜炎。诊断主要依靠脑脊液检查、头部 X 线及 CT 检查。

(3) 消化系统:大部分艾滋病患者可出现消化系统病变,临床表现为口腔炎、食管炎、胃肠炎、消化道出血、溃疡和肠结核等。卡波西肉瘤也常侵犯病人胃肠黏膜,同性恋患者常出现直肠和肛周病变。

(4) 泌尿系统:主要是肾损害。机会性感染是引起肾损害的主要因素之一。感染引起的体液及电解质异常、败血症、休克、肾毒性抗生素的使用及恶性肿瘤等均可引起肾损害。巨细胞病毒及 EB 病毒可引起免疫复合物肾炎。HIV 相关肾病可于 2～4 个月内迅速发展至尿毒症。

(5) 皮肤黏膜:多数患者均可出现皮肤黏膜感染。如口腔黏膜白假丝酵母菌感染、复发性单纯疱疹性口炎、慢性单纯疱疹性肛周溃疡、带状疱疹、皮肤真菌感染、肛周尖锐湿疣、脂溢性皮炎样等。卡波西肉瘤亦常侵犯皮肤和口腔黏膜,出现红色浸润斑和结节。

(6) 血液系统:血液系统异常较常见,主要包括贫血、粒细胞及血小板减少及非霍奇金淋巴瘤等。

(7) 其他:艾滋病患者眼部受累相当常见,是这些患者失明的最常见原因。

3. ARHIES 临床表现 约 10% 的患者在 HIV 感染前有过敏史,典型表现为广泛而严重的瘙痒性皮炎甚至苔藓样变,所有患者有鹅口疮与念珠菌性皮炎,可出现反复发作的念珠菌性食管炎、卡氏肺孢子菌肺炎(PCP)、巨细胞病毒性视网膜炎、皮下脓肿等病变。高 IgE 综合征伴嗜酸性粒细胞增多症系临床表现为湿疹样损害、皮肤念珠菌病、反复严重病毒感染、葡萄球菌性皮肤内脏脓肿及自发性骨折的一组综合征。

【实验室检查及其他检查】

1. 血常规 普通艾滋病时常有红细胞、血红蛋白降低,呈轻度正色素、正细胞性贫血。中性粒细胞计数增加,有核左移现象。少数表现为粒细胞减少。淋巴细胞明显减少,有浆细胞样淋巴细胞和含空泡的单核细胞出现。血小板一般无变化,血小板可明显减少。在 ARHIES 时有外周血嗜酸性粒细胞增高,常在 $0.12\sim0.40$ 以上,绝对值为 $(0.351\sim1.5)\times10^9/L$,平均达 $0.9\times10^9/L$。

2. 免疫学 以细胞免疫变化为主。

(1) 淋巴细胞亚群检查:CD4$^+$ T 细胞减少,常常低于 $0.1\times10^9/L$,CD/CD8$^+$ 比例下降,而艾滋病患者常 <1.0。

(2) T 细胞功能下降,B 细胞功能失调。迟发型变态反应性皮试阴性。T 细胞的细胞毒作用降低;T 细胞产生 IL-2 和干扰素 γ 减少;有不同程度的免疫球蛋白及免疫复合物升高等.

（3）自然杀伤细胞活性下降。

3. 血清蛋白、免疫球蛋白与抗体检测　被激活的巨噬细胞的产物如血清 β2 微球蛋白和新蝶呤增高意味着免疫激活，预示病情进展至艾滋病。在 ARHIES 时，血清总 IgE 增高达 800～1 000 U/ml 以上；另外，IgG 1～IgG 4 均可增高；血清 IgA 也明显升高；血清 ECP 可异常增高。

4. 活检　腹股沟以外部位的淋巴结肿大，可见到淋巴结的反应性病变和肿瘤性病变等非特异的、但具有一定诊断价值的病理表现。在 ARHIES 时皮肤活检未见嗜酸性粒细胞浸润。部分艾滋病患者，表浅淋巴结消失，不易做活检。

5. 病原学检查

（1）HIV-1 血清抗体的检测：一般多用 ELISA 法做初查，再用硝酸纤维膜免疫印迹试验（WB）确认。其诊断标准：如 ELISA 连续两次阳性，且 WB 检测出现 p24、gp41、gp120 或 gp160 条带中任何两条条带阳性者，则可确认为 HIV 感染。如没有两条条带阳性者，则只能诊为"未定型"。这时可用 PCR 检测其特异的病毒核酸，或继续密切观察，反复做上述检测，以明确诊断。

（2）检测病毒抗原：通常检测 p24，其灵敏性及特异性均较高。既有助于早期诊断，也可用于献血员筛选、药物疗效考核等。

（3）检测病毒核酸：在抗 HIV-1 转阳之前的窗口期，还可用反转录聚合酶链反应（RT-PCR）技术检测 HIV RNA。

（4）病毒分离和培养：从患者的淋巴细胞、体液中均可分离出病毒。但因方法复杂，成本较高，一般只用于实验室研究。

6. 其他　小便检查常有蛋白尿、外周血中肌酸酐和尿素氮可升高；胸部及胃肠道 X 线检查，可及早发现感染和恶性肿瘤；眼球运动测试、瞳孔检查和眼底检查等。

【诊断】

凡出现长期不明原因发热、全身不适、腹泻及关节肌肉疼痛等全身症状；红斑样皮疹、全身淋巴结肿大等体征；或出现常人不易患的感染，及淋巴细胞亚群检查异常显示 CD4$^+$ T 细胞减少，CD4$^+$/CD8$^+$ 细胞比例倒置时，应考虑到本病。尤其是高危人群中出现，应及时做病原学检查。我国于 1996 年制定了国内 HIV 感染和 AIDS 的诊断标准。诊断标准分急性 HIV 感染、无症状 HIV 感染及 AIDS 等。

1. 急性 HIV 感染

（1）流行病学史：①同性恋或异性恋者有多个性伴侣史，或配偶或性伴侣抗 HIV 抗体阳性；②静脉吸毒史；③用过进口的因子Ⅷ等血液制品；④与 HIV/AIDS 患者有密切接触史；⑤有过梅毒、淋病、非淋菌性尿道炎等性病史；⑥出国史；⑦抗 HIV 抗体阳性者所生的子女；⑧输入未经抗 HIV 检测的血液。

（2）临床表现：①有发热、乏力、咽痛、全身不适等上呼吸道感染症状；②个别有头痛、皮疹、脑膜脑炎或急性多发性神经炎;③颈、腋及枕部有肿大淋巴结,类似传染性单核细胞增多症;④肝、脾肿大。

(3)实验室检查:①外周血白细胞及淋巴细胞总数起病后下降,以后淋巴细胞总数上升,可见异型淋巴细胞;② CD4$^+$/CD8$^+$>1;③抗 HIV 抗体由阴性转阳性者,一般经 2～3 个月才转阳,最长可达 6 个月,在感染窗口期抗体阴性;④少数患者初期血液 p24 抗原阳性。

2. 无症状 HIV 感染

(1)流行病学史:同急性 HIV 感染。

(2)临床表现:常无任何症状及体征。

(3)实验室检查:①抗 HIV 抗体阳性,经确认试验证实者;② CD4$^+$ 淋巴细胞总数正常或逐年下降,CD4$^+$/CD8$^+$>1;③血液 p24 抗原阴性。

3. AIDS

(1)流行病学史:同急性 HIV 感染。

(2)临床表现:①原因不明的免疫功能低下;②持续不规则低热长于 1 个月;③持续原因不明的全身淋巴结肿大(淋巴结直径大于 1 cm);④慢性腹泻多于 4 次/d,3 个月内体重下降超过 10%;⑤合并有口腔假丝酵母菌(念珠菌)感染、卡氏肺孢子菌肺炎、巨细胞病毒(CMV)感染、弓形虫病、隐球菌脑膜炎、进展迅速的活动性肺结核、皮肤黏膜的卡波西肉瘤、淋巴瘤等;⑥中、青年患者出现痴呆症。

(3)实验室室检查:①抗 HIV 抗体阳性经确认试验证实者;② p24 抗原阳性(有条件单位可查);③ CD+4 T 淋巴细胞总数为(0.2～0.5)×10^9/L;④ CD4$^+$/CD8$^+$<1;⑤白细胞、血红蛋白下降;⑥β2 微球蛋白水平增高;⑦可找到上述各种合并感染的病原学或肿瘤的病理依据。

4. ARHIES 的诊断依据 除符合上述普通艾滋病的诊断标准外,患者外周血嗜酸性粒细胞增高,同时伴有血清 IgE 增高即可诊断。需要排除艾滋病合并寄生虫感染、药物过敏反应,必要时行皮肤活检。

【治疗】

本病强调综合治疗,治疗措施包括:一般治疗、抗病毒治疗、抗机会性感染和恶性肿瘤治疗。

1. 一般治疗 呼吁将艾滋病毒感染检测纳入常规医疗保健项目;加强对艾滋病防治的健康教育,提供咨询服务;接种疫苗如流感疫苗、肝炎病毒疫苗等。

2. 抗病毒治疗 联合抗逆转录病毒治疗(combination antiretroviral therapy,cART),也称为高效抗逆转录病毒疗法(highly active antiretroviral therapy,HAART),是管理艾滋病毒感染患者的基石。目前抗病毒药物主要有以下三类:核苷类反转录酶抑制药、非核苷类反转录酶抑制药和蛋白酶抑制药。

(1)核苷类反转录酶抑制药(NRTIs):此类药物通过选择性与 HIV 反转录

酶结合,并掺入延长的 DNA 链中,使 DNA 链延长中止,从而抑制 HIV 的复制和转录。主要包括齐多夫(ZDV)、齐多夫定(AZT)、双脱氧胞苷(3'ddC Dideoxy-C)、双脱氧肌苷(DDI)、司他夫定(d4T)、拉米夫定等。临床应用时需警惕药物不良反应,及时调整用法用量。

(2)非核苷类反转录酶类抑制剂(NNRTIs):此类药物低浓度下即选择性作用于 HIV 反转录酶的某个位点,使其失去活性或活性下降,从而抑制 HIV 复制。此类药物药效强,但易产生耐药。主要有奈韦拉平、罗韦拉得、地拉韦定、依法韦伦等。

(3)蛋白酶抑制药:通过阻断 HIV 复制和成熟过程中所必需的蛋白质合成,抑制 HIV 的复制。主要有沙奎那韦、茚地那韦、奈非那韦、利托那韦等。

治疗上主张联合用药。目前多以一种蛋白酶抑制药加两种 NRTI 制剂,或两种蛋白酶抑制药加一两种 NRTI 制剂。常见的联合方案有:沙奎那韦＋ZDV＋3TC;或奈非那韦＋d4T＋DDI;或茚地那韦＋ZDV＋d4T;或利托那韦＋ZDV＋ddC;或沙奎那韦＋利托那韦＋d4T＋3TC。

关于何时开始抗逆转录病毒疗法的建议如下:①艾滋病诊断明确后,尽快进行治疗;②对于大多数机会性感染,建议在开始治疗后 2 周内开始抗逆转录病毒疗法;③对于结核病和 CD4$^+$ 细胞计数为 $50/\mu L$ 或以上的个体,抗结核治疗 2～8 周内开始抗逆转录病毒疗法;④对于隐球菌性脑膜炎的个体,在抗真菌治疗 4～6 周内开始抗逆转录病毒疗法;⑤建议新诊断的癌症病例立即开始抗逆转录病毒疗法。

一经诊断,需长期服药,如何提高患者的依从性和耐受性仍有待于进一步研究。

3. 机会性感染及肿瘤的治疗　强调早发现、早诊断、早治疗,可明显延长生存期。

(1)卡氏肺孢子菌肺炎:喷他脒通过抑制 DNA 及 RNA 合成,同时抑制氧化磷酸化过程,直接杀灭卡氏肺孢子菌。不良反应有恶心呕吐、腹痛腹泻以及局部反应等。其他治疗方案如甲氧苄胺嘧啶(TMP)加磺胺甲唑;乙胺嘧啶加磺胺嘧啶,同时服用碱性药物等。氨苯砜(DDS)与 TMP 联合应用,可提高疗效。

(2)巨细胞病毒感染:目前推荐更昔洛韦或膦甲酸钠,也可用阿糖腺苷。

(3)隐球菌、假丝酵母菌(念珠菌)及皮肤癣菌感染:可用的药物有酮康唑、氟康唑、两性霉素 B。酮康唑具有抗白假丝酵母菌、类球孢子菌及皮肤癣菌等作用,使用时需注意肝脏毒性。隐球菌脑膜炎首选两性霉素 B。

(4)隐孢子虫感染:复方磺胺甲唑通过抑制核酸合成,抑制隐孢子虫的繁殖。不良反应主要有肾损害、过敏反应及骨髓抑制等。乙胺嘧啶较齐多夫毒性低,大剂量时可能引起造血功能障碍及消化道症状,停药后可恢复。

（5）其他：鸟分枝杆菌感染及弓形虫感染可用克林霉素；单纯疱疹及带状疱疹感染首选阿昔洛韦；卡波西肉瘤可用多柔比星等。

4. ARHIES 的处理　临床相关治疗经验少，可参考 PHIES 的治疗。

【预后】

部分 HIV 感染者可长期处于无症状感染期。进入艾滋病前期或艾滋病阶段，预后差，病死率较高。ARHIES 预后极差。

近年来发现，嵌合抗原受体 t 细胞免疫（Chimeric antigen receptor T-cells，CAR-T）疗法有助于本病的预防和逆转。

【预防】

预防主要通过控制传染源、切断传播途径、保护易感人群三项举措。避免直接接触 HIV 感染者的体液，如血液、唾液、乳汁、粪便、精液及阴道分泌物等。

第四节　猩红热与嗜酸性粒细胞增多

猩红热是由 A 组乙型（β）溶血性链球菌引起的急性呼吸道传染病，该病多在冬春季节流行，好发于儿童。其临床特征为发热、咽峡炎、全身弥漫性红疹，出疹后可伴嗜酸性粒细胞增高，疹退后脱屑。抗生素的使用大大降低了猩红热的发病率和死亡率。

猩红热的传染源为病人和带菌者。本病主要通过呼吸道飞沫传播，偶可经接触被污染的物品，通过破损的皮肤或产道传播，引起"外科型"及"产科型"猩红热。

【病因与发病机制】

本病可能是机体 A 组链球菌（GAS）及其毒素共同作用的结果，常导致以下三种病变：①感染性病变。细菌侵入咽峡部或其他部位，A 组菌的 M 蛋白可抵抗机体白细胞的吞噬作用，并在局部增殖导致咽部及扁桃体充血、水肿，形成脓性分泌物；细菌还可经淋巴直接侵犯临近组织引起炎症甚至脓肿，如扁桃体周脓肿、中耳炎、乳突炎等，进入血流后可引起败血症。②中毒性病变。皮肤黏膜可出现充血及点状出血，形成典型的猩红热样皮疹；链球菌产生的红疹毒素，可引起全身毒血症症状，累及全身多个脏器。③变态反应性病变。如急性肾小球肾炎或风湿性全心炎、风湿性关节炎等。

【临床表现】

潜伏期大多为 2～5 天，常见的临床表现为发热、咽痛和弥漫性红疹。

1. 分型

（1）普通型猩红热：起病较急，常有畏寒发热，体温多在 39℃左右。可伴有头晕头痛、恶心呕吐、咽痛甚至吞咽困难。扁桃体隐窝处可有点片状脓性分泌物，重者可成大片假膜状。软腭黏膜可出现点状充血或出血性黏膜内疹。初期舌被白苔,乳头红肿且突出于白苔之外,称为草莓舌;后白苔开始脱落,乳头突起,称为杨梅舌。颈及下颌下淋巴结常中度肿大伴压痛。皮疹通常在感染后 2～3 天出现,最先累及躯干、腋下和腹股沟,然后扩散到四肢,包括手掌和脚掌。在颈部、肘前窝和腹股沟等皮肤褶皱处可发现 Pastia 线,周围丘疹呈线性堆积。皮疹开始消退后,可脱屑。

(2)轻型猩红热:严重程度较普通型明显减轻。发热不高,甚至不发热;咽峡炎轻;皮疹仅见于颈、胸、腹部,消退快,可出现变态反应性并发症。

(3)脓毒型猩红热:本型患者发热,体温多在 40℃ 以上,头痛、咽痛、呕吐等症状明显。部分可发展成败血症。皮疹消退后脱皮明显。

(4)中毒型猩红热:本型患者毒血症症状明显,皮疹面积大且重。可出现不同程度的意识障碍,很快出现休克,休克后皮疹可褪色。咽部炎症与疾病的严重程度无关。

(5)外科型猩红热:细菌经损伤的皮肤或产道侵入,皮疹首先出现在皮损附近,然后向周围扩展,病情大多较轻。

2. 并发症 病情较重者,易出现以下两类并发症:

(1)化脓性:感染进展引起的并发症,如扁桃体周围炎、咽脓肿、中耳炎、鼻窦炎、坏死性筋膜炎及淋巴结炎等。

(2)非化脓性:多由感染后免疫反应介导的并发症,如感染后反应性关节炎、中毒性休克综合征、急性肾小球肾炎等。

【实验室检查及其他辅助检查】

1. 血清学检查 白细胞及中性粒细胞计数可增高,出疹后外周血中嗜酸性粒细胞可增高。

2. 病原学检查 如咽拭子培养和抗链球菌溶血素"O"试验。咽拭子培养较抗链球菌溶血素"O"试验用时长,但精确度更高。对于改良 Centor 评分(无咳嗽、扁桃体有渗出物或肿胀、发热史、颈前淋巴结肿胀和触痛、年龄小于 15 岁)较高的年轻患者,建议行抗链球菌溶血素"O"试验。

3. 其他 尿中可出现少量蛋白,并发肾炎时蛋白增加,并有红细胞、白细胞及管型。

【诊断与鉴别诊断】

诊断依据:①有急性起病的发热、咽痛、猩红热样皮疹。②有与猩红热或咽峡炎患者接触史。③外周血中白细胞增高达(10～20)×10⁹/L,中性粒细胞占 0.80 以上;胞浆中可有中毒性颗粒及空泡;出疹后患者外周血中嗜酸性粒细胞可增高达 0.05～0.10。④咽拭子或伤口处细菌培养,如有 A 群链球菌生长可确诊。

猩红热患者咽峡炎脓性分泌物成片时,应与白喉相鉴别,白喉假膜不易剥去。还需与其他出皮疹疾病相鉴别,如金黄色葡萄球菌感染、风疹、麻疹、药物疹、川崎病等。

【治疗】

治疗主要包括以下四项：一般治疗、病原学治疗、对症治疗与并发症治疗。

1. 一般治疗　病情较轻者采取隔离、卧床休息等措施。

2. 病原学治疗　A 组链球菌对青霉素或阿莫西林敏感；青霉素过敏者，可使用第一代头孢菌素。

3. 对症治疗　使用糖皮质激素，适用于嗜酸性粒细胞增高明显、合并脏器损害及中毒性休克患者。

4. 并发症治疗　对中毒性休克的病例，应静脉给予足量抗生素、加强监护、氧疗、输注新鲜血、扩容、纠正代谢性酸中毒等。

【预防】

主要原则为控制传染源、切断传播途径、保护易感人群。

第五节　卡氏肺孢子菌肺炎与嗜酸性粒细胞增多

卡氏肺孢子菌肺炎（pneumocystis cariniipneumonia，PCP），亦可称为卡氏肺囊虫肺炎（Pneumocystis jiroveci Pneumonia，PJP）。最常见于器官移植后应用免疫抑制剂（尤其是糖皮质激素），出现严重或长期免疫抑制的患者。也可见于其他免疫力低下人群，如 AIDS 患者、巨细胞病毒（CMV）感染或恶性肿瘤化学治疗病人等。PCP 是 AIDS 患者死亡的主要原因，AIDS 合并 PJP 患者大多伴有肺或外周血嗜酸性粒细胞增多症。临床表现主要包括发热、呼吸困难伴低氧血症和干咳。

【病因与发病机制】

PJP 的病原体卡氏肺囊虫最初被认为是寄生虫。由于 PC 具有包囊与滋养体两种形态，应属于原虫，且抗原虫药物有效，似乎归类于原虫更符合临床需要。近年来随着基因研究的不断发展，卡氏肺囊虫被归类为真菌。

嗜酸性粒细胞增高的机制不太清楚，可能是机体对 PC 抗原的免疫反应。肺损伤可能是 AIDS 与 PJP 共同作用的结果，嗜酸性粒细胞可通过释放氧自由基、各种炎症介质等而损伤肺。

肺大面积受累时，肉眼可见质地及颜色如肝脏。肺泡内及细支气管内充满泡沫样物质，为坏死虫体和免疫球蛋白的混合物；肺泡间隔有浆细胞及淋巴细胞浸润，增厚的肺泡间隔可占据整个肺容积的 3/4。包囊开始位于肺泡间隔的巨噬细胞浆内，一方面可随巨噬细脱落进入肺泡腔；另一方面包囊内的子孢子增殖与成熟，包囊壁破裂后子孢子排出成为游离的滋养体进入肺泡腔。

【临床表现】

本病因危险因素不同,患者的临床表现也不尽相同(见表6-4)。疾病初期临床表现与辅助检查不相符。患者常表现为低氧血症、呼吸困难、干咳,通常还伴有发热。在接受器官或造血干细胞移植、糖皮质激素治疗的患者中,起病常呈急性至亚急性;接受免疫治疗的患者中,疾病进展较快;合并艾滋病的患者初期疾病进展缓慢(通常为2~5周),后疾病快速进展,但就疾病的严重程度来看,HIV阴性、既往存在肺部疾病(如环磷酰胺肺、肺纤维化和慢性阻塞性肺病)及存在其他感染(如巨细胞病毒、军团菌和分枝杆菌)的PJP患肺部感染更重、动脉血氧分压更低,呼吸衰竭更好发。

表6-4 卡氏肺囊虫肺炎的症状和体征

卡氏肺囊虫肺炎的症状和体征	发生率
发热	81%~87%
呼吸困难	66%~68%
咳嗽	71%~81%
胸痛	23%~24%
肺部听诊异常	30%~34%
胸片异常	92%~96%
低氧血症	78%~91%

【实验室检查及其他检查】

1. 实验室检查 白细胞计数正常或稍高,约半数病例淋巴细胞减少,可有嗜酸性粒细胞轻度增高血气分析可有显著的低氧血症,肺泡动脉氧压差加大,肺泡动脉氧压差超过30mm Hg与高死亡率相关,亦是使用辅助皮质类固醇治疗的指征;肺功能测试可呈进行性减退。

2. 生物标志物 包括血清(1,3)β-D-葡聚糖(BDG)、涎液化糖链抗原-6(Krebs Von den Lungen-6,KL-6)、乳酸脱氢酶(LDH)和S-腺苷甲硫氨酸(SAM)等。研究表明,BDG最可靠。其次是KL-6、LDH和SAM。BDG与KL-6联合试验是PJP诊断最准确的血清学方法。抗体检测在急性疾病中灵敏度低,在免疫抑制患者中通常为阴性。

3. 影像学检查 影像学表现取决于合并症、免疫抑制强度和感染持续时间。早期可见双侧弥漫性颗粒状阴影,自肺门向周围伸展,呈毛玻璃样,伴支气管充气象,以后变成致密索条状,间杂有不规则片块状影。后期累及全肺,有持久的肺气肿,在肺周围更为明显。可伴纵隔气肿及气胸。在胸片与临床表现不一致时,应行胸部CT,PET-CT可发现早期病变。

4. 侵入性检查 没有微生物学诊断的免疫抑制性肺炎患者应考虑侵入性诊断。非 AIDS 的 PJP 患者其支气管肺泡灌洗液(BALF)中的细胞以多核白细胞与免疫母细胞和(或)浆细胞为主。BALF 中嗜酸性粒细胞增多是 AIDS 合并 PCP 患者特征性标志,可有多核白细胞与淋巴细胞增高,但临床研究发现多不伴随外周血嗜酸性粒细胞增高。必要时进行活检,如针吸活检术(对于可触及的囊性或肿块性病变)或开放性肺活检术。

【诊断与鉴别诊断】

AIDS 与 PCP 的诊断首选微生物学诊断,必要时可行侵入性操作确诊。外周血或 BALF 中嗜酸性粒细胞计数即可确定诊断。

本病需与非 AIDS 患者的 PJP、细菌性肺炎、真菌性肺炎、急性呼吸窘迫综合征(ARDS)及淋巴细胞性间质性肺炎(LIP)等相鉴别,其中尤其是 LIP。LIP 多呈慢性,以咳嗽及干啰音为主,有全身淋巴结增大及唾液腺增大,可在肺活检标本中查出 EBV-DNA1,而 PJP 不能查出。

【治疗】

本病病死率高,但早期治疗反应较好,多数可以得到恢复,故关键在于早期诊断和治疗。

1. 病原治疗 首选药物为甲氧苄啶(TMP),20 mg/(kg·d),加磺胺甲基异唑(SMZ)。卡泊芬净治疗效果较好,单一药物治疗效果较差,常常需要联合用药,SMZ-TMP 联合卡泊芬净治疗 PCP 已成为一种趋势。在严重感染中,可应用喷他脒。但喷他脒可出现较重的不良反应,如局部发生无菌性脓肿、皮疹、低血压、恶心、呕吐、眩晕、低血糖、低血钙、高血糖、骨髓抑制、电解质紊乱及肝、肾功能损害等。糖皮质激素应在进行性低氧血症早期给药,最好在抗菌治疗开始 72 小时内给药,后逐渐减量避免反弹性肺炎。

2. 支持疗法 包括肌内注射丙种球蛋白或胎盘球蛋白,可以增强免疫力。必要时吸氧。如在应用肾上腺皮质激素的过程中发生此病,则需减量或停药。为预防此病在高危患儿中交叉感染,最近主张执行呼吸道隔离,直至治疗结束。

3. 其他 集落刺激因子(GM-CSF)、减少免疫抑制、预防卡氏肺囊虫肺炎(PJP)等。PCP 临床上治疗较困难,病死率高。

第六节 肺结核与嗜酸性粒细胞增多

肺结核是由结核杆菌引起的传染病,多见于年轻人,我国是世界结核第二大国。近年发病率呈上升趋势。研究发现,艾滋病患者的增加、结核耐药菌的增多、农民工进城等是造成肺结核发病率增高的主要因素。

【病因及发病机制】

文献报道肺结核引起的嗜酸性粒细胞增多症有下述几种原因:肺结核感染直接引起的肺嗜酸性粒细胞增多症、肺结核患者对抗结核药物如利福平或乙胺丁醇等过敏、肺结核引起的支气管中心性肉芽肿病(BG)等。

结核菌感染直接引起的肺嗜酸性粒细胞增多症可能与急性炎症反应有关,肺内巨噬细胞与淋巴细胞积聚活化后可限制结核菌生长并因此阻止疾病进展。补体碎片、抗原抗体复合物及炎症介质如活化的 T 细胞释放的 IL-5 等诱导趋化因子,吸引嗜酸性粒细胞。

抗结核药物引起的嗜酸性粒细胞增多症的机制尚不清楚,可能与其他药物过敏类似。

【病理】

BG 是病理术语,主要侵犯支气管及细支气管,可累及肺实质,早期细支气管黏膜被组织细胞取代,随后细支气管内被干酪性、坏死性肉芽肿充填并破坏,病变组织中可有嗜酸性粒细胞增多。

【临床表现】

临床表现与普通肺结核类似,如发热、盗汗、体重减轻、咳嗽、胸痛、咯血及呼吸困难等。

【实验室检查及其他检查】

1. 血常规 可有小细胞低色素性贫血,白细胞计数及分类可正常,单核细胞及嗜酸性粒细胞百分比可增高。

2. 粪便常规 一般正常。

3. 支气管肺泡灌洗液检查 病淋巴细胞与嗜酸性粒细胞增高,后者可高达 0.40 以上。

4. 细菌学检查 可通过痰液、病变组织、支气管肺泡灌洗液、血液等直接抗酸染色或结核菌培养获取。

5. 结核菌素皮肤试验(TST) 可呈阳性,但阴性不能排除。

6. X 线胸片 可发现肺结核病变的浸润影,但 BG 患者胸片可正常。

7. 胸部 CT 除结核病变外,可发现 BG 引起的支气管扩张及肺部浸润阴影。

【诊断与鉴别诊断】

肺结核患者血液或支气管肺泡灌洗液中的嗜酸性粒细胞增高,应想到有上述病因可引起嗜酸性粒细胞增多症。

主要与变应性支气管肺曲菌病、血管炎及寄生虫感染鉴别。前者可有明显支气管扩张,同时曲菌皮试阳性,特异性 IgE 及 IgG 阳性,血清沉淀素阳性等可明确诊断。血管炎可有肾脏、鼻窦等损害,血清抗中性粒细胞胞浆抗体(ANCA)阳性,活检可见血管炎性改变等可资鉴别。寄生虫病有流行病学史,寄生虫或虫卵阳性可资鉴别。

【治疗】

目前我国结核病控制的主要策略是发现和治愈传染源。高风险人群进行潜伏性结核感染(LTBI)的筛查和预防性治疗也将会成为重要的控制手段。《WHO 2020 预防结核病指南》推荐结核菌素皮肤试验(TST)或 γ-干扰素释放试验(IGRA)用于 LTBI 检测。

1. 预防性治疗 适用于具有发展为活动性结核病最高风险的人群,如 HIV 感染者、细菌学阳性肺结核患者的密切接触者以及其他高危人群,如正在进行抗肿瘤坏死因子(TNF)治疗、接受透析、准备器官或血液移植的患者、矽肺病人等。

对感染药物敏感菌株的预防性治疗方案可大致分为两类:单药异烟肼 6 个月的方案和含有利福霉素的治疗方案(利福平或利福喷丁)。异烟肼预防性治疗(IPT)是应用最广泛的结核病预防性治疗方案,但利福霉素方案因疗程较短,具有明显的优势。耐多药结核病的预防性治疗需要使用含氟喹诺酮等其他二线药物的不同方案,且耐多药结核病接触者的预防性治疗方案应个性化,并应基于药敏检测结果。

2. 治愈传染源 对不同原因引起的嗜酸性粒细胞增多症采用不同的治疗方法:①肺结核引起的肺嗜酸性粒细胞增多症通过积极抗结核治疗,嗜酸性粒细胞可迅速下降,个别患者可给予小剂量糖皮质激素。②抗结核药引起的嗜酸性粒细胞增多症停止用药后可迅速下降,但肺结核的治疗可采用其他替代药物治疗。必要时应用少量抗过敏药物,但糖皮质激素要在已应用有效抗结核药物下给予。③支气管中心性肉芽肿病在有效抗结核药物联合糖皮质激素治疗后,病变可吸收。

第七节　瘤型麻风与嗜酸性粒细胞增多

麻风病也被称为汉森病,一种慢性肉芽肿性感染,通常由麻风杆菌(包括麻风分枝杆菌和弥散性麻风分枝杆菌)引起,主要侵犯皮肤和周围神经。麻风引起的嗜酸性粒细胞增多症,主要见于瘤型麻风,尤其麻风结节性红斑(ENL)。本病传染性不高,早期干预和治疗,可降低致残和致畸的风险。很少复发,但引起的神经病变通常不可逆。

【病因与发病机制】

病因与发病机制尚不清楚。人类是麻风杆菌的主要宿主,未经治疗的多菌型病人是主要传染源。麻风菌侵入人体的主要途径是呼吸道,也可通过破损的皮肤侵入。疾病的发生和发展取决于众多因素,如免疫功能、遗传因素、密切接触及犰狳暴露等。PARK2/PACRG基因可能疾病的发生,一些研究表明,发病年龄呈双峰(5~15岁和30岁以上)分布,好发于实体器官移植、化疗、艾滋病毒感染等免疫力缺乏或低下人群,感染后呈瘤型或界线类,具有传染性。

麻风杆菌对周围神经细胞的亲和力强,攻击施万细胞(SCs),导致神经脱髓鞘和轴突传导的损失,临床表现为表情麻木。Th1免疫反应强时,细菌计数较低,疾病具有局限性。

【病理】

麻风病的组织病理学表现多种多样,取决于对麻风分枝杆菌复合体的细胞免疫反应。麻风病皮肤与神经的主要病理变化分为6型,即:结核样型(TT),表现为表皮下没有"无浸润带",抗酸菌检查阴性;界线类偏结核样型(BT),表现为表皮下有一狭窄的"无浸润带",病理抗酸菌检查(0~2+);中间界线类(BB),为不典型的处于两极型之间的中间状态,表皮下有明显的"无浸润带",病理抗酸菌检查(3+~4+);界线类偏瘤型(BL),表现为肉芽肿有大量组织细胞,淋巴细胞较多,病理杭酸菌检查(4+~5+);瘤型(LL),浸润细胞大多为胞质丰富的典型泡沫所构成,淋巴细胞很少,病理抗酸菌检查(5+~6+);未定类(Ⅰ),为非特异性炎症细胞浸润,病理抗酸查菌大多呈阴性。

【临床表现】

麻风的潜伏期平均为2~5年,主要侵犯皮肤及周围神经,同时也可侵犯黏膜及淋巴结。晚期瘤型麻风病人的眼球、骨、睾丸、肝、脾、卵巢等也常被累及。皮损形态具有多样性,如斑疹、丘疹、浸润、结节、水疱、溃疡及萎缩等,皮肤神经末梢发生病变而引起局部浅感觉(温、触、痛觉)障碍,出汗障碍,皮肤病变可找到麻风杆菌(特别是瘤型与界线类麻风)。一般来说,症状的严重程度取决于神经浸润的程度、类型和主动免疫反应。

周围神经损害可呈梭状、结节状或均匀地粗大,有痛感或压痛,有时可出现干酪样坏死、纤维性变及钙化等。常见于尺、腓总、胫神经、面、耳大、正中、眶上及桡神经等。神经受累引起浅感觉障碍、运动障碍如"爪形手"或"猿手"畸形、营养性障碍,如皮肤干燥萎缩、水疱或溃疡、肌肉萎缩,循环障碍如手足发绀,温度降低,肿胀等;支配眼睑肌肉和角膜信号相关的神经减少可能导致兔眼、角膜擦伤和溃疡以及干燥。

世界卫生组织(WHO)将麻风病简化为少菌型和多菌型。

麻风反应是指在病程中突然发生急性或亚急性症状,常见诱因有气候、药物、精神创伤、外伤、过量饮酒及疲劳等。麻风反应可分为Ⅰ型和Ⅱ型;① Ⅰ型麻风反应为细胞免疫型变态反应(又称迟发型变态反应),其临床表现是部分或全部皮肤红肿、浸润、局部发热,但无全身症状。受累的神经干粗大,有疼痛和触痛,有时尚可合并手足或面部水肿。通常出现在 BT、BB 或 BL 患者中。② Ⅱ型麻风反应系免疫复合物(抗原-抗体复合物)型变态反应(又称血管炎型变态反应),与之相关的已知风险因素包括青春期、怀孕和哺乳。已经观察到肿瘤坏死因子-α 与其他细胞因子结合的量增加,但仍不清楚它们如何影响整个过程。通常表现为突然出现疼痛结节,可能出现在真皮浅层或深层,亦可出现发热、头痛,皮肤出现结节性红斑、多形红斑或坏死性红斑、神经干肿大并具压痛、急性虹膜睫状体炎、急性睾丸炎和附睾炎、全身淋巴结肿大、关节肿痛、白细胞计数及中性粒细胞、嗜酸性粒细胞增多等。渗出液可发现抗酸杆菌。病变主要位于四肢和面部表面,多见于 BL 和 LL 的个体中。兼有两种变态反应者为混合型变态反应。

【实验室检查与其他检查】

1. 血常规 麻风患者常有血红蛋白降低,红细胞压积低,部分患者血沉加快、血清 C 反应蛋白升高。瘤型麻风患者可有白细胞计数增高,以单核细胞增高为主,未治疗患者可有中性粒细胞核左移,嗜酸性粒细胞增多症见于约 36% 的患者。

2. 麻风菌素试验 阳性表示对麻风杆菌有抵抗力。阳性者预后一般较好,阴性患者相反,预后较差。

3. 活组织检查 组织病理学检查及病原学检查可确诊并分型。考虑到病变的严重程度和神经的浸润,建议对病变最活跃的边缘进行完整的活检,包括皮下组织。在两型反应中,特征性的发现是多形核白细胞,在出现 Lucio 现象的病例中,可发现明显的纤维蛋白血栓。目前正在进行研究,以进一步确定Ⅰ型反应的组织学标准。聚合酶链反应(PCR)可用于检测组织中的麻风分枝杆菌和弥散性麻风分枝杆菌。

4. 血清学试验 麻风分枝杆菌酚性糖脂-1(PGL-1)在美国临床实践程序中被引用,但并不常见,被诊断患有麻风病的个体往往对 PGL-1 具有升高的多克隆免疫应答和许多假阳性结果。PGL-1的诊断价值有待进一步研究。

【诊断与鉴别诊断】

1. 诊断 诊断标准为：①有皮损并伴有浅感觉障碍及闭汗，或仅有一麻木区；②周围神经干或皮支神经粗大；③皮损或组织切片内查到麻风杆菌；④病理组织中见到特异性病变。若具备2项或2项以上者可成立诊断。

2. 鉴别诊断

（1）皮肤疾病：如环状肉芽肿、真菌感染、系统性红斑狼疮及皮肤利什曼病等。

（2）神经疾病：如周围神经炎与损伤、脊髓空洞症、进行性脊肌萎缩症、肌萎缩性侧索硬化症、腓总神经麻痹与臂丛神经血管压迫综合征等鉴别。

【治疗】

主要以系统药物治疗为主，药物治疗主要为联合化疗（MDT）方案，以减少甚至避免产生耐药性。

MDT对麻风杆菌有效，并使迅速患者进入非感染状态。目前可供MDT的药物有4种（氨苯砜、利福平、氯苯吩嗪及丙硫异烟胺）。美国国家汉森氏病项目（NHDP）提倡每天而不是每月服用利福平，同时延长治疗时间。1982年，世界卫生组织建议的治疗时间是：结核样疾病0.5~1年，麻风病2年。2018年世卫组织指南建议使用统一的计量吸入器，但仍保留1998年的治疗建议。标准方案为利福平，每个月1次，600 mg；加氨苯砜，每日100 mg；与氯法齐明每个月1次，300 mg；同时加氯法齐明，每日50 mg，口服。与以前的方案不同的是，对于缺乏芽孢的病例，每天增加氯法齐明。

统一的MDT治疗减少了被误分为少菌型的多菌型疾病患者治疗不足的机会。其他可能使用的药物包括米诺环素、氧氟沙星、莫西沙星、左氧氟沙星和克拉霉素。

炎症反应通常出现在治疗前及治疗过程中，神经炎严重的情况下可能需要立即使用糖皮质激素进行临床干预，以最大限度地减少不可逆的神经损伤。对于糖尿病患者，甲氨蝶呤可以替代类固醇方案。Ⅰ型反应的二级治疗方案包括环孢霉素，用于皮质类固醇治疗无反应的患者。氯法齐明在慢性病例中很有价值，对急性Ⅱ型反应的影响很小。其他治疗如服用沙利度胺、抑制肿瘤坏死因子-α、病变内注射干扰素或白细胞介素-2对瘤型麻风等。必要时采用外科神经减压术；以及麻风并发症的处理、畸残的康复医疗等。

严重麻风反应或明显与抗麻风药有关的反应可暂停抗麻风药物，一般嗜酸性粒细胞增多症无需特殊处理。一旦治疗开始，一般红斑和病变硬化应在几个月后消失，然而涉及皮肤特征的病变可能需要几年才能完全清除。

【预防与预后】

麻风的预防主要是早发现、早隔离、早治疗,保护易感人群等。随着首次发病后及时开始多药治疗,麻风病通常被视为一种可治愈的疾病。用 MDT 治疗可以防止广泛的畸形和神经残疾。

预后取决于多种因素,包括:诊断时的疾病阶段、早期开始治疗、患者获得治疗的途径和治疗依从性。即使应用多药耐药后,复发亦很少,死亡也不常见。

主要参考文献

[1] Bhandari J, Awais M, Robbins BA, Gupta V. Leprosy. In: StatPearls. Treasure Island (FL): StatPearls Publishing; February 6, 2021.

[2] Moschella S L. An update on the diagnosis and treatment of leprosy[J]. Journal of the American Academy of Dermatology, 2004, 51(3): 417 - 426.

[3] Galgiani J N, Ampel N M, Blair J E, et al. 2016 infectious diseases society of America (IDSA) clinical practice guideline for the treatment of coccidioidomycosis[J]. Clinical Infectious Diseases, 2016, 63(6): e112 - e146.

[4] 梁官钊,刘维达.球孢子菌病的临床特征及诊治策略[J].中国真菌学杂志,2020,15(5): 314 - 317.

[5] Saag M S, Gandhi R T, Hoy J F, et al. Antiretroviral drugs for treatment and prevention of HIV infection in adults[J]. JAMA, 2020, 324(16): 1651

[6] Maschmeyer G, Helweg-Larsen J, Pagano L, et al. ECIL guidelines for treatment of Pneumocystis jirovecii pneumonia in non-HIV-infected haematology patients[J]. Journal of Antimicrobial Chemotherapy, 2016, 71(9): 2405 - 2413.

[7] Maertens J, Cesaro S, Maschmeyer G, et al. ECIL guidelines for preventing Pneumocystis jirovecii pneumonia in patients with haematological malignancies and stem cell transplant recipients[J]. Journal of Antimicrobial Chemotherapy, 2016, 71(9): 2397 - 2404.

[8] 杨松,韩梅,王乐乐,等."2020 世界卫生组织结核病整合指南之预防性治疗 "解读[J].国际呼吸杂志,2021(3):161 - 166.

[9] Limper A H, Knox K S, Sarosi G A, et al. An official American thoracic society statement: Treatment of fungal infections in adult pulmonary and critical care patients[J]. American Journal of Respiratory and Critical Care Medicine, 2011, 183(1): 96 - 128.

[10] Mira M T, Alcaïs A, Van Thuc N, et al. Susceptibility to leprosy is associated with PARK2 and PACRG[J]. Nature, 2004, 427(6975): 636 - 640.

[11] Massone C, Belachew W A, Schettini A. Histopathology of the lepromatous skin biopsy[J]. Clinics in Dermatology, 2015, 33(1): 38 - 45.

［12］ Negera E，Bobosha K，Walker S L，et al. New insight into the pathogenesis of erythema nodosum leprosum：The role of activated memory T-cells［J］. Frontiers in Immunology，2017，8：1149.

［13］ Lockwood D N J，Kumar B. Treatment of leprosy［J］. BMJ，2004，328(7454)：1447 - 1448.

［14］ Walker S L，Lockwood D N. Leprosy type 1 (reversal) reactions and their management［J］. Leprosy Review，2008，79(4)：372 - 386

［15］ Scollard D M，Chaduvula M V，Martinez A，et al. Increased CXC ligand 10 levels and gene expression in type 1 leprosy reactions［J］. Clinical and Vaccine Immunology，2011，18(6)：947 - 953.

［16］ WHO operational handbook ontuberculosis (module 1 prevention)：tuberculosis preventive treatment\［DB OL\］. Geneva World Health Organization 2020 20200914.

第七章

免疫系统疾病伴嗜酸性粒细胞增多

第一节　超敏反应或药物变态反应与嗜酸性粒细胞增多

药物不良反应(adverse drug reactions,ADRs)是指应用恰当的治疗、预防或诊断药物剂量后一定时间内发生的有害和意外反应。药物不良反应包括 A 型(又称剂量相关)和 B 型(又称剂量不相关),其中 B 型不良反应与嗜酸性粒细胞相关,包括药物过敏反应(DHR)或药物变态反应。

DHR 可根据时间(即时与延迟)、机制(过敏与非过敏)和临床表现模式进行分类,有助于 DHR 的诊断和管理。

【病因】

DHR 的重要风险因素包括药物和宿主因素。

1. 药物因素　大分子量试剂如蛋白质和一些多糖可能更容易诱导抗体介导的反应。分子量较小的蛋白质特定结构部分(≤1 000 kD)、非蛋白试剂(如抗生素)和或它们的代谢产物有可能与自身蛋白质共价反应,产生免疫原性半抗原-蛋白质缀合物。大而复杂的药物分子(如蛋白质)可通过与免疫受体的浓度依赖性相互作用直接刺激免疫反应。

2. 宿主的因素　包括女性、药物过敏史、反复暴露于药物、并发疾病状态和遗传因素。如 EBV 感染患者更容易对氨基青霉素类过敏、HIV(艾滋病毒感)染患者更容易对磺胺类药物过敏等。

【发病机制】

根据 Gell 和 Coombs 的分类,DHR 大致可分为四型,其中 Ⅰ 型、Ⅱ 型和 Ⅲ 型是抗体介导的,而 Ⅳ 型反应是 T 细胞介导的。虽然这种框架对识别临床表现模式很有用,但临床上 DHR 有时很复杂,可能是由免疫反应和多种效应机制的组合引起的。

1. 免疫机制

Ⅰ 型反应具有急性发作性,涉及药物特异性 IgE 抗体介导的肥大细胞和嗜碱性粒细胞的活化,导致组胺和类胰蛋白酶的立即释放,以及白三烯和前列腺素的快速生成,产生过敏反应或任何症状。抗生素是导致 Ⅰ 型 DHRs 的常见原因。

Ⅱ型反应延迟发作(通常在暴露后至少5～8天),并涉及由补体激活或巨噬细胞清除引起的IgG或IgM抗体介导的细胞破坏。通常发生在大剂量、长时间暴露于药物后,有时也发生在治疗过程中。临床后遗症包括粒细胞减少症、溶血性贫血和血小板减少症。常见的药物包括抗生素、抗惊厥药、磺胺类药物和肝素。

Ⅲ型反应延迟发作,通常在药物暴露后1周或多周出现,是由沉积在组织中的抗体-药物复合物的形成引起的。这些复合物激活补体和其他免疫细胞,导致组织损伤。临床上表现为血清病、血管炎或药物热等。常见的药物包括抗毒素(狂犬病、肉毒中毒、毒液)和利妥昔单抗。

Ⅳ型反应延迟发作(至少在暴露后48～72小时),由活化的T细胞介导,可能涉及嗜酸性粒细胞、单核细胞和中性粒细胞。大多数发生在皮肤中,临床表现由激活的T细胞亚群驱动,可能出现严重的皮肤反应,有或没有器官受累。

2.非免疫机制　详见表7-1。

【临床表现】

可大体分为即时反应与延迟反应两大类(见表7-1)。

表7-1　即时反应与延迟反应的机制、症状和体征

时间	症状和体征	机制
即时反应 (出现在药物暴露后1～6小时内)	荨麻疹、血管性水肿、鼻炎、结膜炎、支气管痉挛、胃肠道症状(恶心、呕吐、腹泻、腹痛或痉挛)、过敏反应等	过敏性:IgE抗体介导; 非过敏性:直接刺激肥大细胞和或嗜碱性粒细胞(阿片类);补体激活;代谢途径的改变(阿司匹林和非甾体抗炎药通过环氧化酶-1抑制)
延迟反应 (发生在药物暴露6小时后或更长时间)	延迟性荨麻疹、斑丘疹、固定性药疹、脉管炎、表皮坏死、重症多形性红斑、伴嗜酸性粒细胞增多和系统症状的药疹(DRESS)、急性泛发性发疹性脓疱病(AGEP)、对称性药物相关性间擦部及屈侧疹(SDRIFE);内脏器官可单独受损或者伴随着皮肤的症状,包括肝肾功能的损伤、肺炎、贫血、中性粒细胞减少症、血小板减少症	过敏:由抗体或T细胞免疫介导

1. 即时反应　大多数发生于用药后 30 分钟内,可在几分钟内致死。最常见于静脉给药,主要死因是循环衰竭与心因性或上呼吸道水肿引发的梗阻。

2. 延迟反应　大多数延迟发作的反应发生在过敏原暴露后数天至数周,并且可能涉及多个器官。皮肤反应是延迟 DHRs 最常见的表现。药疹通常发生在开始用药的 5～14 天内。药疹通常伴有红斑和丘疹(麻疹样皮疹);多瘙痒,具有离心性的,从躯干开始,以对称的方式向远端扩散到四肢。全身表现包括发热、淋巴结病、嗜酸性粒细胞增多等。迟发性 DHR 的其他器官系统表现包括肾(间质性肾炎、肾病综合征)、肝(肝炎)、心血管(心肌炎、血管炎)、肺洛夫勒综合征(咳嗽、胸部不适、伴或不伴外周嗜酸性粒细胞增多的游走性浸润)、血液系统(贫血、白细胞减少、血小板减少、淋巴结病)。这些表现通常是孤立的,与皮肤表现无关。有病例报道,非甾体抗炎药、放射造影剂、静脉注射免疫球蛋白替代物等引起无菌性脑膜炎。

药物热可能单独出现或伴有其他过敏表现。药物热通常发生在治疗过程的 7～10 天内,在停药后 48 小时内迅速退热。

严重的皮肤不良反应包括伴有嗜酸性粒细胞增多和全身症状的药物反应(DRESS)或药物诱导超敏反应综合征(DIHS)、急性泛发性发疹性脓疱病和史蒂文斯-约翰逊综合征(SJS)/中毒性表皮坏死松解症(TEN)。

【实验室检查及其他检查】

1. 血常规　外周血嗜酸性粒细胞计数增高,白细胞可正常或增高。

2. 药物特异性抗体测定　主要是药物特异性 IgE 抗体,可用于青霉素及其他 β-内酰胺类抗生素、磺胺类、胰岛素等药物。阳性结果支持药物超敏反应,阴性不能排除。但在临床上并非所有皮肤或体外测试阳性的患者都会对挑战反应。

3. 类胰蛋白酶测定　血清类胰蛋白酶是一种稳定的肥大细胞特异性中性蛋白酶,代表全身肥大细胞活性,在过敏反应开始后 30 分钟增加,在反应开始后 1～2 小时达到峰值,并保持增加达 6～8 小时。结果阳性有助于诊断,但阴性不能排除,取决于反应的触发因素和严重程度。

4. 其他检查　如药物特异性 T 细胞、Coombs 试验、抗核抗体(ANA)等。

5. 皮试　皮试可用于检出变应原特异性 IgE 抗体。皮肤试验(点刺和皮内)仅有助于识别立即反应的风险。结果阳性有助于诊断,但阴性不能排除,皮试反应性结果可被抗组胺药、局部类固醇和奥马珠单抗抑制。

6. 斑贴试验　可用于评估 DHR 病(Ⅳ型)的风险,但对大多数药物过敏原的检验作用有限。

7. 分级激发试验　当药物过敏嫌疑较低时,给予大约 3～6 次递增的药物剂量,间隔时间从数小时到数天或甚至数周,如果耐受,表明没有药物过敏,试验过程中需配备心肺复苏设备。

【诊断】

诊断主要依据病史及临床表现,结合类胰蛋白酶水平、IgE 鉴定、分级激发试验和延迟斑贴试验等检查手段。

【治疗】

1. 管理　包括选择替代或非交叉反应药物、药物过敏试验、分级挑战、脱敏等措施。

2. 治疗　包括立即停用可疑药物和对症治疗。辅助用药包括肾上腺素、抗组胺药、糖皮质激素等,必要时采取心肺复苏措施。

(1) 肾上腺素:唯一被证明有效的药物。肾上腺素能舒张支气管平滑肌,维持血管平滑肌张力,减少当前体内肥大细胞介质的释放。严重的急性过敏性休克常需要使用肾上腺素治疗。

(2) 抗组胺药:可一定程度上止痒,对于病程无影响。

(3) 糖皮质激素:对进行性皮疹或与发热、恶心或关节痛相关的皮疹应使用全身类固醇治疗。同样,那些有严重、长期药物反应的患者应接受全身类固醇治疗,并可能需要在几周内缓慢减量。

(4) 其他:吸入型 β_2 受体激动药、多巴胺、氧气吸入等。

【预防】

1. 避免用药,尤其是既往曾出现过不良反应的药物。

2. 对已证实有不良反应的药物,又具备使用该药的明确临床指征,可行剂量分级挑战试验(药物激发试验)。

3. 对于既往出现药物不良反应,非用不可时应该考虑脱敏,脱敏只能由受过专业训练,经验丰富的医务人员进行,且必须在医院进行。

4. 对有瘢痕病史的患者(如 DRESS/DIHS),不应进行分级挑战及脱敏训练。

第二节　药物反应伴嗜酸性粒细胞增多症与全身症状综合征

药物超敏反应综合征(drug induced hypersensitivity syndrome,DIHS)又称伴嗜酸性粒细胞增多和系统症状的药物反应(drug reaction with eosinophilia and systemic symptoms,DRESS),是一种药物引起的严重多器官疾病。其特征是潜伏期较长,伴发热、皮疹、血液系统异常及内脏损害。

【病因与发病机制】

DIHS 的发病机制尚未完全阐明,一般认为是由 CD8[+] T 细胞介导、针对药物及其活性代谢物的迟发性超敏反应。

1. 遗传因素　已经发现,DRESS 综合征与某些人类白细胞抗原(HLA)相关,如 HLA－B＊1502、HLA－B＊1508、HLA－B＊5701 和 HLA－B＊5801 等。

对药物的免疫过敏反应最常见的解释是基于半抗原/前半抗原假说。细胞色素 P450 标记与苯妥英钠引起的严重皮肤不良反应有关。

通过识别特定的风险等位基因，前瞻性筛查人类白细胞抗原，可极大地提高药物安全性。

2. 药物

（1）神经系统药：如抗癫痫药物，其中以卡马西平最多见，也可见于苯巴比妥、苯妥英钠、拉莫三嗪等药物。

（2）非甾体类抗炎药：如阿司匹林、保泰松、布洛芬、萘普生、塞来昔布等。

（3）抗微生物与寄生虫药物：如 β-内酰胺类、磺胺类、抗结核病药、四环素、氨苯砜、米诺环素、羟氯喹及奎宁等。

（4）抗肿瘤类药物：包括苯丁酸氮芥、米托蒽醌、伊马替尼等。

（5）抗痛风药：别嘌呤醇的作用机制可能与其本身及其代谢产物、别嘌呤二醇蓄积有关；肾功能不全与应用噻嗪类利尿剂时别嘌呤二醇清除下降，可加重其致病作用。

（6）其他药物：如降胆固醇药阿托伐他汀、血管紧张素转换酶抑制剂（ACEI）、β受体阻滞剂、维生素 B_1、厄法珠单抗等多种药物可能与本病有关。

3. 感染 人类疱疹病毒-6（HHV-6）再激活被认为是 DRESS 综合征诊断的金标准。推测由于获得性或药物遗传变异，毒性代谢物的积累（如芳烃类抗惊厥药代谢中的氧化芳烃积累），导致直接的细胞毒性或免疫反应的激活和病毒的再激活（依次是 EBV 或 HHV-6、HHV 7、巨细胞病毒），针对病毒相关抗原的活化细胞毒性 CD8$^+$ 淋巴细胞活化时导致组织损伤。也有人提出，药物可能诱导静止型 EBV 或其他 HHV 病毒在细胞（如 B 淋巴细胞）中的再活化和抗原呈递，二次触发针对疱疹病毒的多器官免疫反应。

【病理】

皮肤组织病理学无特异性。受累部位浸润的非特异性淋巴细胞，CD8$^+$ 淋巴细胞占优势，大量细胞毒性细胞表达颗粒酶 B。肝脏组织切片可发现广泛性的肝坏死，非坏死区域可见淋巴细胞与嗜酸性粒细胞混合型炎症浸润。淋巴结可有淋巴细胞与嗜酸性粒细胞浸润。另外也可见心肌炎、间质性肾炎或间质性肺炎等病理改变。

【临床表现】

一般在服药后 1～8 周发病，主要临床表现为发热、皮疹及内脏器官受累三联征，其他表现如吞咽困难、口腔溃疡、血液学异常等。

1. 皮肤病变与皮疹 皮肤症状一般于服用致敏药物后 2～6 周（平均 3 周）出现。早期皮损多为泛发的麻疹样斑疹或斑丘疹，也可为湿疹样或荨麻疹样，少数可出现无菌性脓疱和紫癜等损害，严重者可出现类似剥脱性皮炎、Stevens-

Johnson综合征(SJS)、中毒性表皮坏死松解症(TEN)等皮损。约25%的患者可出现面部、眼睑和或手部水肿,这些体征对本病的早期诊断具有一定意义

2. 全身症状　最常见的临床表现是发热,体温通常为38~40℃。可伴有腹痛、腹泻、乏力,以及关节炎与多关节痛等症状。

3. 淋巴结肿大　见于70%~75%的患者,伴疼痛,在停药后逐渐消退。

4. 血液学异常　可有白细胞增多、嗜酸性粒细胞增多和非典型淋巴细胞增多等。有DRESS综合征伴粒细胞缺乏症病例报道。

5. 其他脏器损害　如肝炎、严重胆汁淤积综合征、心肌炎、间质性肾炎或间质性肺炎、胰腺炎、横纹肌溶解、肺炎和急性呼吸窘迫综合征等。

DRESS综合征的并发症包括严重胆汁淤积综合征,甚至急性肝衰竭、DIC、急性肾衰竭等。

【实验室检查及其他检查】

1. 血常规　可见白细胞增高,嗜酸性粒细胞增多(中至重度)、非典型淋巴细胞等。

2. 肝功能　可有谷丙转氨酶增高,非溶血性黄疸,直接胆红素明显增高,严重时可出现低白蛋白血症。

3. 其他血清学检查　抗HHV-6特异性IgG滴度增高,甚至明显增高。可出现IgA、IgG、IgM以及B淋巴细胞减少,IL-6和TNF-α升高。

4. 药物皮肤斑片试验　阳性结果对诊断有帮助。

5. 对静脉注射药物　如米托蒽醌等,进行不同浓度点刺试验呈阳性,有利于确诊。

6. 组织病理学检查　可对皮肤、浅表受累淋巴结、肝脏等进行活检。

7. 其他检查　如药物皮肤斑片试验、皮肤点刺试验阳性有助于诊断,血液PCR检出循环DNA抗体等。

【诊断与鉴别诊断】

临床上遇到患者服药后出现发热、面颈部和或手足部特征性水肿性红斑、淋巴结肿大、内脏器官受累和嗜酸性粒细胞升高时,应高度怀疑DIHS。目前尚无统一的DIHS诊断标准,欧洲和日本的诊断标准在临床上应用较广泛。2018年中国药物超敏反应综合征诊治专家共识认为,如果患者出现以下临床表现或实验室指标异常,应考虑DIHS的可能:①迟发性皮疹:从服药到皮疹出现时间大于3周;②淋巴结肿大:2个或2个以上部位的淋巴结肿大;③发热:体温大于38℃;④内脏损害:ALT为正常值2倍以上、间质性肾炎、间质性肺炎或心肌炎;⑤血液学异常:白细胞升高或降低,嗜酸性粒细胞≥$1.5×10^9$/L或不典型淋巴细胞>5%;⑥复发病程:尽管停用诱发药物并给予治疗,疾病仍出现病情复发或加重。符合前5条可确诊DIHS。

鉴别诊断:包括斑丘疹、剥脱性皮炎、急性泛发性发疹性脓疱病及 Sézary 综合征、EBV 传染性单核细胞增多症、DRESS 综合征与 Stevens-Johnson 综合征(SJS)、中毒性表皮坏死溶解症(TEN)等。

【治疗】

主要是支持和对症治疗。立即停用可疑药物,必要时给予全身糖皮质激素,绝大多数可迅速缓解。对症治疗包括降温、外用糖皮质激素软膏减轻皮肤症状。急性期应避免经验性使用抗生素或非甾体抗炎药,因为药物间交叉反应可能加重临床症状或使其复杂化。

1. 糖皮质激素　出现瘙痒和皮肤炎症的病例,可局部应用皮质类固醇。全身应用糖皮质激素仍有争议,目前建议在器官受累的情况下使用。具体的剂量和疗程尚不明确。

2. 环孢菌素　适用于糖皮质激素治疗无效或禁用的病例,作为二线治疗药物。

3. 其他　静脉注射免疫球蛋白(IVIG)、血浆置换、肝移植、抗病毒等。IVIG 需在糖皮质激素前提下进行。

【预后】

DRESS 综合征停用致病药物数周至数月后,多数患者可康复,部分病例可能有肾衰竭、自身免疫性疾病(如自身免疫性甲状腺疾病、自身免疫性溶血性贫血)等。初痊愈患者对结构无关药物的反应风险可增加。

第三节　嗜酸性粒细胞增多性肌痛综合征

嗜酸性粒细胞增多性肌痛综合征(eosinophilia myalgia syndrome,EMS),是一种因摄入含 L-色氨酸物质引起的进行性加重的亚急性肌痛与嗜酸性粒细胞增多症的综合征。临床上常表现为四肢剧烈肌痛。美国疾病控制中心(CDC)认为严重肌痛伴外周血嗜酸性粒细胞计数大于 $1×10^9/L$,并排除感染与肿瘤,可考虑嗜酸性粒细胞增多性肌痛综合征诊断。

【病因与发病机制】

本病可能为 L-色氨酸及其毒性代谢产物与宿主等因素共同作用的结果,具体发生机制尚不清楚。受污染的 L-色氨酸的剂量可能是最重要的预测因子。

【临床表现】

临床表现具有多样性,大致可分为急性期与慢性期。常见的表现包括关节痛(73%)、皮疹(60%)、咳嗽或呼吸困难(59%)、周围水肿(59%)、醛缩酶水平升高(46%)和肝功能检查结果升高(43%)。

1. 急性期　主要表现为严重肌痛、肌肉痉挛、发热、咳嗽、呼吸困难、非特异性皮疹、关节痛、阴部溃疡、口腔溃疡、体重增加及肢端水肿等。

2. 慢性期　表现为持续性肌肉疼痛、肌无力,体重减轻、进行性加重的多神经症及硬皮病样皮肤变化等。

【实验室检查及其他检查】

1. 血常规　外周血嗜酸性粒细胞可增多。

2. 血生化与血气检查　血清乳酸脱氢酶(LDH)及醛缩酶可升高,与疾病活动有关;出现高碳酸血症及低氧血症。

3. 胸片　可正常。或可见膈肌升高、胸水、弥漫性间质性阴影等。

4. 肺部 CT　高分辨 CT(HRCT)可见间质改变(如网状或结节状影,甚至小蜂窝影)。肺功能可有 CO 弥散降低、FEV1/FVC 轻度下降、不同程度气流阻塞等。

5. 支气管镜检查　经支气管镜肺活检或支气管肺泡盥洗液检查可见炎症改变。

6. 超声心动图　可正常或见左心房增大,左心室向心性肥厚,主动脉瓣关闭不全,肺动脉高压,肺静脉高压等。

7. 右心漂浮导管检查　可正常或有不同程度的肺动脉高压、轻度肺静脉高压等。

8. 其他　如基础呼吸困难指数(BDL)可降低,氧消费图(OCD)记分下降等。

【诊断与鉴别诊断】

诊断主要依据临床表现、L-色氨酸摄入史、辅助检查。

本病主要与毒油综合征(toxic oil syndrome,TOS)鉴别。毒油综合征因食用进口毒油,一种用于工业并被添加了 2% 的苯胺的油所致的流行病,仅在 1981 年西班牙引起发病。本病当年共累及约 20 000 人,造成 12 000 例入院和 300 多例死亡。

【治疗】

多数病例口服醋酸泼尼松后肺部症状可迅速消失,但出现严重或进行性肺动脉高压的患者通常预后不良。

第四节　嗜酸性肉芽肿性多血管炎

嗜酸性肉芽肿性多血管炎(eosinophilic granulomatosis with polyangiitis, EGPA)又称为 Churg-Strauss 综合征,是一种可累及全身多个系统的、少见的自身免疫性疾病。主要表现为外周血及组织中嗜酸粒细胞(EOS)增多、浸润及中小血管的坏死性肉芽肿性炎症,属于抗中性粒细胞胞质抗体(ANCA)相关性系统性血管炎。好发于 20~40 岁人群,男性多于女性。但与其他血管炎不同,EGPA 最早且最易累及呼吸道和肺,绝大多数首发表现为喘息样发作和鼻-鼻窦炎症状。

【病因与发病机制】

EGPA 病因不明,可能与过敏、感染、药物,尤其是白三烯抑制剂(孟鲁司特和扎鲁司特)等相关。约 40% 的 EGPA 病患者出现 p-ANCA 水平升高,与肾小球肾炎、单神经炎、肺泡出血和活检证实的血管炎发病率的增加相关。近年来有一些证据表明 Th17 淋巴细胞在该疾病血管炎反应的发生和维持中起作用,特别是 Th17 和 Treg 细胞之间的平衡。

目前认为,EGPA 的发病机制为 ANCA 介导的血管壁损伤和 EOS 浸润。在 30%~35% 的 EGPA 患者中可以检测到髓过氧化物酶(MPO)特有的 ANCA。EGPA 中的 MPO-ANCA 阳性与 HLA-DQ 相关,并且具有血管炎特征的病变的发生率更高,例如肾脏受累、神经病变和皮肤血管炎。EGPA 中的 MPO-ANCA 阴性与缺乏 HLA 关联,并且与 IRF1/IL5 和 GPA33 相关,且心肌病和肺部表现的发生率更高。然而,单次检测的 ANCA 状态既不灵敏,也不足以识别 EGPA 的血管炎表型,目前尚不能指导治疗决策。

【病理】

EGPA 的三种典型病理改变为:嗜酸性粒细胞组织浸润、中小型血管坏死性血管炎、血管外(胃肠道)肉芽肿形成。可单独或同时存在,病理改变无特异性,也可见于肉芽肿性多血管炎与结节性多动脉炎。典型表现为肉芽肿和坏死性病变,坏死灶内可见 EOS、嗜酸性坏死碎片、夏科-雷登结晶,周围有类上皮细胞和多核巨细胞形成的肉芽肿。

【临床表现】

依据自然病程,本病大致可分为以下三期:前驱期、组织 EOS 浸润期和血管炎期。但不是所有 EPGA 患者均会经历三期,且分期没有明显的界限,可同时出现喘息、EOS 浸润和血管炎的表现。

1. 前驱期　EGPA 前驱期除出现一般症状如发热、全身不适外,常出现多种呼吸道疾病症状,96%~100% 的患者可出现喘息、咳嗽、呼吸困难等,与单纯哮喘难以鉴别。大部分患者有多组鼻窦受累,少部分患者可累及眼眶,极少数患者可出现鼻腔或鼻窦肉芽肿、出血及鼻腔结痂等肉芽肿性血管炎改变,还可出现分泌性中耳炎及神经性耳聋等。

2. 组织 EOS 浸润期　常表现为外周血 EOS 增多及器官浸润(包括肺、心肌、胃肠道等),60%～70%的患者出现肺部受累。组织 EOS 浸润期可持续数月或数年,有些患者亦可出现在血管炎期。

3. 血管炎期　常表现为严重的喘息、呼吸困难及系统性(坏死性)血管炎引起的一系列继发性改变,如发热、咯血、皮肤损害、心功能不全、肾功能不全及神经系统损伤等。

【实验室检查及其他检查】

1. 实验室检查　外周血 EOS 增多(常＞10%),与疾病活动性无一定联系,长期口服激素(包括含有激素的中药复方)可影响外周血 EOS 的实际水平。血管炎反复发作时,血 IgE 可持续升高,EGPA 病情缓解时下降。EGPA 前驱期变应原特异性 IgE 可以增高。血清 IgG4 水平和 CCL17 水平与疾病活动相关。非特异性的实验室检查,如血沉、超敏 C 反应蛋白(CRP)等。

2. 影像学检查　是 EGPA 与难治性哮喘鉴别的重要依据之一。鼻窦 CT 检查可发现鼻窦炎的表现。肺部影像学表现为多变的游走性病变,激素治疗后短时间内变化明显。常见的影像学异常包括广泛的支气管壁增厚、斑片状磨玻璃影和肺纹理增粗,还可出现多发小叶中心结节、树芽征、小结节、空气潴留、支气管痰栓、肺气肿、实变灶、支气管扩张、肺小血管纹理增粗、肺不张、肺间质性改变、纵隔淋巴结肿大、胸腔积液及胸膜增厚等。

3. 肺功能检查　ANCA 阴性患者多呈阻塞性通气功能障碍,当合并肺间质病时可有弥散与限制性通气障碍。

4. 支气管镜检查　肺泡灌洗液(BALF)细胞分类中嗜酸性粒细胞的比例明显升高,可高达 25%以上。肺受累的 EGPA,经纤维支气管镜肺活检(TBLB)病理发现典型坏死性肉芽肿性病变的阳性率不高,可行电视胸腔镜手术(VATS)肺活检。

5. 抗体检测　ANCA 的检测必须同时采用间接免疫荧光法(IIF)和酶联免疫吸附测定法(ELISA)两种方法,阴性时不能排除 EGPA 的可能性。对患有嗜酸性粒细胞性哮喘和临床症状(包括全身症状、紫癜、多发性神经病、原因不明心脏病、胃肠道或肾脏疾病和/或肺部浸润或出血)提示 EGPA 的任何患者,应使用抗原特异性免疫检测法检测 MPO‑ANCA。

6. 其他器官系统相关检查　如心脏、胃肠道、神经肌肉与关节、眼睛等。尿常规可及早发现疾病累积肾。

【诊断】

2017 年 ACR 和 EULAR 联合推出了分类标准草案,但正式文本一直未发布,临床上多采用 1990 年的分类标准(表 7 - 2)。EGPA 一旦确诊,需详细评估呼吸系统、肾、心脏、胃肠道和(或)外周神经等多器官受累情况。

表 7 - 2　1990 年美国风湿病学会嗜酸性肉芽肿性多血管炎(EGPA)分类标准

病变及表现	标准
"哮喘"①	喘息病史或呼气相弥漫高调的啰音
外周血嗜酸粒细胞(EOS)增多	＞10％
单发或多发神经病变	由系统血管炎引发的单神经或多发性单神经病变或多神经病变(手套/袖套样分布)
肺非固定性浸润影	影像学检查提示游走性或短暂性肺部浸润影(不包括固定性浸润影)
鼻窦病变	鼻窦疼痛或压痛,鼻窦影像学提示鼻窦透亮度下降
活检提示点管外 EOS 浸润	活检结果(包括动脉、小动脉、小静脉)显示血管外大量 EOS 浸润

注:①指哮喘样表现,包括喘息、咳嗽、胸闷及呼吸困难等。

我国 2018 年嗜酸性肉芽肿性多血管炎诊治规范专家共识(以下简称 2018 共识)提出了 EGPA 可分为局限型和全身型两种:满足 1990 年美国风湿病学会制定的 6 条标准中的至少 4 条,且仅有肺部和呼吸系统受累(包括耳鼻喉)的 EGPA 患者,称为局限型 EGPA;若满足 1990 年美国风湿病学会制定的 6 条标准中的至少 4 条,有至少 2 个及以上器官受累者,则为全身型 EGPA。局限型 EGPA 可以转化为全身型 EGPA。活动期全身型 EGPA 定义为新出现或复发或恶化的 EGPA,不包括哮喘和(或)耳鼻咽喉部表现;活动期局限型 EGPA 的定义为喘息、咳嗽、胸闷等症状加重,并伴有呼气峰流速下降和(或)外周血 EOS 升高。

【鉴别诊断】

EGPA 主要与肉芽肿性多血管炎、显微镜下多血管炎、结节性多动脉炎等鉴别,其他如急、慢性嗜酸性粒细胞性肺炎、高嗜酸性粒细胞综合征等。

1. 肉芽肿性多血管炎(GPA)　上呼吸道病变以溃疡、坏死及鼻痛为主,肺内病变易形成空洞,肾脏病变较重,主要为 c - ANCA 阳性。一般无哮喘,嗜酸性粒细胞浸润较轻或不明显。

2. 结节性多动脉炎(PAN)　肾脏受累多见。多侵犯中小动脉的坏死性血管炎,嗜酸性粒细胞增多较少见且通常轻,无哮喘症状,无肺部浸润。

3. 显微镜下多血管炎　以皮肤与肾脏损害为主,肺泡出血与 GPA 似,较 EGPA 发生率高,鼻窦、中枢与外周神经系统受累不明显。

4. 慢性嗜酸性粒细胞性肺炎　有哮喘、肺部嗜酸性粒细胞浸润性肺炎等肺部表现。无坏死性血管炎及坏死性肉芽肿表现。

5. 嗜酸性粒细胞增多症　嗜酸性粒细胞增多症无真正的血管炎,嗜酸性粒细胞计数常更高,有时可高达 $100 \times 10^9 / L$。

【治疗】

EGPA 的治疗取决于疾病的严重程度、受累的器官、病情是否活动等因素。总体治疗方案分为诱导缓解和维持治疗两个阶段。缓解的定义为临床表现消失,除外哮喘和(或)耳鼻喉部表现。诱导缓解治疗方案主要包括激素和(或)免疫抑制剂(如环磷酰胺),诱导缓解治疗的疗程目前尚无定论。维持治疗推荐使用硫唑嘌呤或甲氨蝶呤,维持治疗疗程尚无定论,2015 年全球 EGPA 诊治专家共识推荐的治疗时间为疾病达到缓解后至少 24 个月。

1. 糖皮质激素　治疗效果良好,多复发。近年来强调早期大剂量激素冲击治疗,尤其是急性期伴有多脏器受累者,后缓慢减量。

2. 免疫抑制剂　可提高缓解率、降低复发率。以下三种情况需加用免疫抑制剂:①对糖皮质激素治疗无反应;②糖皮质激素减量困难;③使用糖皮质激素出现严重的副作用,难以继续服用时。常用的药物有环磷酰胺、甲氨蝶呤及硫唑嘌呤。若对环磷酰胺或硫唑嘌呤反应差,可在激素基础上加用环孢素。无效者可考虑血浆置换。

3. 免疫治疗　静脉注射免疫球蛋白用于常规治疗无效的神经病或心肌病;利妥昔单抗和肿瘤坏死因子可作为替代选择;干扰素 α 可一定程度上诱导对环磷酰胺无效的 EGPA 患者缓解,但不能降低复发率;利妥昔单抗、奥马珠单抗、美泊利单抗为复发或难性 EGPA 提供了新的治疗选择。以哮喘症状为主要表现的患者可采用奥马珠单抗;顽固性嗜酸性粒细胞增多为主,采用奥马珠单抗或美泊利单抗。

有研究显示,使用免疫抑制剂与 EGPA 患者不良预后相关,对于老年 EGPA 患者,激素冲击治疗是死亡的独立危险因素。一项小型回顾性研究结果提示,利妥昔单抗是一种安全有效的备选方案。美国风湿病学会 2021 ANCA 相关性血管炎治疗指南关于 EGPA 提出了 15 条建议和 5 条未评级立场声明,证据水平也普遍较低,仍需进一步探究证实。

【预后】

EGPA 预后良好,5 年生存率为 90%。患者最常见的死亡原因包括中枢神经系统血管炎、肾衰竭、心脏受累。嗜酸性粒细胞计数的突然上升提示血管炎复发。

1. 五因子评分法(FFS)　五个因素包括:蛋白尿(>1 g/天)、肾功能不全($Cr>1.58$ mg/dL)、心肌病、胃肠道受累、中枢神经系统受累。其中,心肌病是 CSS 的独立危险因素。

2. 其他　　如伯明翰血管炎活动评分(BVAS)用以评估血管炎性器官的参与，并广泛用于临床试验；血管炎损伤指数(VDI)评估疾病本身及其治疗引起的器官损伤的，与死亡率和发病率密切相关。

第五节　肉芽肿性多血管炎与嗜酸性粒细胞增多

肉芽肿性多血管炎(granulomatosis with polyangiitis，GPA)又称为韦格纳肉芽肿病(wegenergranulomatosis，WG)，是一种原因不明的及全身多个系统的疾病，其标志性病理改变为坏死性、肉芽肿性血管炎。典型临床特征为累及上呼吸道、肺脏和肾脏的"三联征"。无肾脏受累者被称为局限性 GPA，寒冷地区的发病率较高。成人的发病率明显高于儿童，64～75 岁是本病的高发年龄，最近的研究显示没有性别偏好，常见于白种人。

【病因及发病机制】

GPA 的确切原因还不太清楚，可能是遗传、感染、免疫等因素共同作用的结果。

1. 遗传因素　　目前认为 GPA 患者的人类白细胞抗原(HLA)－B50、HLA－B55 及 HLA－DR1、HLA－DR2、HLA－DR4、HLA－DR8、HLA－DR9 和 HLA－DQ7 的表达频率明显增加，而 HLA－DR3、HLA－DR6、HLA－DR13 及 HLA－DRB1＊13 的表达频率减少，提示遗传因素与 GPA 有一定关系。

2. 感染　　除了可启动和加剧血管化过程，也可调节疾病的临床表型。金黄色葡萄球菌定植被假设为 GPA 中炎症的起始因子，而且发现携带金黄色葡萄球菌的患者 GPA 的复发率明显高于鼻腔内金黄色葡萄球菌阴性的患者。其他病毒，如丙型肝炎病毒(HCV)、巨细胞病毒(CMV)、EB 病毒(EBV)和细小病毒等均有报道。

3. 免疫因素　　因为多数 GPA 患者的血清自身免疫抗体——抗中性粒细胞胞浆抗体(ANCA)呈阳性，且糖皮质激素和环磷酰胺等免疫抑制剂治疗 GPA 有效，因此认为该病的发生与免疫功能紊乱有关。80％～90％的 GPA 病例可见针对蛋白酶 3 抗体(PR3)自身抗体的 c－ANCA，其余为 p－ANCA。

【病理】

典型 GPA 的基本病理改变包括以下三种：①小、中等管径动、静脉坏死性血管炎：常出现血管壁损伤和纤维素样坏死；②坏死性肉芽肿：其肉芽肿性炎症中巨噬细胞聚集很稀疏，这一点与结核性肉芽肿不同；③炎症细胞浸润：炎症细胞以中性粒细胞、淋巴细胞、单核细胞为主，嗜酸性粒细胞较少。其继发性改变包括微脓肿和纤维化。本病的病理改变以炎症细胞浸润最为常见，不同病例可表现为其中任何两种病理改变或三种病理改变同时存在。GPA 初表现为鼻黏膜和肺组织的局灶性肉芽肿性炎症,继而进展为血管的弥漫性坏死性肉芽肿性炎症。

【临床表现】

GPA 可发生在全身各个系统和器官,但以上呼吸道、肺脏和肾脏受累最常见。各系统器官受累时的临床表现如下:

1. 呼吸道表现　上呼吸道表现为鼻塞、流涕(鼻涕可呈脓性)、鼻出血、嗅觉改变,严重者可出现鼻中隔穿孔、咽痛、口腔溃疡、声音嘶哑、听力减退、耳疼、头痛,甚至面神经麻痹。支气管、肺脏受累时的主要症状包括咳嗽、咯血、胸痛、呼吸困难。多数患者表现为干咳、少数咳脓性痰,如发生弥漫性肺泡出血时,除有贫血外,还可出现呼吸困难。值得注意的是,尽管本病患者的胸部影像学变化复杂多变,但是胸部体格检查少有阳性体征。

2. 肾脏表现　见于 10%～20% 的患者,其中 80% 的患者在发病两年内发展为肾小球肾炎,最常见是新月性肾小球肾炎。患者的相关症状较少见,如有贫血时可以表现为乏力和头晕。

3. 眼部表现　见于半数以上的患者,多无特异性。主要的眼部损害包括结膜炎、巩膜炎、葡萄膜炎、视神经炎、视网膜血管炎,眼眶后肿物导致眼球突出者可表现为眼痛、复视、视力下降,甚至失明,巩膜炎和结膜炎最常见。部分眼部疾病为治疗的并发症,如糖皮质激素相关的白内障、激素与环磷酰胺引起的眼部继发性感染等。

4. 肌肉和骨骼　肌肉和骨骼受累时主要表现为肌痛和关节痛,关节痛可呈游走性、单发或多发。

5. 皮肤表现　见于 50%～60% 的患者,皮肤受损时可表现为紫癜、疣状丘疹、皮下结节和溃疡等。其中紫癜最为常见,皮肤结节(特别是涉及鹰嘴区域)可被误诊为类风湿关节炎。反映其他器官病变活动的可靠指标,有助于早期疾病诊断。

6. 其他　神经系统、心血管系统和消化系统也可受累,由于受累部位不同,临床表现各异,可以出现卒中、癫痫、面神经麻痹、心肌病、心包炎、心律失常、肝脾肿大、消化道出血等。此外,部分患者可出现体重下降、乏力和发热。

【实验室检查及其他检查】

1. 实验室检查　包括全血细胞计数、电解质、肾功能、尿检、PR3-ANCA 和 MPO-ANCA 滴度、ESR 和 CRP。

2. 影像学检查　针对鼻窦、肺、气管和眼眶等部位。典型 CT 表现为双肺多发的大小不等的结节状阴影,常见影像学改变还包括肺实变和磨玻璃影,磨玻璃影形态不一,少数可见支气管充气征或空洞。GPA 患者的胸部影像学改变常有以下"三多"的特点:①多发:多个肺野病变,双侧散在;②多形:病变形态及新老不一,浸润、空洞及结节多种形式同时存在;③多变:短时间内病变大小和形态可发生较快变化。

3. 支气管镜　主要用于发现气道内病变,包括声门下狭窄和溃疡性气管-支气管炎,气道内有病变时活体组织检查对诊断有意义。

4. 组织病理学检查　是诊断GPA的主要依据。GPA的主要组织学特点是血管炎、肉芽肿和坏死。典型的血管炎改变为小、中动脉的坏死性或肉芽肿性血管炎,有时可见血管阻塞或血管腔内血栓形成,少见表现还包括小动脉、静脉毛细血管中性粒细胞浸润和破坏。依据活检所取的组织不同,其病理改变会有不同。鼻咽黏膜活检最易获得结果,其次是肺脏、肾脏活检。由于本病的病变分布不均,必要时可进行多部位和多次活检。

【诊断】

目前GPA的诊断标准采用1990年美国风湿病协会(ACR)制定的分类标准,如下:(1)鼻或口腔炎症:痛或无痛性口腔溃疡,脓性或血性鼻腔分泌物。(2)胸部影像学异常:结节、固定浸润病灶或空洞。(3)尿残渣异常:尿沉渣异常镜下血尿(RBC>5个/高倍视野)或出现红细胞管型。(4)病理检查:动脉壁或动脉及小动脉周围或外部区域有肉芽肿炎症。符合以上2条或2条以上标准时,可诊断GPA。ACR制定的此标准是基于将GPA与其他血管炎性疾病鉴别,而不是将此标准直接用于GPA的诊断。GPA的确诊有赖于活体组织病理学检查结果,需注意不典型的病例。

2017年ACR和EULAR联合推出了分类标准草案,但正式文本一直未发布。临床上仍多采用1990年的分类标准。

【鉴别诊断】

本病需与感染、肿瘤、结缔组织疾病及其他肉芽肿性疾病鉴别,尤其是与显微镜下多血管炎(MPA)、嗜酸性肉芽肿性多血管炎(EGPA)、肺出血肾炎综合征等相鉴别。

1. 显微镜下多血管炎(MPA)　是一种主要累及小血管的系统性坏死性血管炎,可侵犯肾脏、皮肤和肺等脏器的小血管,常表现为坏死性肾小球肾炎和肺毛细血管炎。累及肾脏时出现蛋白尿、镜下血尿和红细胞管型。抗中性粒细胞胞浆抗体(ANCA)阳性是MPA的重要诊断依据,胸部X线检查在早期可发现无特征性肺部浸润影或小泡状浸润影,中晚期可出现肺间质纤维化。

2. 嗜酸性肉芽肿性多血管炎(EGPA)　GPA与EGPA均可累及上呼吸道,但前者常有上呼吸道溃疡,胸片示肺内有破坏性病变如结节、空洞形成,而在EGPA则不多见。GPA病灶中很少有嗜酸性粒细胞浸润,外周血嗜酸性粒细胞增高不如EGPA明显,无哮喘发作。

3. 淋巴瘤样肉芽肿病　是多形细胞浸润性血管炎和血管中心性坏死性肉芽肿病,浸润细胞为小淋巴细胞、浆细胞、组织细胞及非典型淋巴细胞,病变主要累及肺、皮肤、神经系统及肾间质,但不侵犯上呼吸道。两者主要通过组织病理学鉴别。

4. 肺出血—肾炎综合征 是以肺出血和急进性肾小球肾炎为特征的综合征,抗肾小球基底膜抗体阳性,由此引致的弥漫性肺泡出血及肾小球肾炎综合征,以发热、咳嗽、咯血及肾炎为突出表现,但一般无其他血管炎征象。本病多缺乏上呼吸道病变,肾病理可见基底膜有免疫复合物沉积。

5. 复发性多软骨炎 是以软骨受累为主要表现,临床表现也可有鼻塌陷、听力障碍、气管狭窄,但该病一般均有耳郭受累,而无鼻窦受累,实验室检查 ANCA 阴性,抗Ⅱ型胶原阳性。

【治疗】

根据病情严重程度,本病可分为两类:严重疾病及有限疾病。严重疾病是危及生命的疾病或危及器官的疾病,包括活动性肾小球肾炎、肺出血、进行性周围神经或颅神经病变、胃肠道出血、眼眶假瘤或心肌炎等。有限疾病指的是不会造成上述威胁的疾病。

目前的 GPA 治疗方案基本采用美国国立卫生研究院(NIH)的方案,具体用法如下:

1. 环磷酰胺 $1\sim2\ mg/(kg \cdot d)$ 口服,危重者可增加剂量至 $3\sim5\ mg/(kg \cdot d)$,静脉用药 $2\sim3$ 天,然后减至 $2\ mg/(kg \cdot d)$ 口服或静脉用药。每周监测外周血白细胞计数和中性粒细胞,保持白细胞计数 $>3\times10^9/L$,中性粒细胞计数 $>1\times10^9/L$。病情缓解后至少维持治疗 1 年,然后逐渐减量,每 $2\sim3$ 个月减量 25 mg,直至停药。如缓解后减量过程中病情复发,需要增加环磷酰胺的用量。

2. 泼尼松 $1\ mg/(kg \cdot d)$ 连续口服 4 周,然后改为隔日口服 60 mg,持续 $1\sim3$ 个月,此后逐渐减量至能够控制上呼吸道症状和关节肌肉症状的最小剂量,疗程约为 6 个月。用药过程中必须密切观察药物不良反应。

3. 甲氨蝶呤 适用于病情较轻、无显著肾脏受累的患者,或无法耐受环磷酰胺但需要免疫抑制剂治疗的患者。甲氨蝶呤用量为 $0.3\ mg/(kg \cdot d)$(最大剂量为 15 mg),每周 1 次口服,$1\sim2$ 周后若患者能耐受,可以每周增加 2.5 mg,直至每周 $20\sim25$ mg,临床缓解后停药。

4. 其他 咪唑硫嘌呤 $1\sim2\ mg/(kg \cdot d)$,主要用于环磷酰胺治疗缓解后不能耐受环磷酰胺患者的维持治疗。此外还有环孢素治疗 GPA 的报道,用法为 $3\sim5\ mg/(kg \cdot d)$,病情缓解后再继续治疗 1 年或以上。

美国风湿病学会 2021 ANCA 相关性血管炎治疗指南为活动性、重症 GPA 患者的诱导缓解治疗和维持治疗提供了治疗指导,同时对于难治性、复发性疾病也给出了指导建议,证据水平也普遍较低,仍需进一步探究证实。

【预后】

多数患者可存活 8～9 年以上。预后不良的因素包括：不可逆转的器官功能障碍、大量或长期使用免疫抑制剂等。

第六节　类风湿关节炎合并嗜酸性粒细胞增多症

类风湿关节炎(Rheumatoid arthritis,RA)是一个以累及周围关节为主的多系统性炎症性自身免疫病。其特征性病变为对称性、多个周围性关节的慢性炎症。临床表现为受累关节疼痛、肿胀、功能下降,病变呈持续、反复发作的过程。其病理为慢性滑膜炎,侵及下层的软骨和骨,造成关节破坏。RA 合并嗜酸性粒细胞增多症是指患者 RA 合并有外周血嗜酸性粒细胞增多症或一些脏器的嗜酸性粒细胞浸润。

【病因】

病因尚不清楚,可能是遗传与环境因素相互作用的结果。

1. 遗传因素　类风湿关节炎的风险与 HLA－DRB1 等位基因相关:HLA－DRB1 * 04、HLA－DRB1 * 01 和 HLA－DRB1 * 10。有研究表明,信号转导和转录激活因子(STAT)－4 和白细胞介素(IL)－10 基因的多态性也与 RA 易感性有关;PSORS1C1、PTPN2 和 MIR 146 A 基因的单核苷酸多态性(SNP)与疾病的严重程度相关等。

2. 环境因素　吸烟是最强环境风险因素,其他因素如肠道微生物多样性下降(Collinsella 属增多)、寄生虫感染、非类固醇类抗炎药的应用等。

【发病机制】

类风湿关节炎发病中存在成纤维滑膜细胞和炎症细胞导致破骨细胞活化,进一步导致骨破坏。RA 也可累及滑膜组织、血管、软骨与骨及全身的结缔组织等。类风湿关节炎患者中的抗体,主要是抗瓜氨酸化相关蛋白抗体(ACPA),与疾病的严重程度、关节损伤和死亡率的增加有关。

嗜酸性粒细胞(EOS)在 RA 中具体作用尚不清楚。EOS 与 RA 的发生以及疾病活动情况相关,可能通过调控 Th1/Th2 平衡促进 RA 的发生、发展,也有人认为 RA 与慢性嗜酸性粒细胞性肺炎直接有关,这意味着两者可能有共同的发病机制。

【病理】

类风湿关节炎的基本病理改变是滑膜炎。在急性期滑膜表现为渗出和细胞浸润,随着疾病进展,单核细胞增生,滑膜增厚,小绒毛状突起进入关节间隙。随后进入慢性炎性肉芽肿期,常出现类风湿性结节,累及关节周围的真皮或皮下。多发结节可能与甲氨蝶呤治疗有关,称为加速类风湿性结节病,结节大小不等。

组织学表现与环状肉芽肿无明显区别。真皮和真皮下可见不规则的坏死区,周围组织细胞排列成发育良好的栅栏状,偶尔可见淋巴细胞、中性粒细胞和肥大细胞等。坏死区域的中心为纤维蛋白和胶原。真皮和真皮下血管周围有浆细胞浸润。这种绒毛在显微镜下呈现滑膜细胞层由原来的 $1\sim3$ 层增生到 $5\sim10$ 层或更多,其中大部分为具有巨噬细胞样功能的 A 型细胞及纤维母细胞样的 B 型细胞。滑膜下层有大量淋巴细胞,呈弥漫状分布或聚集成结节状,如同淋巴滤泡。其中大部分为 $CD4^+$ T 细胞,其次为 B 细胞和浆细胞。另外尚出现新生血管和大量被激活的纤维母样细胞以及随后形成的纤维组织。嗜酸性粒细胞主要见于外周血、滑膜液以及受累组织中。

【临床表现】

类风湿关节炎多见于女性,患病率随年龄增加而增加。多缓慢隐匿起病,初期全身表现为持续数周的低热、乏力、全身不适、体重下降等,后逐渐出现典型关节症状。少数急性起病,数天内即出现多个关节症状。

1. 关节表现　明显而持久(1h 以上)的晨僵是本病活动指标之一,可见于多数患者;早期即出现关节痛与压痛,常见部位为近端指间关节(PIP)、掌指关节(MCP)和腕关节,其次是足趾、膝、踝、肘、肩等关节,多呈对称性、持续性、时轻时重。晚期可见关节畸形,如腕关节强直、肘关节伸直受限、掌指关节尺侧偏斜、手指的"天鹅颈"和"纽扣花"畸形等等。严重的患者,关节周围肌肉逐渐萎缩导致功能进一步丧失、生活不能自理。

2. RA 合并嗜酸性粒细胞浸润的表现　常见有明显口干、明显的肛门瘙痒与感觉异常。药物引起者在用药 $2\sim8$ 周后引起流感样综合征,后出现瘙痒性红斑丘疹,可累及面部、躯干及四肢近端,伴有发热,肝、脾与淋巴结可肿大等表现。出现器官受累如嗜酸性粒细胞性胃肠炎、嗜酸性粒细胞性肺炎、嗜酸性粒细胞性脑膜炎等均可有相应的表现。

3. 其他关节外表现　除上述表现外,20% 的患者可能存在类风湿皮下结节,常见于易摩擦部位(如前臂伸侧、跟腱、枕骨结节等),质韧且常常紧贴骨膜,活动度差,是 RA 特征性的表现,与疾病活动相关。另外,皮肤可因继发血管炎发生溃疡、指、趾端坏疽等;血液系除嗜酸性粒细胞增多症外,可出现小细胞低色素性贫血,常与疾病活动有关,长病程 RA 患者中可以出现白细胞减少、血小板减少、脾大的表现,抗核抗体阳性,称为 Felty 综合征。RA 增生的滑膜可以压迫局部神经,导致卡压综合征,如腕管综合征;寰枢椎半脱位可以导致颈髓受压。偶见周围神经病变,机制与血管炎及缺血性神经病有关等。

【实验室检查及其他检查】

1. 血清学检查　在关节炎活跃期急性期反应物如血沉(ESR)和 C 反应蛋白(CRP)等可升高。活动期 RA 患者常见慢性病贫血、血小板增多,以及红细胞沉降率(ESR)和 C-反应蛋白(CRP)等急性期反应物升高。

2. 自身抗体　临床上普遍使用且对 RA 诊断价值最高的自身抗体是类风湿因子(RF)和抗环瓜氨酸肽(CCP)抗体。有研究发现,抗 CCP 抗体、抗突变型瓜氨酸波形蛋白抗体(抗 MCV 抗体)、葡萄糖-6-磷酸异构酶(GPI)抗原、RF 单项检测对早期 RA 的诊断能力较好,此四项指标联合检测有助于早期 RA 的诊断和鉴别诊断。另外,抗角蛋白抗体(AKA)、抗核周因子(APF)、抗氨甲酰化蛋白抗体(抗 CarP 抗体)对诊断 RA 也有一定的价值。

3. 影像学检查　目前主要用于随访中,通过重复 X 线检查判定患者骨结构改变的进展情况。RA 在 X 线上的改变可以分为四期:Ⅰ期可见骨质疏松,无骨破坏;Ⅱ期骨质疏松,可有轻度软骨下骨质破坏,无关节畸形;Ⅲ期可见骨质疏松、骨质破坏和关节畸形,无纤维性或骨性强直;Ⅳ期出现纤维或骨性强直。关节及脏器 CT、超声及 MRI 较 X 线片无明显组织重叠影,对诊断早期 RA 和脏器受累有帮助。

4. 其他　支气管镜检查、关节滑液检查、胸腔积液生化检查及活组织检查等。基于质谱分析的蛋白质组学发现,血清淀粉样蛋白 A4 和维生素 D 结合蛋白可能是与类风湿关节炎伴随的炎症反应和关节破坏相关的潜在生物标志物。

【诊断和鉴别诊断】

1. 诊断

(1) 美国风湿病学会 1987 年修正的 RA 分类标准为:①晨僵持续至少 1h(每天),病程至少 6 周;②有 3 个或 3 个以上的关节区肿,至少 6 周;③腕、掌指、近指关节肿至少 6 周;④对称性关节肿至少 6 周;⑤有皮下结节;⑥手 X 线片改变(至少有骨质疏松和关节间隙的狭窄);⑦血清类风湿因子含量升高。满足上述 7 项中 4 项者排除其他疾病可诊断为类风湿关节炎。

为早期诊断 RA,2010 年 ACR 和 EULAR 联合推出新的分类标准。如果患者有至少一个关节肿痛,并有滑膜炎证据(临床或超声或核磁共振),排除其他疾病并有常规典型放射学 RA 骨破坏表现即可明确诊断为类风湿关节炎。如果没有典型常规放射学 RA 骨破坏表现,则需进入评分系统(见表 7-3),患者评分为 0~10 分,得分分布在四个独立的症状和体征范畴中,分别为:①关节受累情况;②血清学;③症状持续时间;④急性期反应物。患者得分大于等于 6 分时应考虑确诊为 RA。新标准可及早发现侵蚀性关节炎,为及早给予早期积极的治疗,有效防止患者发生骨质侵蚀并诱导患者病情缓解中发挥着重要作用。

表 7-3 类风湿关节炎分类评分表

①关节受累情况(0~5)	
1 个大关节	0
2~10 个中大关节	1
1~3 个小关节(伴或不伴有大关节受累)	1
4~10 个小关节(伴或不伴有大关节受累)	2
>10 个关节(至少 1 个小关节)	3
②血清学(0~3)	
RF(-)和抗 CCP(-)	0
RF(+)或抗 CCP 低滴度(+)	2
RF(+)或抗 CCP 高滴度(+)	3
③症状持续时间(0~1)	
<6 周	0
≥6 周	1
④急性期反应物(0~1)	
CRP 或 ESR 正常	0
CRP 或 ESR 升高	1

(2) RA 合并嗜酸性粒细胞增多症的诊断:除符合 RA 诊断标准外,外周血嗜酸性粒细胞绝对值>0.35×10^9/L,或伴随嗜酸性粒细胞脏器浸润的临床病理学表现。外周血 EOS、抗 CCP 抗体及抗 MCV 抗体联合检测在早期 RA 诊断中发挥重要作用。

2. 鉴别诊断

(1) 其他嗜酸性粒细胞增多症:RA 的临床表现及病理学和实验室检查有助鉴别。

(2) 其他结缔组织病合并嗜酸性粒细胞增多症:如皮肌炎、干燥综合征及系统性血管炎等。血管炎时血清 cANCA 可阳性,干燥综合征时抗 SSA 与抗 SSB 抗体可阳性,皮肌炎时骨骼肌活检有鉴别价值。

(3) 嗜酸性粒细胞性脏器浸润:如急慢性嗜酸性粒细胞性肺炎、嗜酸性粒细胞性脑膜炎等,临床表现是鉴别的主要依据,嗜酸性粒细胞性脑膜炎主要见于广州管圆线虫感染。

【治疗】

治疗主要针对 RA 与嗜酸性粒细胞增多症两方面。治疗原则是早期、规范治疗,定期监测与随访。治疗目标是达到疾病缓解或低疾病活动度,即达标治疗。疾病活动度的评估主要基于简化疾病活动(SDAI)指数、临床疾病活动指数(CDAI)、DAS28－ESR(疾病活动评分)及 DAS－CRP(疾病活动分数)等量表。

1. 一般治疗　包括休息、关节制动(急性期)、功能锻炼(恢复期)、物理疗法等。

2. 药物治疗　RA 治疗药物包括非甾体抗炎药、改善病情抗风湿药(DMARDs)和糖皮质激素。DMARDs 治疗 RA 最关键的药物,DMARDs 包括四大类药物:传统合成 DMARDs(csDMARDs)、靶向合成 DMARDs(tsDMARDs)、生物制剂 DMARDs(bDMARDs)以及生物类似药(bsDMARDs)。csDMARDs 包括甲氨蝶呤、来氟米特、柳氮磺吡啶、羟氯喹、艾拉莫德等;tsDMARDs 包括 JAK 激酶抑制剂;生物制剂 DMARDs(bDMARDs)包括 TNFα(肿瘤坏死因子)抑制剂和非 TNF 抑制剂。非 TNF 抑制剂包括白细胞介素–6 抑制剂、抑制 T 细胞共刺激信号等。

2018 年中华医学会风湿病学分会制定了《类风湿关节炎诊疗指南》,规定了诊疗流程和 10 条推荐意见。规范的治疗用药和路径如下:

(1) 初始 RA 患者的用药方案:RA 患者一经确诊,应及早开始传统合成 DMARDs 治疗,首选推荐甲氨蝶呤单用;存在甲氨蝶呤禁忌时,考虑单用来氟米特或柳氮磺吡啶。常用 csDMARDs 的起效时间、用法、不良反应以及特殊人群中的使用见表 7－4。csDMARDs 起效较慢,约需 1～3 个月,因此在中、高疾病活动度 RA 患者中可以联合糖皮质激素作为桥接治疗,以快速控制症状。

(2) 初始 csDMARDs 治疗未达标 RA 患者的用药方案:csDMARDs 治疗 3 个月疾病活动度改善＜50％或 6 个月未达标的患者,应根据有无合并预后不良因素及时调整治疗方案。对于没有预后不良因素的患者,可在原有单药基础上,联合另一种或两种 csDMARDs 治疗继续观察;而对于合并预后不良因素或糖皮质激素减停失败的患者,应及早联用一种靶向药物(bDMARD 或 bsDMARD 或 tsDMARD)治疗,各种靶向药物的选择上没有优先推荐。靶向药物可以抑制 RA 的核心致炎因子或关键促炎步骤,快速缓解 RA 病情。目前我国常用的靶向 DMARDs 如下:

① TNF－α 抑制剂:我国 RA 治疗中应用最早、最常用的生物制剂。主要有两大类:可溶性 TNF 受体–IgG1 Fc 段融合蛋白以及 TNF－α 单克隆抗体,均通过拮抗导致炎症的重要细胞因子 TNF－α 以迅速阻断 RA 的炎症级联反应,具有快速抗炎、降低 RA 疾病活动度、阻止骨质破坏的作用。在中国 RA 患者中使用 TNF－α 抑制剂需高度警惕乙肝病毒复制及结核复燃的风险。此外,充血性心力衰竭的患者避免使用。我国常用 TNF－α 抑制剂的结构、特性、用法用量、特殊人群使用等信息见表 7－4。

表 7 - 4 常用 csDMARDs 的起效时间、用法、不良反应以及特殊人群中的使用

药物	起效时间	常规用法用量	给药途径	需重点监测的毒副反应	妊娠期哺乳期	围手术期
甲氨蝶呤	1～2 个月	10～20 mg 每周 1 次	口服,皮下注射,静脉注射	胃肠道反应、骨髓抑制、肝功能异常者	孕前停用至少 3 个月	可用
来氟米特	1～2 个月	每日 1 次	口服	肝毒性、骨髓抑制	禁用,孕前停用 2 年,或应用考来烯胺进行药物洗脱	术前及术后均停用 1 周
柳氮磺吡啶	1～2 个月	每日 2～4 次	口服	皮疹、胃肠道不适	可用	可用
硫酸羟氯喹	2～3 个月	每日 2 次	口服	眼毒性、皮疹、心脏毒性	可用	可用
艾拉莫德	1～2 个月	每日 2 次	口服	胃道反应	禁用	可用
雷公藤多苷	1～3 个月	10～20 mg,每日 3 次	口服	生殖毒性、骨髓抑制、肝肾毒性	禁用	可用

② IL-6 受体拮抗剂:托珠单抗(Tocilizumab)抑制 RA 发病中的核心炎症介质 IL-6 介导的炎症级联反应,用于 csDMARDs 或 TNF-α 抑制剂治疗应答不足的活动性 RA 患者。可与 csDMARDs 联用,也可以单用。常用剂量为 8 mg/kg,每 4 周静脉滴注 1 次。不良反应包括感染、血脂异常等。

③ T 细胞共刺激信号调节剂:阿巴西普(Abatacept)是由 CTLA-4 胞外结构域与人 IgG1 的 Fc 段组成的融合蛋白,通过阻断 T 细胞活化所需第二信号抑制 T 细胞活化,用于治疗对 csDMARDs 或 TNF-α 抑制剂治疗应答不足的活动性 RA。阿巴西普治疗可能为抗 CCP 阳性 RA 患者带来更多临床获益。常用剂量为 125 mg/周,皮下注射。严重感染风险可能少于其他 bDMARDs,但是轻微增加肿瘤的风险。

④抗 CD20 单抗:利妥昔单抗(Rituximab)是针对 CD20 的人鼠嵌合单克隆抗体,通过清除 B 细胞、抑制自身免疫炎症,主要用于 csDMARDs 或 TNF-α 抑制剂应答不足的活动性 RA。尽管在国外使用多年,我国目前还没有这一适应证。推荐剂量为每次 1 000 mg,第 1 天和第 15 天各静脉滴注 1 次;使用前应予甲泼尼

龙和抗组胺药预防过敏反应。此外,需要注意感染的风险,不建议用于低丙种球蛋白血症的 RA 患者。

⑤ JAK(Janus kinase)抑制剂:与生物制剂抑制单个炎症因子不同,JAK 抑制剂可同时抑制依赖 JAK 通路的多种炎症因子,临床用于对 csDMARDs 或生物制剂治疗应答不佳的 RA 患者。目前获批用于治疗 RA 的 JAK 抑制剂有托法替布(Tofacitinib)和巴瑞替尼(Baricitinib)。托法替布为 JAK1 和 JAK3 的抑制剂,常用剂量为每次 5 mg,每日 2 次;巴瑞替尼为 JAK1 和 JAK2 的抑制剂,每次 2~4 mg,每日 1 次。tsDMARDs 为口服制剂,使用方便。肿瘤与感染发生率与 TNF-α 抑制剂相当,托法替布治疗相关带状疱疹发生率有所增加。已有托法替布的多种仿制品也在我国上市,与原研药物具有生物等效性,价格更低。

(3) 靶向药物治疗未达标 RA 患者的用药方案:一种 bDMARD 或 tsDMARD 治疗未能达标,应考虑换用另一种靶向药物,优先考虑换用另一种作用机制的 bDMARD 或 tsDMARD。对于 TNF-α 抑制剂治疗继发失效的 RA 患者,可以考虑换用另一种 TNF-α 抑制剂继续治疗。

(4) RA 治疗达标后药物减停的原则:病情得到控制的 RA 患者应该在 3 个月内停用糖皮质激素。停用糖皮质激素后,对于已经维持达标状态至少 6 个月的患者可以逐渐减停靶向药物。靶向药物停用后仍然处于持续临床缓解的患者,可以考虑减量 csDMARDs,但需严密监测,谨防复发。

特别需要注意的是:在 bDMARD 和 tsDMARDs 治疗前均应完善乙肝与结核筛查。潜伏结核感染者进行预防性抗结核治疗至少 1 月后方可起始靶向药物治疗,且之后每 3 个月进行结核评估。活动性结核感染者至少应完成 3~6 个月的抗结核治疗且痰抗酸杆菌检测阴性后方可用靶向治疗,且抗结核治疗需持续 9~12 个月。乙肝病毒感染者应同时使用抗病毒药物治疗,并复查肝功能和核酸,监测病毒有无复制。Denosumab(地舒单抗)是一种 RANK 配体(RANKL)抑制剂,可显著减少 RA 患者破骨细胞数量,阻止骨侵蚀和关节周围骨质流失,有望成为 RA 患者新的治疗策略。

(5) 嗜酸性粒细胞增多症的治疗:具体详见第一章。

3. 血浆置换　适合于重症或难治性患者。

4. 手术治疗　包括胸腔积液引流、滑膜切除手术等。关节置换适用于较晚期有畸形并失去功能的关节。

【预后】

本病呈进行性进展,无法治愈。近 50% 的患者会在 10 年内致残。预后不良的因素:血清自身抗体滴度升高、HLA-DRB1*04 基因型的存在、多关节关节外特征的累及。提示 RA 患者预后不佳的危险因素包括:关节肿胀数目多、急性炎症反应物持续高水平、RF/抗 CCP 抗体阳性尤其是高滴度阳性、早期出现骨破坏、csDMARD 治疗未达到治疗目标,尤其是两种或多种 csDMARDs 联合治疗仍处于持续中高疾病活动度等。

第七节　干燥综合征与嗜酸性粒细胞增多症

干燥综合征(Sjogren's syndrome,SS)是一种主要累及外分泌腺体的慢性炎症性自身免疫病,可累及多器官系统。本病包括原发性与继发性两大类,后者发生于类风湿关节炎、系统性红斑狼疮等结缔组织病患者。SS 的嗜酸性粒细胞增高是本身疾病的免疫反应所致。本节主要叙述原发性干燥综合征(pSS)。

【病因】

病因未明,可能是感染、遗传因素、内分泌等多种因素共同作用的结果。病毒感染如 EB 病毒、HIV、肝炎病毒等,通过促使机体产生自身抗原而引发自身免疫反应。研究表明,SLE 患者的白细胞剪接机制有改变并与临床疾病活动相关。

【发病机制】

可能是自身抗原通过唾液腺导管等上皮细胞等的抗原递呈,经过 T 细胞识别,激活了淋巴细胞,产生大量致炎因子引起免疫性炎症反应。嗜酸性粒细胞增多机制不再赘述。患者唾液腺、唾液和血清中促炎细胞因子被上调。细胞因子除在炎症中起作用外,还可通过直接干扰腺上皮细胞而参与唾液腺功能障碍。研究证明 CXCL13 与 SS 患者的唾液腺病变严重性以及淋巴瘤相关,且血清中的 CXCL13 与病理、临床表现以及预测 NHL 发展密切相关。

【病理】

本病主要累及外分泌腺体,如唾液腺、泪腺、皮肤、呼吸道、胃肠道等部位的柱状上皮腺体。腺体间质可见大量淋巴细胞浸润,嗜酸性粒细胞局部浸润少见,引起腺体导管狭窄与阻塞,腺体上皮细胞萎缩或破坏,严重损害外分泌功能。另外,小血管壁与血管周围炎细胞浸润也以淋巴细胞为主,引起血管阻塞或栓塞,组织供血不足,进一步引起外分泌功能受损。

【临床表现】

各年龄段均可发病,多见于 40 岁以上女性。

（一）局部表现

1. 口干　因唾液分泌减少、唾液黏蛋白缺少所致。患者频繁饮水,进干食时常需水送服,严重者可出现进食困难、牙齿片状脱落及多发龋齿。患者可出现唾液腺肿大,反复发作,不伴发热。若腺体持续性增大,呈结节感,需警惕发生恶性病变。

2. 眼干　因泪腺分泌功能低下所致。患者眼部干涩、磨砂感和充血,严重者可出现干燥性角结膜炎、角膜上皮糜烂、角膜新生血管化和溃疡形成,甚至角膜穿

187

孔、失明。

（二）系统表现

约 1/3 的患者可出现系统损害表现,少数患者伴有发热、淋巴结肿大等全身症状。

1. 皮肤　pSS 可有皮肤干燥、雷诺现象及皮肤血管炎等表现,双下肢紫癜最常见。其他皮肤表现如荨麻疹样皮肤损害、红斑结节等。

2. 关节肌肉　约 50% 的 pSS 可出现关节痛症状,呈慢性、复发性,累及手关节多见,而侵蚀性关节炎罕见。血清肌酸激酶、血钾和肌电图、肌肉磁共振成像(MRI)有助于 pSS 相关肌病的确诊及鉴别。

3. 呼吸系统　呼吸系统受累以肺间质病变最多见,是 pSS 死亡的主要原因之一,病理类型各异,有非特异性间质性肺炎(NSIP)、淋巴细胞性间质性肺炎(LIP)、寻常型间质性肺炎(UIP)和机化性肺炎(OP)。上述类型在胸部高分辨CT 上呈现不同特征。

4. 消化系统　常见胃食管反流病症状,部分表现喉气管刺激症状。25% 的患者有肝功能损害、转氨酶升高,甚至黄疸,部分合并原发性胆汁性胆管炎(PBC)等。

5. 肾脏　最常见的肾脏损害为肾小管间质性病变,肾间质病变者临床可表现为肾小管性酸中毒、肾性尿崩、范可尼综合征、肾结石等,部分患者因低钾血症而出现周期性麻痹就诊。

6. 血液系统　出现白细胞或血小板减少,淋巴瘤的风险较健康人群高数倍,最常见的是黏膜相关边缘带 B 细胞淋巴瘤(MALT)等。

7. 其他　如并发混合型冷球蛋白血症,淋巴瘤的风险增高,预后欠佳;神经系统以周围神经病变最常见,多呈对称性周围感觉神经病变;部分患者可出现甲状腺功能亢进症或甲状腺功能低减症表现等。

【实验室检查及其他检查】

（一）一般检查

1. 血常规与血沉　可有白细胞与血小板减少,嗜酸性粒细胞增多可显著(达 3×10^9/L 以上)。血沉可加快。

2. 免疫球蛋白测定及蛋白电泳　可有高丙种球蛋白血症,一般为多克隆,若为单克隆,要警惕淋巴瘤。伴嗜酸性粒细胞增多症患者 IgE 明显增高、血清 IL-5 与 IgG4 水平增高。

3. 其他检查　包括尿、便常规;肝肾功能、血糖、电解质、C 反应蛋白、补体等。此外,应依据患者的症状和器官受累情况进行其他相应的辅助检查,如胸部高分辨 CT 等。

（二）诊断性检查

1. 自身抗体 SS 患者血清中可检测到多种自身抗体，抗核抗体（ANA）阳性率达 80%，其中抗 SSA 抗体阳性率最高，抗 SSB 抗体是诊断 SS 的标记性抗体。抗 Ro52 抗体与抗 SSA 抗体均可在 SS 患者血清中出现，往往同时阳性，只是抗 Ro52 抗体的特异性较抗 SSA 抗体差。抗着丝点抗体、抗胞衬蛋白抗体等也常阳性。70%～90% 的患者类风湿因子（RF）阳性。

2. 唇腺黏膜病理 灶性淋巴细胞性唾液腺炎（FLS）是诊断 SS 的典型病理表现。在 4 mm^2 组织内有 50 个淋巴细胞聚集则称为 1 个灶，凡有淋巴细胞灶≥1 个者为阳性。

3. 口干燥症检查 包括唾液流率、腮腺造影、唇腺黏膜病理等。

4. 干燥性角结膜炎检查 包括 Schirmer 试验、泪膜破碎时间、角膜染色等。

【诊断与鉴别诊断】

（一）诊断

主要依据临床表现（口、眼干燥），同时测定血清抗 SSA、抗 SSB 抗体，必要时进行唇腺活检。这里主要介绍 2016 年美国风湿病学会（ACR）联合欧洲抗风湿病联盟（EULAR）制定的 pSS 分类标准。

1. 纳入标准 至少有眼干或口干症状之一者，即下述至少一项为阳性：①每日感到不能忍受的眼干，持续 3 个月以上；②眼中反复沙砾感；③每日需用人工泪液 3 次或 3 次以上；④每日感到口干，持续 3 个月以上；⑤吞咽干性食物需频繁饮水帮助。或在 EULAR 的 SS 疾病活动度指数（ESSDAI）问卷中出现至少一个系统阳性的可疑 SS 者。

2. 排除标准 患者出现下列疾病，因可能有重叠的临床表现或干扰诊断试验结果，应予以排除：①头颈部放疗史；②活动性丙型肝炎病毒感染；③艾滋病；④结节病；⑤淀粉样变性；⑥移植物抗宿主病；⑦ IgG4 相关性疾病。

适用于任何满足上述纳入标准并除外排除标准者，且下述 5 项评分总和≥4 者诊断为 pSS：（1）唇腺灶性淋巴细胞浸润，且灶性指数≥1 个灶/4 mm^2，为 3 分；（2）血清抗 SSA 抗体阳性，为 3 分；（3）至少单眼角膜染色计分（OSS）≥5 或 Van Bijsterveld 评分≥4 分，为 1 分；（4）至少单眼泪液分泌试验（Schirmer 试验）≤5 mm/5 min，为 1 分；（5）未刺激的全唾液流率≤0.1 ml/min（Navazesh 和 Kumar 测定法），为 1 分。

常规使用胆碱能药物者应充分停药后再行上述③、④、⑤项评估口眼干燥的检查。

（二）鉴别诊断

1. 系统性红斑狼疮 干燥综合征多见于中老年妇女，发热尤其是高热的不多见，无颧部皮疹，口、眼干明显，肾小管酸中毒为其常见而主要的肾损，高球蛋白血症明显,低补体血症少见。

2. 类风湿关节炎　类风湿关节炎者很少出现抗 SSA 和抗 SSB 抗体。干燥综合征极少有关节骨破坏、畸形和功能受限。

3. 非自身免疫病的口干　如老年性外分泌腺体功能下降、糖尿病性或药物性口干,则有赖于病史及疾病的自身特点以鉴别。

(三) SS 的病情评估

确诊 SS 后患者应进行全面评估,包括常见干燥、疲劳和疼痛症状的评估,以及各系统器官受累的评估。目前应用较广泛的病情活动性评估为干燥综合征疾病活动指数(ESSDAI)和 EULAR 的 SS 患者自我报告指数(ESSPRI)。

【治疗】

本病主要是对症与替代治疗(人工泪液、保持口腔清洁),缺乏特异性根治手段。对于症状突出者,存在系统受累(嗜酸性粒细胞增多症、关节痛),特别是活动性内脏器官受累的患者,可使用糖皮质激素、免疫抑制剂和生物制剂等治疗。

1. 皮肤症状　环状红斑者可短期局部使用糖皮质激素,也可应用羟氯喹。全身使用糖皮质激素主要针对广泛或严重的皮肤病变,如血管炎样皮疹。可联合使用硫唑嘌呤、吗替麦考酚酯或甲氨蝶呤等免疫抑制剂。

2. 关节受累　可用非甾体抗炎药、羟氯喹。出现关节炎者可用甲氨蝶呤、来氟米特、硫唑嘌呤、艾拉莫德等。少数情况下需要短程使用小剂量糖皮质激素。

3. 肌肉受累　ESSDAI 根据肌无力及血清肌酸激酶水平对 pSS 合并肌肉受累进行分级,pSS 患者低疾病活动度的肌痛,不伴肌无力及肌酸激酶升高时,应用非甾体抗炎药对症治疗。而中、高疾病活动度肌炎患者,糖皮质激素可作为一线药物,病情严重者可联合免疫抑制剂,如甲氨蝶呤(每周 $7.5\sim15$ mg)等。

4. 间质性肺炎　pSS 合并间质性肺病常较轻。对胸部高分辨 CT 确诊的肺病变范围小于 10%,且无呼吸系统症状、肺一氧化碳弥散量占预计值百分比大于 65% 的患者,建议密切监测,每隔 6 个月左右评估一次。病情严重和进展较快的患者可使用口服或静脉注射糖皮质激素治疗,免疫抑制剂可选择环磷酰胺、吗替麦考酚酯等。用于治疗特发性肺纤维化的抗纤维化药物吡非尼酮和尼达尼布等,对 SS 合并肺间质纤维化疗效有待进一步证实。另外,局部吸入型糖皮质激素和 β_2 肾上腺素受体激动剂(如沙丁胺醇)可用于支气管病变者,乙酰半胱氨酸可作为辅助治疗药物。

5. 肾脏受累　肾小管酸中毒时需补钾并长期使用枸橼酸合剂纠正酸中毒,预防并发症。必要时可行肾穿刺。膜增生性肾小球肾炎的治疗,可参考狼疮性肾炎。

6. 神经系统受累　中枢神经系统受累时可使用大剂量糖皮质激素,$1\sim2$ mg/(kg·d)治疗,严重者激素冲击,同时联合免疫抑制剂,如环磷酰胺、吗替麦考酚酯或硫唑嘌呤等,提高诱导缓解疗效并减少维持期的复发。亦可采用地塞米松联合甲氨蝶呤鞘内注射。此外,根据疾病严重程度可选择其他治疗方式,包括血浆置换、利妥昔单抗等。利妥昔单抗对视神经脊髓炎谱系疾病疗效较好。

7. 血液系统受累 血小板严重减低、溶血性贫血时需予糖皮质激素治疗,原则与系统性红斑狼疮合并此情况时类似。可联合免疫抑制剂,如环孢素、他克莫司等。反复治疗效果不佳可用大剂量免疫球蛋白(IVIG)0.4g/(kg·d),连用3～5天。利妥昔单抗可用于难治性血小板减少。

8. 冷球蛋白血症 冷球蛋白血症的治疗取决于病情的严重程度,可使用糖皮质激素(必要时可使用冲击疗法)、免疫抑制剂(如环磷酰胺、硫唑嘌呤或吗替麦考酚酯)、血浆置换、利妥昔单抗等。后两者联合应用在冷球蛋白相关的系统性血管炎中可获得良好疗效。

9. 植物药 白芍总苷和雷公藤等中药制剂在我国也常用于 SS 的治疗,或作为其他治疗方案的组合。白芍总苷多用于轻症患者,对改善干燥症状、减轻关节炎等疗效有待观察。雷公藤可用于关节炎或其他临床并发症,主要的副作用为性腺抑制等。

10. 其他 对合并胆汁性胆管炎患者推荐使用熊去氧胆酸治疗。常规治疗效果不佳者,如有严重关节炎、严重血细胞减少、周围神经病变等,可考虑使用 B 细胞靶向的生物制剂,如利妥昔单抗和贝利木单抗改善病情。研究证明抗 CD103 治疗能很好地缓解 pSS 表现。

【预后】

预后良好,有内脏损害者经恰当治疗后大多可以控制病情。

预后不良因素包括进行性肺纤维化、中枢神经病变、肾功能不全、合并恶性淋巴瘤者。感染为本病最主要的死亡原因。

第八节　移植后排异反应与嗜酸性粒细胞增多

移植后排异反应主要发生在实体器官移植,如肾、肝、心、肺和胰腺等。有研究表明,低血嗜酸性粒细胞计数患者冠状动脉旁路移植手术后发生肺炎的风险升高。

【发病机制】

机体在接受移植物抗原后,通过受者抗原呈递细胞如巨噬细胞与树突状细胞等处理后,激活宿主 T 淋巴细胞,后者很快致敏、活化、增殖、分化为 Th1 和 Th2 淋巴细胞,进一步激化 B 淋巴细胞分化为浆细胞。同时致敏的 T 淋巴细胞可产生大量淋巴因子,Th1 细胞产生 IL-2 和 γ 干扰素,介导细胞免疫反应,调节急性移植排斥反应。Th2 细胞产生 IL-4、IL-5、IL-6、IL-10 和 IL-13,刺激针对移植物的体液反应(由抗体介导)。其他可能参与排异反应的 T 细胞亚群是 Th9、Th17 和 Th22。研究发现,主要 Th2 表型可以防止与移植排斥相关的 Th1 反应的出现。在移植后的第一年,高分化的 Treg 表型也可能在防止急性排斥反应中发挥作用。

根据发生的时间与机制不同,排异反应可分为超急性、急性和慢性三种类型。超急性排异反应发生在器官移植并恢复血流后即刻或数小时内,是一种急性、不可逆性体液免疫反应,通常是由针对移植物的特异性抗体引起的;急性排异反应多为延迟性过敏性细胞免疫,发生时间多为移植后几天或几周发生,可能是由于受者体内的特定淋巴细胞能识别移植组织或器官中的人类淋巴细胞抗原(human lymphocyte antigen,HLA)而引起的,体液免疫也可参与,发生越早,症状越重;慢性排异反应通常发生在器官或组织移植后数月或数年。慢性炎症、体液和细胞免疫反应在慢性排异的免疫发病机制中发挥重要作用,可因抗排异治疗不彻底引起。

【临床表现】

排异反应的临床表现取决于排异反应类型。超急性排异反应主要表现为移植失败,脏器功能不能恢复。急性排异反应主要表现为不同程度发热、乏力、不适、移植脏器功能不全等。慢性排异反应进展缓慢,排异反应的症状和体征取决于移植的器官,如慢性肾排斥反应引起疲劳、发热、流感样症状、无尿或尿量减少、全身水肿等。

【实验室检查及其他检查】

1. 血常规　急性排异反应外周血白细胞增高或降低,淋巴细胞增多,嗜酸性粒细胞增高,血小板减少。

2. 病毒八项　如艾滋病毒,乙型及丙型肝炎病毒等。

3. 其他　血型测试、血清交叉配型、HLA 分型(HLA - A、HLA - B 和 HLA - DR)、24 小时尿液采集等。

【诊断】

急性排异反应诊断主要依靠移植脏器活检。

【治疗】

因排异类型不同,治疗方法有所差别。

1. 超急性排异反应　主要是移植前的预防,如选择同型血、血管内皮抗体试验及抗体依赖细胞介导细胞毒试验等。

2. 急性排异反应　可采用糖皮质激素如甲泼尼龙、琥珀酸氢化可的松、地塞米松等;严重者及早使用抗体,如淋巴细胞单抗抗人总 T 细胞的 OKT3 与抗人辅助细胞的 OKT4 治疗,对免疫抑制或静脉注射抗体难治性的病例可采用体外光免疫治疗来灭活移植物特异性免疫球蛋白,必要时行血液净化。

3. 慢性排异反应　取决于损伤的类型和潜在的病因,主要是脏器功能支持。

第九节　移植物抗宿主病与嗜酸性粒细胞增多

移植物抗宿主病(graft-versus-host disease,GVHD)是异基因造血干细胞移植(allogeneic hematopoietic stem cell transplantation,allo-HSCT)主要的合并症和死亡原因。与国外 allo-HSCT 以人类白细胞抗原(human leucocyte antigen, HLA)相合移植和非血缘供者移植为主的模式明显不同,我国单倍型造血干细胞移植(Haploidentical hematopoietic stem cell transplantation,haplo-HSCT)占第一位。嗜酸性粒细胞增多与急性 GVHD 患者的良好预后有关,故本节主要介绍急性 GVHD。

【病因及发病机制】

1. 本病为供者 T 细胞针对宿主的体内抗原引起的免疫反应。急性 GVHD 危险因素如下。移植类型既往认为急性 GVHD 与 HLA 不合的程度有关。近二十年来,大量资料表明,在同胞全相合移植、非血缘供者移植和 haplo-HSCT 三种移植类型中,重度急性 GVHD 发生率并无明显差别。在中国,haplo-HSCT 主要基于粒细胞集落刺激因子(G－CSF)和抗胸腺细胞球蛋白(ATG)的非体外去 T 细胞移植模式(北京方案)。也有部分研究显示,早期报告 haplo-HSCT 的 Ⅱ～Ⅳ度急性 GVHD 发生率高于同胞全相合移植,经优化供者选择及基于危险度的 GVHD 分层预防,Ⅱ～Ⅳ度急性 GVHD 发生率在 haplo-HSCT 和非血缘供者移植中呈降低趋势。

2. 供受者 HLA 不相合的位点数量　在非血缘供者移植中,急性 GVHD 发生率随着 HLA 不相合位点数量增加而增高。在 haploHSCT 中,Ⅱ～Ⅳ度急性 GVHD 和 HLA 不相合位点数量无关。

3. 性别与年龄　在同胞全相合移植中,供者为女性(尤其是多次妊娠者)的患者具有较高的急性 GVHD 发生率,男性受者与女性供者、老年受者与老年供者均为 GVHD 的危险因素。而在 haplo-HSCT 中,母亲或非遗传性父体抗原(NIPA)不合同胞供者为急性 GVHD 的危险因素。

4. 急性 GVHD 预防方案　急性 GVHD 预防方案与急性 GVHD 的发生密切相关,针对高危患者进行急性 GVHD 预防方案的改进可减弱危险因素的作用,如在环孢素 A(CsA)＋短程甲氨蝶呤(MTX)方案基础上增加霉酚酸酯(MMF)和(或)ATG 等能够降低急性 GVHD 的发生率、减轻严重程度。在母系或旁系供者 haplo-HSCT 中,移植后加入低剂量环磷酰胺可有效降低急性 GVHD 的发生率。

【临床表现】

美国国立卫生研究院(NIH)将急性 GVHD 分为经典急性 GVHD 和晚发急性 GVHD:①经典急性 GVHD 一般指发生在移植后 100 天以内,且主要表现为皮肤、胃肠道和肝脏三个器官的炎性反应;②晚发急性 GVHD 指具备经典急性 GVHD 的临床表现、但发生于 100 天后的 GVHD。通常在移植后 2～4 周症状明显,特征表现为红斑性斑丘疹、持续性厌食、腹泻伴有肝功能受损。随着 HLA 单倍体相合造血干细胞移植(Haplo-HSCT)的广泛开展,部分病例可出现疑似免疫原因导致发热和肺、中枢神经系统损伤的现象。这些表现是否归于急性 GVHD 尚有待进一步研究。

【预防】

药物能有效预防急性 GVHD。

(一)同胞相合移植

1. CsA(环磷酰胺)联合短程 MTX(甲氨蝶呤)

(1) CsA 起始剂量 1.5 mg/kg,每 12 h 1 次,静脉输注,−1 天开始(也有主张−7 天或−9 天开始),有效谷浓度 150～250 μg/L,消化道症状消失后改为口服。一般情况下恶性疾病移植后 3 个月 CsA 渐减,6 个月后停用,但应根据复发风险和 GVHD 情况酌情缩短或延长 CsA 应用时间;良性疾病(如重型再生障碍性贫血)移植后 1 年 CsA 减停,根据嵌合体和 GVHD 情况酌情缩短或延长 CsA 应用时间。当 CsA 不耐受时可更换为他克莫司,初始剂量 0.02～0.03 mg/(kg·d)持续输注,一般有效血浓度为 7～12 μg/L,消化道症状消失后改为口服给药,减量原则同 CsA。

(2) MTX+1 d 15 mg/m²,+3 天、+6 天 10 mg/m²,静脉输注给药。回顾性研究结果提示在同胞全相合移植中+11 天是否应用 MTX 对急性 GVHD 没有影响。每次 MTX 用药结束 24 h 后采用甲酰四氢叶酸钙解救。

2. MMF(霉酚酸酯)及其他　在上述基础预防方案基础上加用 MMF 或低剂量兔抗人胸腺细胞球蛋白(rATG)可进一步减低 GVHD 发生率。MMF 用法:成人或体重＞35 kg 儿童 1.0 g/d,小儿一般 30 mg/(kg·d),分 2～3 次口服。MMF 一般和 CsA 同时开始应用(或+1 天开始给药),植活或+30 天停用。

(二)haplo-HSCT 和非血缘供者移植

1. CsA+短程 MTX+MMF+ATG　CsA 用法及用量同上。恶性血液系统疾病移植 100 天后 CsA 渐减,移植后 6～9 个月停用(可根据复发风险和急性 GVHD 情况进行调整);重型再生障碍性贫血等良性疾病移植后 1 年减停 CsA。如 CsA 不耐受,可改为他克莫司,用法同上。MTX 用法同上,在重度口腔黏膜炎时+11 天 MTX 可不用。MMF 用量和开始时间同上,在非血缘供者移植和 haplo-HSCT,通常在植入后减半,移植后 2～3 个月停药(可根据复发风险、GVHD 和是否合并感染等情况进行调整),在无 GVHD 的高复发风险或病毒感染患者中酌情缩短 MMF 疗程。ATG(抗胸腺球蛋白)在国内最多应用的是兔抗胸腺细胞免疫球蛋白(R‐ATG),推荐总剂量 7.5～10 mg/kg,－5～－2 天分次输注。

2. 其他　近年针对 GVHD 高危患者开展一些探索,如在 haplo‐HSCT 中以生物标志(骨髓移植物的 $CD4^+$ 细胞/$CD8^+$ 细胞比值)为指导分层短期应用低剂量糖皮质激素、在母系或旁系 haplo-HSCT 后加用低剂量环磷酰胺,均能有效降低急性 GVHD 发生率。

(三) 脐血干细胞移植

1. CsA 联合 MMF　CsA 和 MMF 用法与同胞全相合移植相同。CsA 也可采用持续静脉滴注方式给药,平均血药浓度 200～300 μg/L。如恶性血液病无 GVHD 迹象,一般移植后 2 个月 CsA 开始逐渐减量,至少用至移植后 6 个月。

2. ATG 的应用　既往脐血干细胞移植多用 ATG,近年来有学者认为不用 ATG 也是可行的。孙自敏等采用清髓性预处理方案联合 CsA＋MMF 预防 GVHD 进行非血缘脐血干细胞移植,对照组为清髓性预处理方案联合 CsA＋MMF＋MTX 或抗人 T 细胞兔免疫球蛋白(ATG-FreseniusS)7.5 mg/(kg·d)×3 天预防 GVHD 进行的非血缘脐血干细胞移植,两组间Ⅱ～Ⅳ、Ⅲ/Ⅳ度急性 GVHD 的发生率差异均无统计学意义,而不含 ATG 组的植入率、无病生存率和总生存率明显优于使用 ATG 组,差异有统计学意义。

(四) 供者淋巴细胞输注(DLI)

DLI 一般输注 G‐CSF 动员的淋巴细胞,也可以输注直接采集的供者淋巴细胞,其主要风险是 GVHD 发生率和致死率增高,不同类型 DLI 的 GVHD 预防方案有所不同。

1. 预防性 DLI　一般情况下,在给予预防性 DLI 时 CsA 尚在应用中,DLI 时将 CsA 调整至有效浓度。DLI 后 CsA 的应用时间因移植类型(同胞全相合移植或 haplo-HSCT)、DLI 距移植的时间、输注细胞种类(G‐CSF 动员与否)而有所差异。

2. 干预性 DLI　CsA 在 DLI 前 1 天开始应用并维持有效血药浓度。持续时间依不同移植类型而定,建议同胞全相合移植患者 DLI 后 4～6 周减停,haplo-HSCT 患者 DLI 后 6～8 周减停。干预性 DLI 后也可单用 MTX 预防 GVHD,DLI 后 1、4、8 天各给药 1 次,以后 10 mg,每周 1 次,共 4～6 次。

3. 治疗性 DLI　一般采用 CsA,用法与干预性 DLI 相同。黄晓军等认为治疗性 DLI 后短期应用免疫抑制剂可预防重症 GVHD 发生,而未影响移植物抗白血病(GVL)效应;在 haplo-HSCT 后血液学复发的患者中,DLI 后采用 MTX 预防急性 GVHD 比用 CsA 可以更好保留 GVL 效应。MTX 用法同干预性 DLI。也有人认为既往无重症 GVHD 病史的患者,同胞全相合移植的治疗性 DLI 后用可 MTX 或不用药物预防。

【诊断】

诊断常需要进行皮肤、肝脏或内窥镜活检。供者淋巴细胞输注(DLI)后急性GVHD诊断以DLI时间为计时起点,其他与移植后急性GVHD诊断标准相同。分级主要依据器官移植病史,结合典型临床表现与实验室检查,必要时进行器官活检。急性GVHD的严重程度分度标准临床最常采用改良Glucksberg标准(表7-5)。

表7-5 改良的急性移植物抗宿主病Glucksberg分级标准

项目		累及器官		
		皮肤	肝脏—胆红素血症	胃肠道
分级	1	皮疹面积＜25％[a]	总胆红素2～3 mg/dl[b]	腹泻量500～1 000 ml/d[c]或持续性恶心[d]
	2	皮疹面积25％～50％	总胆红素3.1～6 mg/dl	腹泻量＞1 000 ml/d
	3	皮疹面积＞50％,全身红斑	总胆红素6.1～15 mg/dl	腹泻量＞1 500 ml/d
	4	全身红皮病伴大疱形成	总胆红素＞15 mg/dl	严重腹痛和(或)肠梗阻
分度[e]	I	1～2		
	II	1～3	1	1
	III		2～3	2～4
	IV[f]	4	4	

注:a:使用9分法或烧伤图表确定皮疹程度;b:以总胆红素表示范围(如果已经记录了导致总胆红素升高的其他原因,则将其降一级);c:腹泻量适用于成人,儿童(≤14岁)患者腹泻量应基于体表面积计算(如果存在腹泻的另一个原因,则将其降一级);d:持续恶心并有胃或十二指肠GVHD的组织学证据;e:作为授予该等级所需的最低器官受累程度的分级标准;f:IV度也可能包括较少的器官受累,但功能状态极度下降。

近年来急性 GVHD 国际联盟（MAGIC）分级标准应用有增多趋势（表 7-6），此外还有 IBMTR 分级系统。

表 7-6　急性移植物抗宿主病国际联盟分级标准

分级	皮疹 （仅活动性红斑）	肝脏	上消化道	下消化道（排便）
0 级	无活动性（红斑）GVHD 皮疹	总胆红素 <2 mg/dl	无或间歇性恶心、呕吐或厌食	成人：<500 ml/d 或<3 次/d
				儿童：<10 ml·kg^{-1}·d^{-1} 或<4 次/d
1 级	<25%	总胆红素 2～3 mg/dl	持续性恶心、呕吐或厌食	成人：500～999 ml/d 或3～4 次/d
				儿童：10～19.9 ml·kg^{-1}·d^{-1} 或 4～6 次/d
2 级	25%～50%	总胆红素 3.1～6 mg/dl		成人：1 000～1 500 ml/d 或 5～7 次/d
				儿童：20～30 ml·kg^{-1}·d^{-1} 或 7～10 次/d
3 级	>50%	总胆红素 6.1～15 mg/dl		成人：>1 500 ml/d 或>7 次/d
				儿童：>30 ml·kg^{-1}·d^{-1} 或>10 次/d
4 级	全身红斑（>50%）伴水疱形成或表皮剥脱（>5%）	总胆红素 >15 mg/dl		严重腹痛伴或不伴肠梗阻或便血（无论排便量如何）

注：整体临床分级（基于最严重的靶器官受累）：0 度：无任何器官 1～4 级；Ⅰ度：1～2 级皮肤，无肝脏、上消化道或下消化道受累；Ⅱ度：3 级皮疹和（或）1 级肝脏和（或）1 级上消化道和（或）1 级下消化道；Ⅲ度：2～3 肝脏和（或）2～3 级下消化道，0～3 级皮肤和（或）0～1 级上消化道；Ⅳ度：4 级皮肤、肝脏或下消化道受累，0～1 级上消化道受累。

【鉴别诊断】

慢性 GVHD 主要与嗜酸性粒细胞性筋膜炎、嗜酸性粒细胞增多性肌痛综合征、毒油综合征等鉴别。

【治疗】

原则上Ⅰ度急性 GVHD 可以密切观察和局部治疗,Ⅱ度及以上急性 GVHD 诊断后应立即开始一线治疗,但在非血缘供者移植和 haplo-HSCT 中早期发生的急性 GVHD 往往进展较快,也应立即开始一线治疗。

(一) 一线治疗

一线治疗药物为糖皮质激素,最常用甲泼尼龙,推荐起始剂量 1 mg/(kg·d) 或、(分 12 次静脉注射),同时将 CsA 谷浓度调整至 150～250 μg/L 并及时评估糖皮质激素疗效。若疗效评估为有效,急性 GVHD 达 CR 后缓慢减少糖皮质激素用量,成年患者一般每 5～7 天减量甲泼尼龙 10～20 mg/d(或等效剂量其他类型糖皮质激素),4 周减至初始量的 10%。儿童患者参照成人按比例缓慢减量。若判断为糖皮质激素耐药,需加用二线药物,并减停糖皮质激素;如判断为糖皮质激素依赖,二线药物起效后减停糖皮质激素。

(二) 二线治疗

原则上在维持 CsA 有效浓度基础上加用二线药物,并及时评估疗效,当一种二线药物无效后再换用另一种二线药物。国际上尚无统一的二线药物选择流程,一般遵循各自中心的用药原则,鼓励患者参加临床试验。

1. 抗白细胞介素 2 受体抗体(IL-2RA)单抗(巴利昔单抗) 是目前国内最多选用的急性 GVHD 二线药物。巴利昔单抗对成人糖皮质激素耐药急性 GVHD 患者的总有效率达 78.7%～86.8%,CR 率达 60.9%～69.8%;对儿童 haplo-HSCT 后糖皮质激素耐药急性 GVHD 的总有效率达 85%,CR 率为 74%。巴利昔单抗推荐用法:成人及体重≥35 kg 儿童,每次 20 mg;体重不足 35 kg 儿童,每次 10 mg,+1、+3、+8 天各给药 1 次,以后每周 1 次,使用次数根据病情而定。

2. MTX 是由中国医师最先用于急性 GVHD 治疗的药物。黄晓军团队应用 MTX 联合低剂量甲泼尼龙,0.5 mg/(kg·d)一线治疗急性 GVHD,总有效率达 81%,皮肤、胃肠道和肝脏急性 GVHD 的有效率分别为 88%、75%、81%。MTX 二线治疗急性 GVHD 也取得很好疗效,治疗急性 GVHD 的有效率为 94%,治疗 DLI 后 GVHD 的有效率为 100%,对于皮肤、胃肠道、肝脏 GVHD 的有效率分别为 100%、60%、71%。推荐 MTX 用法:成人每次 10 mg,+1、+3、+8 天各给药 1 次,以后每周 1 次,静脉或口服给药。儿童患者酌减。MTX 的主要不良反应为血液毒性和口腔溃疡,适用于血象良好且没有口腔溃疡的患者。

3. 芦可替尼(Ruxolitinib) 刚被美国 FDA 批准用于糖皮质激素耐药急性 GVHD 的治疗。推荐用法:成人初始剂量为 10 mg/d(分 2 次口服),3 天后若血液学参数稳定且未发生治疗相关不良反应可调整剂量至 20 mg/d。体重大于等于 25 kg 的儿童患者,初始剂量为 10 mg/d(分 2 次口服);体重不足 25 kg 的儿童患者,初始剂量为 5 mg/d(分 2 次口服)。主要不良反应是血液学毒性和增加感染风险(尤其是病毒感染)。芦可替尼国内应用经验有限,相关临床试验正在进行中。

(三)其他治疗

ATG、间充质干细胞(MSC)、粪菌移植等也有应用。此外,维多珠单抗(Vedolizumab)、托珠单抗(Tocilizumab)、英夫利昔单抗(Infliximab)、本妥昔单抗(Brentuximab)、抗 CCR5 单抗等均有进一步研究的潜力。去 T 细胞移植可减弱移植物抗宿主病,同时也可引起复发,有研究指出,在移植后用供者淋巴细胞回输可减少复发。

(四)疗效评估标准

疗效评估通过各个靶器官的急性 GVHD 分级和整体分度与初始急性 GVHD 情况的比较获得。完全缓解(CR)指所有受累器官的急性 GVHD 表现完全消失;部分缓解(PR)指所有初始受累器官的急性 GVHD 改善(至少降低一个级别)但未达到 CR,无其他任何靶器官急性 GVHD 恶化;无反应(NR)指任何器官的急性 GVHD 严重程度无改善也没有恶化或患者死亡;进展(PD)指至少 1 个靶器官的急性 GVHD 加重(至少增加 1 个级别),伴或不伴其他器官急性 GVHD 的改善。PD 和 NR 为治疗无效。

(五)糖皮质激素耐药急性 GVHD 的定义

《Thomas' Hematopoietic Cell Transplantation:Stem Cell Transplantation》(第 5 版)将一线治疗 3 天评估为 PD、7 天评估为 NR 或 14 天未达 CR 的情况定义为糖皮质激素耐药。在 2018 年欧洲骨髓移植学会- NIH -国际骨髓移植研究中心(EBMT - NIH - CIBMTR)的标准命名中,急性 GVHD 疗效评估时,将一线糖皮质激素开始治疗后 3~5 天内疗效评估为 PD 或治疗 5~7 天内疗效评估为 NR 或包括糖皮质激素在内的免疫抑制剂治疗 28 天未达 CR 定义为糖皮质激素耐药。此外,将一线治疗糖皮质激素不能减量或减量过程中急性 GVHD 再激活定义为糖皮质激素依赖。糖皮质激素耐药和糖皮质激素依赖统称为糖皮质激素治疗失败。2020 NCCN HCT 指南界定糖皮质耐药时,将"一线糖皮质激素"定义为"≥2 mg/(kg · d)",余无明显差异。

急性 GVHD 开始治疗后每天评估疗效,及时识别糖皮质激素无效的患者。整个治疗急性 GVHD 过程中需要做好受累器官的局部管理,注意感染的监测和预防,如预防疱疹病毒感染、真菌感染,常规监测巨细胞病毒、EB 病毒等。

第十节　Job 综合征与嗜酸性粒细胞增多

　　Job 综合征也称为高 IgE 综合征(high immunoglobulin E syndrome,HIES),是一种以显著升高的 IgE、反复皮肤脓肿、湿疹及肺部感染为特征性表现的原发性免疫缺陷病。可分为以下两种:①常染色体显性遗传 HIES(AD - HIES)是信号转导和转录激活因子 3(signal transducer and activator of transcription 3, STAT3)基因显性负突变引起;②常染色体隐性遗传 HIES(AR - HIES)一般与细胞质分裂因子 8(dedicator of cytokinesis 8,DOCK8)和非受体酪氨酸蛋白激酶 2(tyrosine kinase 2,TYK2)突变密切相关。AD - HIES 占所有 HIES 的 60%～70%。首发症状常为早发的顽固性湿疹样皮炎和皮肤脓疱疹。可于新生儿期起病,外周血嗜酸性粒细胞和血清 IgE 水平显著增高。

　　【病因与发病机制】

　　本病病因及发病机制未明。目前已经报道了 90 多种不同的突变,其他病例病因尚不清楚。70% 的病例由 STAT3 基因突变引起。STAT3 发生突变后其表达、磷酸化和核转录被抑制,影响 IL - 6、IL - 10 及 IL - 21 等细胞因子的信号转导。

　　IL - 6 信号转导受损一方面导致 Th17 和 Tfh 细胞分化障碍。Th17 细胞能分泌 IL - 17 和 IL - 22 诱导角质形成细胞和上皮细胞生成各种趋化因子和抗菌肽,清除细胞外的细菌和真菌。Tfh 细胞的分化障碍会导致抗体缺陷,出现反复的细菌感染突变。另一方面,IL - 6 信号转导受损会引起大脑中前列腺素 E 的错误释放。因此 AD - HIES 患者大多不发热,无明显的炎症反应,表现为"冷脓肿",细菌感染易被忽视。IL - 10 及 IL - 21 信号通路转导受损,导致 IgE 大量异常分泌,出现湿疹。

　　肺部反复感染后受损结缔组织重塑,可能会导致结构异常,出现肺膨出及支气管扩张,增加各种病原体(如铜绿假单胞菌、非结核性分枝杆菌和大肠杆菌等)定植的风险,可危及生命。

　　此外,STAT3 突变也会导致金属蛋白酶(MMP)生成,可在一定程度上解释长骨骨折、动脉瘤、保留乳牙的继发牙等并发症。

　　【临床表现】

　　本病多见于儿童与青少年,大多数童年发病,对见于女性,主要以免疫和非免疫表现为特征。免疫学特征主要包括慢性湿疹样皮疹、反复的皮肤和肺部细菌感染及皮肤黏膜念珠菌病。

　　1. 皮肤表现　最早出现的典型临床表现,出生或出生后最初几周内就会出现。皮疹主要分布于面部及躯干部。如果取局部皮损进行镜下检查,可发现嗜酸性粒细胞。金黄色葡萄球菌的定植和慢性感染会造成皮疹转变为湿疹样皮炎。皮肤脓肿经常在出生后最初几年发生，常伴轻微的全身症状，如发热和疼痛。念珠菌感染很常见，多累及皮肤、黏膜和指甲。

2. 呼吸系统　多见于 AD－HIES 患者，表现为反复性化脓性肺炎，主要由金黄色葡萄球菌引起，但感染的全身症状表现常较轻微，从而延误肺炎诊断。可并发复发性肺脓肿、支气管扩张和肺囊肿。通常发生于出生后前几年。部分慢性肺囊肿患者可合并曲霉菌感染，可有曲霉和假单胞菌定植，并可引起曲霉菌性脑动脉瘤。真菌和革兰阴性杆菌造成慢性感染最为常见。这些慢性感染造成大量咯血和或对于抗感染药物耐药的增加，是造成患者死亡的主要原因。

3. 头与面部异常　面部特征为面部不对称性一侧肥大、前额凸出、眼深凹、宽鼻梁、宽而肉感的鼻尖、轻微下颌前凸等，面部皮肤粗糙、汗毛孔明显。

4. 牙齿异常　乳牙长时间滞留，从而阻碍定形牙齿的出现。据报道，约 70% 的 Job 综合征患者保留了三颗或三颗以上的乳牙。拔除乳牙后，恒牙可正常萌出。

5. 面部及骨骼的表现　典型的面容通常出现在青春期，包括前额突出、眼睛凹陷、鼻翼增宽和皮肤表面高低不平。一定程度的颅缝早闭、高腭弓也常会出现。乳牙通常不脱落，脊柱侧凸发生于大多数患者中，可以伴或不伴骨质疏松。关节通常灵活，成年后关节炎和退行性脊柱病变常发生。患者可出现多发病理性骨折，好发于长骨和肋骨。

6. 血管表现　包括动脉瘤、心肌梗死及蛛网膜下腔出血等。

7. 肿瘤　易发生肿瘤，鳞状细胞癌、皮肤 T 细胞淋巴瘤/白血病和 Burkitt 淋巴瘤在常染色体隐性遗传 HIES 病例中都有报道。

8. 其他表现　如中枢神经系统非感染性脑血管病发作、膜增生性肾小球肾炎、黄斑瘤、胃食管反流病等。

【实验室检查及其他检查】

1. 血常规　多正常，可有贫血，合并细菌感染时可有白细胞增高。外周血嗜酸性粒细胞多出现轻至中度增高。

2. 血清 IgE 测定　多为轻至中度增高，IgE 水平与嗜酸性粒细胞增高之间无相关性，明显增高时主要是特异性金黄色葡萄球菌及白色念珠菌 IgE 增高。

3. 其他免疫学检查　可见 CD3 及 CD8$^+$ 淋巴细胞降低；血清 IgG 及 IgD 浓度常轻度增高；血清总 IgA 可正常而抗金黄色葡萄球菌 IgA 缺乏；血清总 IgM 可增高或正常；放射变应原吸附试验可见金黄色葡萄球菌与白念珠菌强阳性等。

4. 病原学检查　可通过痰液、病变组织、支气管肺泡灌洗液等直接涂片染色或培养获取，可见嗜酸性粒细胞计数增高。

5. 变应原皮肤针刺试验　在无明显变应性疾病发作时，针刺试验阳性。

6. X 线片　可发现肺部浸润影、气胸、骨折、脊柱侧凸、牙齿发育等。

7. 胸部 CT　可发现肺部浸润阴影及肺气囊,也可见肺大疱、支气管扩张的征象如印戒征或轨道征等。

8. 其他影像学检查　多普勒超声检查、动脉造影、磁共振成像等。

【诊断与鉴别诊断】

有学者对全世界 30 例 HIES 患者及 70 名患者亲属进行检查并分析,根据临床表现及实验室检查设计了有效的 HIES 诊断评分系统,见表 7-7。得分 40 分以上,基本可明确 HIES;对 20~40 分患者进行随访观察;低于 20 分基本不考虑本病。2010 年,Woellner 等对 100 例无亲属关系的患者进行分析并提出了新的 AD-HIES 诊断依据:(1) 疑似 HIES,依据 NIH HIES 诊断评分系统得分＞30 分,IgE＞1000×10^3 IU/L 并反复肺炎,新生儿期即开始的湿疹、病理性骨折、特征性面容及血小板增高等临床表现;(2) 初步诊断为 HIES,上述表现伴 Th17 细胞数量减少或缺如,或有明确 HIES 家族史;(3) 确诊为 HIES,上述两种表现伴 STAT3 基因显性负性杂合突变(某些信号转导蛋白突变后不仅自身无功能,还能抑制或阻断同一细胞内的野生型信号转导蛋白的作用,被称为显性负性杂合突变)。

表 7-7　高 IgE 综合征诊断评分系统

临床表现	分值									
	0	1	2	3	4	5	6	7	8	10
血清免疫球蛋白 E 最高值(×10^3 IU/L)	＜200	200~500			501~100				1 001~2 000	＞200
皮肤脓肿	无		1、2		3、4				＞4	
肺炎(整个生命过程中的发作次数)	无		1		2		3		＞3	
肺实质异常	无						支气管扩张		肺膨出	
乳牙脱落延迟	无	1	2		3				＞3	
脊柱侧凸,最大弯曲度	＜10°		10°~14°		15°~20°				＞20°	
轻微创伤造成的骨折	无	0	0	0	1~2				＞2	
嗜酸性粒细胞计数最高值(×10^6/L)	＜700		700~800				＞800			

临床表现	分值									
	0	1	2	3	4	5	6	7	8	10
特征性面容	无		轻微			有				
颅中线异常	无					有				
新生儿皮疹	无			有						
湿疹	无	轻	中等	严重						
每年呼吸系统感染（次）	1、2	3	4～6		>6					
真菌感染	无	口腔	指甲		全身					
其他严重感染	无				严重					
致命的感染	无				有					
关节伸展过度	无				有					
淋巴瘤	无				有					
鼻翼增宽	<1 s	1～2 s		>2 s						
高颚弓	无		有							
年龄校正（岁）	<5			2～5		1～2		>1		

【治疗】

主要是长期、足量抗生素治疗，积极治疗并发症，必要时外科手术干预。

1. 预防感染　预防性使用抗生素，预防细菌性肺炎及早期识别和治疗感染是防止肺囊腔形成和支气管扩张的必需措施。由于复方磺胺甲唑（每天 1 次或 2 次）具有针对金黄色葡萄球菌（包括社区获得性青霉素敏感菌株）的活性，且长期使用耐受性佳，通常被作为预防性抗生素使用。如果有慢性或频繁反复的念珠菌感染，可以使用氟康唑进行预防性抗真菌治疗。免疫球蛋白替代治疗通常用于不同特异性抗体的产生，并减少 2/3 肺炎的发生。

2. 肺炎治疗　通常由金黄色葡萄球菌感染所致。静脉使用万古霉素是针对耐甲氧西林金黄色葡萄球菌（MRSA）的一线治疗药物。b 型流感嗜血杆菌也可引起肺炎，头孢呋辛钠静脉注射是首选药物。当发生深部肺脓肿或肺囊肿时需要进行局部引流。曲霉菌属感染造成的肺囊肿或肺脓肿需要抗真菌治疗数月，通常需要手术干预。

3. 其他　慢性肺病管理、止痒、造血干细胞移植治疗等治疗措施。

第十一节　Omenn 综合征与嗜酸性粒细胞增多

Omenn 综合征是一种以出生后早期出现严重感染、红皮病、肝脾和淋巴结肿大、腹泻以及生长发育迟缓为特征的严重联合免疫缺陷病（severe combined immunodeficiency disease，SCID）。多数患者有轻、中度嗜酸性粒细胞增高。本病为常染色体隐性遗传，特征性的红皮病及脱发等症状是该病区别于其他免疫缺陷病的表现。既往研究发现，50％的 Omenn 综合征患者 RAG1 基因或者 RAG2 基因存在突变。

【病因和发病机制】

Omenn 综合征的主要发病机制为 RAG1 或 RAG2 基因突变导致部分免疫球蛋白基因 V(D)J 重组过程异常，使 B 细胞和 T 细胞受体复合物装配受阻，从而导致成熟的 B 或 T 淋巴细胞部分或完全缺乏，患者外周血表现为低水平的免疫球蛋白。皮肤屏障受损和肠道炎症驱动 Omenn 综合征的皮肤病变。

【临床表现】

多见于 2 周～2 个月的婴儿，常表现为胸腺发育障碍、红皮病或剥脱性皮炎、肝脏肿大、淋巴结肿大、腹泻、生长停滞或发育迟缓，可有面部异常、肺水肿。

【病理】

显微镜下可见淋巴结正常结构消失，弥漫性交织网状细胞增生，B 淋巴细胞显著减少或消失，淋巴结无明显皮质、滤泡形成。病理特征为类似 Langerhans 细胞的大而淡的细胞核的 S-100 蛋白阳性的非吞噬网状细胞的弥漫性增生。

【实验室检查】

外周血淋巴细胞可增加，多数患者有轻、中度嗜酸性粒细胞增高。血 IgG 大多降低，IgE 多增高。

【治疗及预后】

本病预后极差，婴儿早期夭折，缺乏有效治疗手段。美国的一项研究发现，在新生儿中筛查 SCID，可在一定程度上改善预后。

第十二节　血清病与嗜酸性粒细胞增多

血清病是注射动物和人类免疫血清后免疫复合物介导的Ⅲ型超敏反应,临床表现为皮疹、发热、多关节痛、淋巴结肿大等。通常在暴露1~2周后出现,并在停用后几周内消失,呈自限性,预后良好。

【病因和发病机制】

血清病本质上是Ⅲ型超敏反应。进入体内的各种抗原成分,或某些药物作为半抗原与体内蛋白结合形成复合蛋白,这些抗原刺激机体均可产生抗体,主要为IgG,也可有IgE。当巨噬细胞激活系统功能异常,这些复合物会在循环中饱和,导致免疫复合物沉积,最常见的是在实质组织和滑膜关节液中。可能激活经典补体途径,导致循环中的C3和C4水平降低。此外,补体系统的激活会触发组胺释放,增加血管通透性,导致组织和关节的炎症反应。如果IgE抗体较多,可引起肥大细胞与嗜碱性粒细胞释放多种炎症物质,引起血管通透性明显增加,甚至可导致喉头水肿、低血压或变应性休克等表现。

含有异种抗原的药物是引起血清病的最常见原因,包括接种疫苗(如狂犬病)、免疫调节剂(如利妥昔单抗、英夫利昔单抗及奥瑞珠单抗)和抗蛇毒血清。有研究报道,澳大利亚抗蛇毒(ASP-22)血清病与抗蛇毒血清的量无明显联系。

【病理】

病理表现类似于其他Ⅲ型超敏反应,主要有小血管扩张、中性粒细胞浸润和皮肤、组织水肿等,但程度常较轻。

【临床表现】

临床表现与给药途径和剂量等因素有关,静脉注射发病率高。本病最常见的症状是皮疹,主要为荨麻疹样风团、紫癜样皮疹或麻疹样丘疹等;常在注射部位首先发生。发热多渐起,体温最高可达39℃以上,伴全身淋巴结不同程度的肿大,质软,可有轻度压痛。部分病人还可有面部、眼睑及手足末端水肿,尤其儿童患者。极少数病人可有喉头水肿,引起呼吸困难或构音困难表现。还可有消化道症状,如腹痛、恶心、呕吐等表现。静注异种血清等引起本病的患者在出现皮疹后可有关节疼痛、肿胀等关节炎症状,常累及多关节,呈对称性。少有多发性神经炎、肾小球炎和(或)和心肌炎等严重并发症。

【实验室检查】

外周血可有白细胞、嗜酸性粒细胞增多。血清总补体与C3均可下降。

【诊断】

主要依据应用药物或注射异种血清制品史,结合临床表现。部分感染可导致血清病样反应,但不涉及免疫复合物的形成,易与血清病混淆。

【治疗】

主要为停用可疑药物或减少暴露及对症支持治疗。症状轻至中度者（如皮疹、瘙痒等）可以使用非甾体抗炎药和或抗组胺药。严重者可全身应用激素。多数儿童可门诊治疗，对于那些症状严重、存在脏器受累或有潜在感染者应考虑住院治疗。

【预防】

严格掌握药品和血清免疫制品的适应证，尽量避免静脉给药。如必须应用异种血清制品时，应先仔细询问有无过敏病史及既往血清应用史，然后做皮肤敏感试验。

【预后】

血清病存在自限性，一般无长期并发症，然而在动物模型中发现，反复暴露于病原体可导致血清病反复发作，出现肾功能衰竭甚至死亡。

主要参考文献

[1] Shiohara T, Mizukawa Y. Drug-induced hypersensitivity syndrome (DiHS)/drug reaction with eosinophilia and systemic symptoms (DRESS): An update in 2019[J]. Allergology International, 2019, 68(3): 301 - 308.

[2] 中国医师协会皮肤科医师分会变态反应性疾病专业委员会. 药物超敏反应综合征诊治专家共识[J]. 中华皮肤科杂志, 2018, 51(11): 787 - 790.

[3] Chung S A, Langford C A, Maz M, et al. 2021 American college of rheumatology/vasculitis foundation guideline for the management of antineutrophil cytoplasmic antibody-associated vasculitis[J]. Arthritis & Rheumatology (Hoboken, NJ), 2021, 73(8): 1366 - 1383.

[4] 张清玲. 嗜酸性肉芽肿性多血管炎诊治规范多学科专家共识[J]. 中华结核和呼吸杂志, 2018, 41(7): 514 - 521.

[5] 林燕凤, 张英秀, 付朝丽, 等. 2018 年嗜酸性肉芽肿性多血管炎诊治规范专家共识解读[J]. 中国实用内科杂志, 2019, 39(5): 437 - 439.

[6] 于云露, 俞圣楠, 刘毅. 生物制剂在治疗嗜酸性肉芽肿性多血管炎中的研究进展[J]. 西南国防医药, 2020, 30(5): 470 - 472.

[7] 张婷, 王芊霖彭敏, 饶可, 等. 老年嗜酸性肉芽肿性多血管炎患者临床特点及预后[J]. 中华老年多器官疾病杂志, 2021, 20(4): 278 - 284.

[8] Moiseev S, Bossuyt X, Arimura Y, et al. International Consensus on ANCA Testing in Eosinophilic Granulomatosis with Polyangiitis \[published online ahead of print, 2020 Jun 25\]. Am J Respir Crit Care Med. 2020;10. 1164/rccm. 2020051628SO.

[9] 何权瀛. 韦格纳肉芽肿病的诊断与治疗[J]. 临床内科杂志, 2020, 37(10): 693 - 695.

[10] 中华风湿病专业委员会.韦格纳肉芽肿病诊断和治疗指南.中华风湿病学杂志,.2011,(03): 194196.

[11] Fraenkel L, Bathon J M, England B R, et al. 2021 American college of rheumatology guideline for the treatment of rheumatoid arthritis[J]. Arthritis Care & Research, 2021, 73(7): 924 - 939.

[12] 中华医学会风湿病学分会.2018 中国类风湿关节炎诊疗指南[J].中华内科杂志,2018, 57(4):242 - 251.

[13] 王龙龙,白敏,张健.血清标志物在类风湿关节炎早期诊断中的临床价值[J].中国骨质疏松杂志,2021,27(5):709 - 712.

[14] 魏薇,何金昌,余素君.抗环瓜氨酸肽抗体、抗突变型瓜氨酸波形蛋白抗体和嗜酸性粒细胞联合检测在早期类风湿关节炎中的诊断价值[J].实用医院临床杂志,2020,17(4): 188 - 191.

[15] 王婧,狄贵娟,赵清.血浆中嗜酸性粒细胞在类风湿关节炎中的作用机制[J].广东医学, 2018,39(5):749 - 752.[知网]

[16] 刘盈,周满如,黎卓熹,等.Denosumab 治疗类风湿性关节炎的研究现状[J].中国临床药理学杂志,2021,37(8):1012 - 1015.

[17] 张文,厉小梅,徐东,等.原发性干燥综合征诊疗规范[J].中华内科杂志,2020,59(4): 269 - 276.

[18] Ramos-Casals M, Brito-Zerón P, Bombardieri S, et al. EULAR recommendations for the management of Sjögren's syndrome with topical and systemic therapies[J]. Annals of the Rheumatic Diseases, 2020, 79(1): 3 - 18.

[19] 陶庆文,罗静,王建明,等.原发性干燥综合征中西医结合医疗质量控制指标专家共识 (2021 版)[J].中日友好医院学报,2021,35(2):70 - 72.

[20] 中华医学会风湿病学分会.干燥综合征诊治指南(草案)[J].中华风湿病学杂志,2003, 7(7):446 - 448

[21] 中华医学会血液学分会干细胞应用学组.中国异基因造血干细胞移植治疗血液系统疾病专家共识(Ⅲ):急性移植物抗宿主病(2020 年版)[J].中华血液学杂志,2020,29(7): 529 - 536

[22] Penack O, Marchetti M, Ruutu T, et al. Prophylaxis and management of graft versus host disease after stem-cell transplantation for haematological malignancies: Updated consensus recommendations of the European Society for Blood and Marrow Transplantation[J]. The Lancet Haematology, 2020, 7(2): e157 - e167.

[23] 谭淑芳,张丽芝,黄林洁,等.血嗜酸性粒细胞计数与冠状动脉旁移植手术后肺炎风险[J]. 中国病理生理杂志,2018,34(8):1383 - 1389.

[24] 陈雪瑛,陈洪平,龚娇,等.外周血嗜酸性粒细胞在肝移植术后急性排斥反应中的应用价值[J].中国卫生检验杂志,2017,27(19):2812 - 2814.

[25] 王昱,许兰平.中国异基因造血干细胞移植治疗血液系统疾病专家共识(Ⅱ)——移植后白血病复发(2016 年版).中华血液学杂志.2016,37(10):846851.

[26] 殷勇张静.高免疫球蛋白 E 综合征[J].中华实用儿科临床杂志,2018,33(4):277-280.

[27] 何颖瑶,刘斌,肖旭平.高 IgE 综合征[J].临床耳鼻咽喉头颈外科杂志,2017,31(11):892-896.

[28] Varga J，Uitto J，Jimenez S A. The cause and pathogenesis of the eosinophilia-myalgia syndrome[J]. Annals of Internal Medicine，1992，116(2)：140-147.

[29] Philen R M，Posada M. Toxic oil syndrome and eosinophilia-myalgia syndrome：May 8-10，1991，World Health Organization Meeting report[J]. Seminars in Arthritis and Rheumatism，1993，23(2)：104-124.

[30] Swygert L A，Maes E F，Sewell L E，et al. Eosinophilia-myalgia syndrome. Results of national surveillance[J]. JAMA，1990，264(13)：1698-1703.

[31] 张婷,王芋霖彭敏,饶可,等.老年嗜酸性肉芽肿性多血管炎患者临床特点及预后[J].中华老年多器官疾病杂志,2021,20(4):278-284.

[32] Mahr A，Moosig F，Neumann T，et al. Eosinophilic granulomatosis with polyangiitis (Churg-Strauss)[J]. Current Opinion in Rheumatology，2014，26(1)：16-23.

[33] 袁建涛,雷婷.Omenn 综合征临床表型及分子诊断[J].临床儿科杂志,2018,36(2):117-120.

[34] Dallos T，Heiland G R，Strehl J，et al. CCL17/thymus and activation-related chemokine in Churg-Strauss syndrome[J]. Arthritis & Rheumatism，2010，62(11)：3496-3503.

[35] Kahn J E，Grandpeix-Guyodo C，Marroun I，et al. Sustained response to mepolizumab in refractory Churg-Strauss syndrome[J]. Journal of Allergy and Clinical Immunology，2010，125(1)：267-270.

[36] Garlapati P，Qurie A. Granulomatosis with Polyangiitis. In：StatPearls. Treasure Island (FL)：StatPearls Publishing；May 22，2020.

[37] Lutalo P M K，D'Cruz D P. Diagnosis and classification of granulomatosis with polyangiitis（Aka Wegener's granulomatosis）[J]. Journal of Autoimmunity，2014，48/49：94-98.

[38] Leavitt R Y，Fauci A S，Bloch D A，et al. The American College of Rheumatology 1990 criteria for the classification of wegener's granulomatosis[J]. Arthritis & Rheumatism，2010，33(8)：1101-1107.

[39] Holroyd C R，Seth R，Bukhari M，et al. The British Society for Rheumatology biologic DMARD safety guidelines in inflammatory arthritis[J]. Rheumatology，2019，58(2)：372.

[40] Generali E，Costanzo A，Mainetti C，et al. Cutaneous and mucosal manifestations of sjögren's syndrome[J]. Clinical Reviews in Allergy & Immunology，2017，53(3)：357-370.

[41] Glinton K，DeBerge M，Yeap X Y，et al. Acute and chronic phagocyte determinants of cardiac allograft vasculopathy[J]. Seminars in Immunopathology，2018，40(6)：593-603.

［42］ Hafsi W，Yarrarapu SNS. Job Syndrome. In：StatPearls. Treasure Island（FL）：StatPearls Publishing；July 17，2020.

［43］ Pourvali A，Arshi S，Nabavi M，et al. Atypical Omenn Syndrome Due to RAG2 Gene Mutation，a Case Report. Iran J Immunol. 2019;16(4):334338.

［44］ Rixe N，Tavarez MM. Serum Sickness. In：StatPearls. Treasure Island（FL）：StatPearls Publishing；September 3，2020.

第八章

循环系统疾病伴嗜酸性粒细胞增多

第一节　嗜酸性粒细胞性心脏疾病

　　嗜酸性粒细胞性心脏疾病是嗜酸性粒细胞增多症的并发症,后者包括特发性与继发性两种。已经证实可累及心脏的多个部位,包括心肌、心内膜、瓣膜、心包及冠状动脉等部位。

一、特发性高嗜酸性粒细胞综合征(IHES)

　　通常心脏受累有两种形式:心内膜心肌纤维化(endomyocardial fibrosis,EMF),也称为 Davies 病;以及嗜酸性粒细胞性心内膜炎,也称为 Loffler 心内膜炎。EMF 伴心尖闭塞是高嗜酸性粒细胞血症(HES)最常见的心脏受累表现。IHES 引起的心脏病理损伤可分为三个阶段:急性坏死期、血栓形成期、纤维化期。患者主要死于急性嗜酸性粒细胞性心肌炎(AEM)与心脏压塞。研究显示,嗜酸颗粒蛋白可激活 IHES 患者的凝血因子Ⅻ、血小板以及单核细胞,从而促进凝血。目前主要有 6 条通路与心肌纤维化(MF)的发生发展紧密相关,其中 TGF-β/Smad 通路及 Wnt 通路研究得最多,也是最常见的纤维化相关通路,这两种通路在肺纤维化、肝纤维化及肾纤维化中都有不同表达。而近些年对于 RhoA/ROCK 信号通路在 MF 中作用的研究也比较成熟,包括其抑制剂的研究。整合素信号通路、丝裂原活化蛋白激酶信号通路及 Hippo 通路在 MF 中的研究较少。

二、继发性嗜酸性粒细胞增多症

　　此处不再赘述,详见第一章。最近的研究显示,有 1/3 的嗜酸性粒细胞相关性心脏损伤发生在 EGPA,20％发生在 HES。EGPA 患者出现心脏受累时,病死率为 50％,患者多死于严重心力衰竭。

　　【病理】

　　可见心室内大量血栓与多发闭塞性冠脉血栓,心内膜、心室壁、心包及冠状动脉血管壁内均有嗜酸性粒细胞浸润,可有心肌水肿、心肌细胞局灶性坏死、心脏瓣膜嗜酸性粒细胞赘生物、心包积液等表现。

【临床表现及辅助检查】

临床表现多样,缺乏特异性,超声心动图可显示心腔内血栓、心尖部闭塞、心内膜心肌纤维化,且可定量评估心室收缩和(或)舒张功能、瓣膜反流程度,因此在本类疾病的临床诊断及随访中具有重要作用。

嗜酸性粒细胞性心脏疾病大致分为以下五类:

1. 嗜酸性粒细胞心肌炎(EM)　EM 的临床表现及病理学改变各异,病变范围不一,患者多死于恶性心律失常。系统性治疗因病因而异,详见第一章。

急性坏死性嗜酸性粒细胞性心肌炎是一种暴发型超敏反应性心肌炎,可在数天到一周内快速进展为严重心力衰竭。常见临床表现为发热和皮疹,心脏表现通常类似于急性心肌梗死,如胸痛、ST-T 段异常段、心肌损伤标志物升高等。QRS 波时间延长提示预后较差。外周血嗜酸性粒细胞计数多明显增高。然而,外周血嗜酸性粒细胞在 EM 的早期可能并不升高,且在一小部分人群中外周血嗜酸性粒细胞计数始终不上升。炎性指标如 CRP、ESR 常有升高。超声心动图(UCG)通常发现心腔大小正常(心腔尚未代偿性扩大)、室壁增厚(可能存在心肌组织的水肿)、严重的双心室收缩功能障碍。多数患者有心包积液,偶可致心包压塞。内膜活检(EMB)是诊断 EM 的金标准,表现为弥漫性心肌坏死,伴广泛心肌间质嗜酸性粒细胞浸润、局灶性心肌细胞溶解、血管周围浸润和心肌间质纤维化。必要时可重复进行心肌活检。EM 患者需根据其潜在病因进行特异性治疗,其中激素及免疫抑制是大多数 EM 患者的主要治疗手段。其他治疗措施如心脏移植、机械性心室支持等。

2. 心内膜心肌纤维化症(EMF)　EMF 病因尚不清楚,可能是环境暴露、遗传、嗜酸性粒细胞增多等因素共同作用的结果。多发于热带国家,也称为热带心肌病。多见于年轻人,与社会经济发展水平相关。在临床表现、外周血嗜酸性粒细胞增多、病理改变、血流动力学改变、治疗方法等方面,EMF 及 Loffler 心内膜炎均类似,但 EMF 患者不总是伴有嗜酸性粒细胞增多症。病理学组织学显示心内膜纤维化增厚。EMF 病例同时涉及右心室和左心室者占 50%,只涉及左心室者占 40%,涉及右心室者占 10%。临床表现取决于所涉及的心腔及其严重程度,通常有心力衰竭(颈静脉压增高、腹水与肝、脾大等)以及 IHES 的其他表现。急性炎症阶段其临床特征是发热,严重时可发生心源性休克,后进入亚急性和慢性阶段。大多数病人都处于慢性疲劳期,其特征是受损心室的纤维性闭塞。心电图异常包括心房颤动、Ⅰ至Ⅲ度房室传导阻滞与高尖 P 波,晚期可观察到低电压QRS 复合波和非特异性 ST 段和 T 波异常。典型 EMF 的诊断首选超声心动图(UCG),心内膜纤维化超声心动图诊断及评估标准见表 8-1。

表 8-1　心内膜纤维化超声心动图诊断及评估标准

标　　准	评分(分)
主要标准	
心内膜斑块厚度＞2 mm	2
较薄的心内膜斑块(厚度≤1 mm),双心室受累	3
右室或左室心尖部闭塞	4
血栓形成或心腔内自发显影,不伴严重心功能障碍	4
右室心尖收缩	4
房室瓣装置与心室壁粘连致瓣膜功能障碍	1～4[a]
次要标准	
较薄的心内膜斑块局限于一个心室室壁	1
二尖瓣或三尖瓣血流限制性充盈模式	2
肺动脉瓣舒张期开放	2
二尖瓣前叶弥漫性增厚	1
心房扩大,心室内径正常	2
M-mode 显示室间隔搏动搏强,左室后壁搏动平坦[b]	1
节制束或其他肌束回声增强	1

注:a:根据房室瓣返流严重性进行评分;b:指 M 型超声显示的运动模式,在心内膜纤维化时由于左室心尖闭塞或限制性运动模式伴二尖瓣反流。

　　心内膜纤维化定义为达到 2 项主要诊断标准,或达到 1 项主要标准＋2 项次要标准。总评分小于 8 分提示轻度心内膜纤维化,8～15 分为中度,大于 15 分为重度。其他影像学检查包括心脏增强磁共振、胸片等。实验室检查有时可发现嗜酸性粒细胞增多,低白蛋白血症等异常。治疗上多为药物对症支持,手术风险高。EMF 预后不良,平均存活时间约为 2 年,心律失常、血栓栓塞性疾病和终末期心力衰竭引起的心源性猝死的发生率高。

　　3. Loffler 心内膜炎　又称嗜酸性粒细胞性心内膜炎或纤维母细胞性心内膜炎,以顺应性急剧下降的任一或两个心室的急性舒张功能障碍、伴或不伴附壁血栓为特征,伴有弥漫性嗜酸性粒细胞浸润的心内膜病,最常见于 IHES。本病属于限制性心肌病,常呈进行性,持续数个月至数年不等。心内膜心肌活组织检查为诊断金标准。心脏核磁共振(CMR)有助于诊断、分期、疗效评估,临床应用广泛。Loeffler 心内膜炎易误诊为急性冠脉综合征,当心肌坏死严重或血栓脱落堵塞冠状动脉时,会出现急性心肌梗死的症状及体征。其临床表现广泛,从轻度症状到严重症状,大部分患者主要表现为呼吸急促,二尖瓣最常受累,最常见二尖瓣反流,通常需要行二尖瓣置换术;出现心室血栓时,应开始抗凝,预防性抗凝目前仍存在争议。对症治疗的同时应积极治疗原发病,详见第一章。

4. 冠状动脉痉挛(coronaryspasm,CAS) 嗜酸性粒细胞增多症伴 CAS 急性发作表现为静息状态下反复发作的心绞痛(见于 4%~19% 的患者)与血浆心肌损伤标志物增高,冠状动脉造影示腔管狭窄,多数病例有动态的 ST 段抬高。这种血管痉挛性疾病可引起急性缺血,表现为从稳定型心绞痛到急性冠状动脉综合征的各种类型的心绞痛,甚至出现心源性猝死。多见于 40~70 岁人群,日本人口的发病率最高。对于有心绞痛的阿司匹林加重呼吸系统疾病(AERD)患者应警惕本病。冠状动脉血管平滑肌的高张力和反应性在疾病的发生发展中发挥关键性作用,组织学上可表现为肥大细胞等炎症细胞的浸润。诊断依据冠状动脉造影与刺激测试。常用的药物有硝酸盐与钙通道阻滞剂。治疗包括服用钙通道阻滞剂、远离吸烟等危险因素,冠状动脉支架植入术和长期药物治疗只能用于腔静脉狭窄明显的患者。预后通常良好。预后不良的因素包括:高龄、左心室功能受损、超敏 C 反应蛋白(hs-CRP)水平升高等。

5. 嗜酸性粒细胞性冠脉炎 可见于 CSS、川崎病、结核病及结缔组织病等。主要累及中等大小血管。组织病理学可见冠脉夹层,伴有血管壁内血肿,引起冠脉闭塞,导致心绞痛与心肌梗死。冠脉外膜组织可见以嗜酸性粒细胞为主的炎性细胞浸润。嗜酸性粒细胞性冠脉炎和动脉粥样硬化可能通过诱导炎症和血管新生而协同作用。

【诊断与鉴别诊断】

对于外周血嗜酸性粒细胞明显增高的病例,需警惕嗜酸性粒细胞性心脏病。除常规检查如心电图、血清学等外,可进一步行超声心动图与心脏磁共振,必要时心脏造影与心内膜心肌活检。血流动力学监测有利于研究与指导后续治疗。

主要需与不伴有嗜酸性粒细胞增高的其他心脏病鉴别,如风湿性心脏病、原发性心肌病、心包炎、冠状动脉粥样硬化性心脏病等。

【治疗】

主要为药物治疗与手术治疗。对于 IHS 累及心脏者,应迅速治疗。

1. 药物治疗

(1)糖皮质激素:严重病例可静脉予甲泼尼龙冲击,后改为口服甲泼尼龙或醋酸泼尼松维持治疗。对于继发性嗜酸性粒细胞增多症的患者,口服即可,待原发病去除后逐渐减量并停药。一般用药后 1~2 周内症状与外周血高嗜酸性粒细胞血症可改善。

(2)抗凝治疗:低分子肝素与华法林,需要联合应用糖皮质激素。治疗后 2~4 周血栓可逐渐溶解并消失。

（3）其他药物：甲磺酸伊马替尼、羟基脲、环磷酰胺等。

2. **手术治疗**　药物治疗无效，团块仍进行性增长的患者行手术切除，同时积极处理原发病。

【预后】

早期诊断与治疗可改善预后，减少并发症。预后不良因素包括：反复而顽固的冠脉痉挛、广泛性心肌嗜酸性粒细胞浸润、心内膜心肌纤维化症等。

第二节　嗜酸性粒细胞性动脉炎

嗜酸性粒细胞性动脉炎是指反复外周动脉血栓形成伴血液嗜酸性粒细胞增多症的一种独立性疾病，通常误诊为闭塞性血管疾病或系统性血管炎。

其可能的病因如 Buerger 病即血栓闭塞性脉管炎、大多数系统性血管炎，特别是 Churg-Strauss 综合征等。患者可有多年血液嗜酸性粒细胞增多症病史，部分患者有多年大量吸烟史。

临床表现为反复发作的荨麻疹与瘙痒，并有头皮皮下中等弹性动脉反复嗜酸性粒细胞性血栓性脉管炎损害。伴有持续的血液嗜酸性粒细胞增多症，达$(1.2\sim 2.5)\times 10^9/L$ 不等。

嗜酸性粒细胞性动脉炎为良性病变，多可自行缓解。

第三节　胆固醇结晶栓塞与嗜酸性粒细胞增多

胆固醇结晶栓塞（CCE）指由溃疡的动脉粥样硬化斑块脱落引起的栓塞，由于组织学上可见与胆固醇结晶同样的栓子而称为胆固醇结晶栓塞。胆固醇结晶的主要成分包括纤维蛋白、血小板和细胞外 DNA。本病罕见，所继发的嗜酸性粒细胞增多症呈一过性。

【病因】

CCE 是由于来自主动脉及其主要分支的动脉粥样硬化斑块的胆固醇结晶脱落并栓塞小动脉，引起的组织坏死性炎症。本病可自发，主要诱因是侵袭性血管操作，如介入主动脉造影或血管外科手术操作期间，也可发生于抗凝、溶栓治疗期间。

【发病机制】

动脉粥样斑块自动脉内膜剥脱，其下方的细胞外胆固醇物质进入动脉循环，随后沉积在远端毛细血管与小动脉，在血管腔内引起局部炎症反应，并可引起嗜酸性粒细胞浸润；随后胆固醇结晶被吞噬；最后内皮细胞增生及血管内血栓形成，继发纤维化。

【临床表现】

CCE 多见于老年男性,常有高血压、动脉粥样硬化、肾功能衰竭病史。本病为隐袭性或慢性病程,多数患者无症状,其临床表现取决于受累的脏器,多见于皮肤、肾脏(最常见)和消化系统。在皮肤与四肢胆固醇栓塞常常引起紫趾及蓝趾综合征,典型皮肤表现为网状青斑、坏疽及溃疡。无明显诱因的自发性胆固醇栓塞的病人,截肢的风险更大。肾脏受累的典型表现是持续数周的肾功能减退及恶化性高血压,后者是由于增高的肾素-血管紧张素活性所致。慢性肾功能衰竭或高血压持续存在时,提示预后较差。胃肠道受累常表现为腹痛、腹泻及消化道出血,多见于结肠,是由于胆固醇栓塞引起的黏膜溃疡、缺血、梗塞与穿孔所致。其他疾病如胰腺炎、肾上腺功能不全、心肌梗死等也有报道。

胆固醇性肺栓塞不常见,病因尚不明确。一种解释是体循环分流所致;另一种解释是胆固醇结晶来自肺动脉本身,引起远端小动脉栓塞。

【实验室检查及其他检查】

1. 血常规 可有正细胞性贫血,白细胞增高,嗜酸性粒细胞增多呈一过性。

2. 血沉 加快,部分患者超过 100 mm/h。

3. 尿液 动脉栓塞性肾衰竭患者可出现蛋白尿、血尿、脓尿、各种管型等。

4. 肾功能 多数患者有氮质血症。

5. 其他实验室异常 可有低补体血症。

6. 组织学诊断 可对受累的皮肤、肌肉、肾组织等进行活检,组织学可表现为以胆固醇晶体为中心的血管增生。胃肠镜检查可正常,因晶体多数情况下出现在黏膜下层,胃肠镜活检部位往往过浅。

【诊断】

多为排除性诊断。生前诊断仅占约 30% 的病例,诊断依靠活检。出现皮肤损害时,受累组织活检阳性率大大提高。

【治疗】

主要是针对症状(主要是疼痛)和并发症(高血压、肾衰竭)治疗。

治疗方法如糖皮质激素、抗血小板药物等未显示对降低病死率有效。抗凝治疗的有效性尚不明确。其他治疗药物如糖皮质激素、秋水仙碱、降胆固醇药物等。靶向药物的有效性需进一步研究。

【预后】

总体预后不良。嗜酸性粒细胞增多与肾脏不良预后相关。

主要参考文献

［1］ Shi C X，Kim T，Steiger S，et al. Crystal clots as therapeutic target in cholesterol crystal embolism［J］. Circulation Research，2020，126(8)：DOI：10.1161/circresaha.119.315625

［2］ Denisle Seve J，Gourraud Vercel C，Connault J，et al. État des lieux de la maladie des emboles de cholestérol［J］. La Revue De Médecine Interne，2020，41(4)：250－257.

［3］ Mochida Y，Ohtake T，Ishioka K，et al. Association between eosinophilia and renal prognosis in patients with pathologically proven cholesterol crystal embolism［J］. Clinical and Experimental Nephrology，2020，24(8)：680－687.

［4］ Mubarik A，Iqbal AM. Loeffler Endocarditis. In：StatPearls. Treasure Island（FL）：StatPearls Publishing；July 20，2020.

［5］ Swarup S，Patibandla S，Grossman SA. Coronary Artery Vasospasm. In：StatPearls. Treasure Island（FL）：StatPearls Publishing；July 9，2020.

［6］ 王燕,程丽君,叶岚.嗜酸性粒细胞性心肌炎研究进展［J］.疑难病杂志,2019,18(4):415－418.

［7］ 黎贵华,张棣,郭盛兰,等.超声心动图诊断右心型心内膜心肌纤维化的临床价值［J］.广西医学,2014,36(1):114－115.

［8］ 崔洁,于远望.心肌纤维化相关信号通路的研究进展［J］.中华老年心脑血管病杂志,2018,20(8):882－884.

［9］ 王振伟,王涟.Loeffler 心内膜炎的研究进展［J］.心血管病学进展,2019,40(6):915－918.

［10］ Beijk M A，Vlastra W V，Delewi R，et al. Myocardial infarction with non-obstructive coronary arteries：A focus on vasospastic angina［J］. Netherlands Heart Journal，2019，27(5)：237－245.

［11］ Teragawa H，Oshita C，Ueda T. Coronary spasm：It's common，but it's still unsolved［J］. World Journal of Cardiology，2018，10(11)：201－209.

［12］ Hung M J，Hu P，Hung M Y. Coronary artery spasm：Review and update［J］. International Journal of Medical Sciences，2014，11(11)：1161－1171.

［13］ Picard F，Sayah N，Spagnoli V，et al. Vasospastic angina：A literature review of current evidence［J］. Archives of Cardiovascular Diseases，2019，112(1)：44－55.

［14］ Benamer H，Millien V. Coronary spasm a diagnostic and therapeutic challenge［J］. Presse Medicale（Paris，France：1983），2018，47(9)：798－803.

［15］ Shah N H，Schneider T R，DeFaria Yeh D，et al. Eosinophilia-associated coronary artery vasospasm in patients with aspirin-exacerbated respiratory disease［J］. The Journal of Allergy and Clinical Immunology in Practice，2016，4(6)：1215－1219.

［16］ Urmeneta Ulloa J，Fraile Sanz C，Cabrera J A. Endomyocardial fibrosis. Davies disease. Multimodality imaging［J］. Revista Clínica Española（English Edition），2020，220(3)：205－206.

［17］ Lanier G M，Fallon J T，Naidu S S. Role of advanced testing：Invasive hemodynamics，endomyocardial biopsy，and cardiopulmonary exercise testing［J］. Cardiology Clinics，2019，37(1)：73－82

［18］ Ogbogu P U，Rosing D R，Horne M K Ⅲ. Cardiovascular manifestations of hypereosinophilic syndromes［J］. Immunology and Allergy Clinics of North America，2007，27(3)：457－475.

［19］ Shi C X，Kim T，Steiger S，et al. Crystal clots as therapeutic target in cholesterol crystal embolism［J］. Circulation Research，2020，126(8)：DOI：10. 1161/circresaha. 119. 315625

［20］ Mochida Y，Ohtake T，Ishioka K，et al. Association between eosinophilia and renal prognosis in patients with pathologically proven cholesterol crystal embolism［J］. Clinical and Experimental Nephrology，2020，24(8)：680－687.

［21］ Pourvali A，Arshi S，Nabavi M，et al. Atypical Omenn Syndrome Due to RAG2 Gene Mutation，a Case Report. Iran J Immunol. 2019；16(4)；334338. doi：10. 22034/IJI. 2019. 80285

［22］ Rigoni R，Fontana E，Dobbs K，et al. Cutaneous barrier leakage and gut inflammation drive skin disease in Omenn syndrome［J］. Journal of Allergy and Clinical Immunology，2020，146(5)：1165－1179. e11.

［23］ Tallar M，Routes J. Omenn syndrome identified by newborn screening［J］. Clinics in Perinatology，2020，47(1)：77－86.

第九章

泌尿系统疾病伴嗜酸性粒细胞增多

第一节 嗜酸性粒细胞增多性膀胱炎

嗜酸性膀胱炎(eosinophilic cystitis,EC)是一种罕见的膀胱增殖性疾病,常呈肿瘤样改变,组织学表现为膀胱透壁性炎症,主要为嗜酸性粒细胞浸润,引起病变炎症、纤维化或坏死,并可导致膀胱挛缩。临床表现多与泌尿道感染、膀胱肿瘤极为相似。大多数可经过治疗、去除诱发因素或自行缓解,部分可复发并呈进行性进展。

【病因与发病机制】

本病病因与发病机制尚不清楚。可能的因素包括:药物(如青霉素、双香豆素、卡介苗、左乙拉西坦、二甲亚砜和丝裂霉素-C等)、膀胱损伤、食物和药物过敏、尿路感染、自身免疫性疾病和嗜酸细胞性肠炎等。Moneret-Vautrin提出发生于有过敏史、哮喘和外周血嗜酸性粒细胞增多症患者中的EC病例,女性和儿童多见;有膀胱损伤病史的患者,尤其是有手术史如良性前列腺增生症、开放性膀胱手术或膀胱肿瘤切除术的EC患者多为成年男性,但也可见于儿童。有文献报道,BRAF突变是嗜酸性膀胱炎的新型驱动因素。发病机制见第一章第一节。

【临床表现】

常见的症状是尿频、排尿困难、尿急、疼痛和血尿,部分出现遗尿、尿失禁、耻骨上疼痛及复发性血尿、尿潴留,严重者膀胱自发性穿孔,甚至并发肾积水、尿毒症,这可能是由于输尿管炎症阻塞或膀胱壁纤维化所致。当存在耻骨上区疼痛时可压痛阳性,部分患者耻区触诊或经直肠触诊可触及包块。盆腔检查可发现肿物等。可见伴发的疾病表现,如膀胱肿瘤、药物过敏与变应性疾病、感染、肉芽肿与嗜酸性粒细胞增多症等。

【病理】

EC的病理学表现可分为急性期和慢性期。急性期表现为组织大量嗜酸性粒细胞浸润,黏膜充血、水肿、纤维化和肌肉坏死。Yamada等报道,EC在急性期有超过20个嗜酸性细胞。Staribratova等研究提示,Charcot-Leyden晶体可能是急性期的标志物。在慢性期,嗜酸性粒细胞增多并不显著,主要表现为不同程度的慢性炎性反应、肌层纤维化及显著的瘢痕形成,并可见淋巴细胞、浆细胞、肥大细胞等。EC 的病理无明显诊断标准,有报道每高倍镜视野大于 25 个嗜酸性粒细胞密度和肌细胞变性为其组织病理学特征。

【实验室检查及其他检查】

1. 血常规　可正常,亦可见白细胞总数、嗜酸性粒细胞绝对值及百分比均高于正常。外周血嗜酸性粒细胞绝对值及百分比的改变对于 EC 并非特异性。有研究发现,在诊断 EC 的患者中,大约 50% 的患者外周嗜酸性粒细胞分类大于白细胞总数的 5%,绝对值大于 $500/mm^3$,但都低于嗜酸性粒细胞增多症的范围。

2. 尿液检查　尿常规可见尿潜血及尿蛋白。合并泌尿系统感染时,尿常规可见白细胞升高,尿培养可阳性,此时阳性菌主要为大肠埃希菌、克雷伯杆菌等。约 12% 的患者有尿脱落细胞学检查异常,需注意与肿瘤鉴别。

3. B 超检查　可发现膀胱肿块以及膀胱壁增厚。典型声像学特点:呈堤围状的以黏膜为主的广泛膀胱壁增厚,外壁清晰平滑,增厚的组织内可测得动脉性血流。在疾病晚期,膀胱壁会变小挛缩,并可能出现肾盂、肾脏积水。

4. X 线、CT 等检查　多个文献报道 EC 的影像表现为膀胱壁弥漫或局灶性增厚和或肿块形成,CT 增强扫描轻度—明显强化,黏膜线显示完整为其特征性的表现。

5. MRI 检查　表现为膀胱壁光滑且几乎全膀胱壁增厚,在 T2 加权像表现为明显的低信号,是由于大量嗜酸性粒细胞浸润引起。

6. 膀胱镜检查　膀胱镜下通常表现为炎性病变(充血、水肿、红斑、天鹅绒样红色病变等)、肿瘤样占位改变及溃疡等。膀胱镜病理活检是诊断本病的金标准。EC 取组织活检的方法主要有:膀胱镜下钳取活检、经尿道膀胱电切取活检、手术探查取活检等。如果在上皮内发现嗜酸性粒细胞则意味着病变较为严重。同时伴嗜酸性胃肠炎时,胃肠道病理活检还可见在黏膜和黏膜下层大量嗜酸性粒细胞浸润。当遇到膀胱黏膜下层占位性病变,膀胱镜下活检钳不易取到病变组织时,可以考虑体外超声或 CT 引导下穿刺活检。

【诊断及鉴别诊断】

1. 诊断　嗜酸性膀胱炎没有统一的诊断标准。实验室检查缺乏特异性,诊断依靠组织病理学,活检尽量要深达肌层。但也有学者认为结合临床表现、辅助检查及药物诊断性治疗可为诊断 EC 的一种方法。

2. 鉴别诊断　需与结核性膀胱炎、腺性膀胱炎、间质性膀胱炎等炎症性病变和膀胱肿瘤尤其是横纹肌肉瘤等相鉴别。

(1)结核性膀胱炎:常有尿急、尿频等尿道刺激症状,肉眼血尿、脓尿,低热等表现,结核菌素试验(PPD 试验)阳性,尿沉渣涂片检查可见抗酸杆菌,影像学检查可见肾钙化、肾盏杯口虫蚀样破坏、输尿管梗阻、扩张及管壁僵直、膀胱轮廓僵硬等,典型的膀胱镜下改变为输尿管口扩张、呈高尔夫洞状、干酪样坏死等,膀胱黏膜活检可见结核杆菌。

(2) 腺性膀胱炎:主要表现为反复发作的难治性的膀胱刺激症状、下腹部及会阴部坠胀疼痛、血尿及排尿困难等;好发部位为膀胱颈部、三角区、尿道内口,主要位于三角区及膀胱颈部;儿童罕见。膀胱镜下特点表现为:①病变主要存在于膀胱三角区、膀胱颈部;②具有多形态性,实性绒毛样增生,乳头状水肿结构,滤泡状水肿型等,顶端呈透明样,其上无血管生长;③病变呈多中心性,为片状或簇状;④输尿管口周围多数黏膜水肿,观察不清;活检病理切片黏膜固有层内可见 Brunn's 巢。结合病理活检可资鉴别。

(3) 间质性膀胱炎:好发于中年女性,主要临床特征是尿频、尿急、夜尿增多、膀胱或盆底疼痛及膀胱充盈时耻骨上区疼痛,排尿后疼痛减轻,常常合并泌尿系统感染、急迫性尿失禁、复发性膀胱炎等,临床症状持续 1 年以上,膀胱镜水扩张检查可观察到膀胱黏膜存 Hunner 溃疡或小球样出血,同时伴功能性膀胱容量少于 350 mL。在除外其他膀胱炎及膀胱原位癌后可诊断为间质性膀胱炎。

(4) 膀胱肿瘤:成人多见,常常以排尿困难、血尿为主要症状,尿脱落细胞学检查常可见脱落的肿瘤细胞,膀胱镜活检可以直观地判断肿瘤的位置、数量和大小,并且可以对肿瘤和可疑病变部位进行活检以明确病理诊断,判断肿瘤分级和分期。

有时 EC 与结核性膀胱炎、腺性膀胱炎、间质性膀胱炎或膀胱肿瘤等病变并存,有时前三者为 EC 的并发症。病初诊断 EC,需警惕发展成膀胱肿瘤的可能。

【治疗】

对没有独立的临床症状和体征的病人,可长期随访。首要措施为去除可疑的过敏原,其他治疗措施包括糖皮质激素,抗生素,手术等。

1. 糖皮质激素 有过敏史和与寄生虫密切接触史的青少年对激素治疗有效;减量或停用泼尼松的患者可能会复发。如去除所有可识别的致病抗原后,患儿病情未见好转,应首选抗组胺药(如酮替芬、氯雷他定、西替利嗪等)和非甾体类抗炎药(如布洛芬等),对于病情反复的患儿需长期给予足量、足疗程糖皮质激素。如泼尼松,儿童 $1.0 \sim 1.5$ mg/(kg·d),口服 $3 \sim 6$ 周,后缓慢减量。患儿症状缓解后改为小剂量应用至 3 个月。激素减量或停止激素期间出现复发,此时需调整激素剂量。一般口服激素 2 天,复查血常规嗜酸性粒细胞可基本降至正常;2 周复查血常规及泌尿系统彩超,评估疗效。在使用泼尼松的情况下,影像学的改变可在 $2 \sim 3$ 周内恢复正常;而在不使用泼尼松的情况下,影像学的改变一般也可在 $7 \sim 8$ 周内得到恢复。国外有采用膀胱内注射激素联合口服抗组胺药物治疗 EC 的方法,从而避免了全身应用激素治疗的不良反应。

2. 抗生素 急性期存在泌尿道感染症状且尿常规白细胞及细菌升高或尿培

养阳性,可给予抗感染药物。Sujka 等提出抗生素的应用对于本病治愈率并无明显改善,但可降低复发率。

3. 手术 多数患者经尿道切除膀胱病变后预后良好。复发难治性病例中,手术可能是唯一的治疗方法。术后应辅助应用糖皮质激素、抗组胺等药物治疗。

4. 其他 包括糖皮质激素联合抗过敏和(或)白三烯类拮抗剂类药物(如孟鲁司特钠、甲磺司特)、水疗、放疗、膀胱内注射药物(如二甲亚砜、环孢素 C、硝酸银等)、IL-5 拮抗剂贝那利珠单抗及针对内皮细胞的治疗等。

第二节 药物相关急性间质性肾炎与嗜酸性粒细胞增多

药物相关急性间质性肾炎(drug-induced acute interstitial nephritis,DAIN)又称急性药物过敏性间质性肾炎,是指由多种药物引起、起病急骤、以肾间质水肿和炎细胞浸润为主要病理改变,并以肾小管功能障碍伴滤过功能下降为主要特点的一组临床综合征。本病是急性间质性肾炎(acute interstitial nephritis,AIN)最常见的形式。药物所引起的非变态反应介导的急性肾小管间质损害不属于 AIN,如药物的直接毒性损害。

DAIN 常由青霉素类、头孢菌素类、氨基糖苷类、磺胺类、抗结核药和激素类药物过敏引起。常见症状为血肌酐急性升高、腰背痛和肾区疼痛、发热、皮疹、关节痛、嗜酸性粒细胞升高、轻中度蛋白尿等。

【病因】

药物诱发 AIN 的作用并无剂量依赖性,再次使用相同或相似药物时,疾病可能复发或加重。诱发本病的药物大致可分为下述几类:

1. 抗生素类 以青霉素类与头孢霉素类最多见,其他抗生素如利福平类、磺胺类和氨基糖苷类等,均可引起。

2. 非甾体类抗炎药(NSAIDs) 如萘普生、甲芬那酸、布洛芬、对乙酰氨基酚、阿司匹林、吲哚美辛、安乃近、保泰松、吡罗昔康等。

3. 利尿药 如呋塞米、氢氯噻嗪、氨苯蝶啶、利尿酸等。

4. 其他药物 如茚地那韦、质子泵抑制剂(特别是兰索拉唑和奥美拉唑)、十四烷基硫酸钠、别嘌醇、5-氨基水杨酸盐和西咪替丁等。

【发病机制】

DAIN 的发病机制主要为细胞免疫与体液免疫两种,其中细胞免疫起主要作用,属于迟发型(Ⅳ型)超敏反应,由 T 细胞介导的细胞毒作用。患者肾间质有嗜酸性粒细胞、嗜碱性粒细胞及浆细胞浸润,血清 IgE 水平增高,提示 Ⅰ 型超敏反应。另外免疫复合物型(Ⅲ型)过敏反应也可能参与本病的发生。

【病理】

肉眼见双肾大小正常或增大。显微镜下可见双侧肾脏弥漫性病变,肾间质水肿,间质呈弥漫或多灶性的 T 淋巴细胞和单核细胞浸润,有时可见上皮样肉芽肿;肾小球大多正常;肾小管伴有管状基底膜的炎性浸润。长期暴露在有害药物下可能会导致间质纤维化和肾小管萎缩,预后不良。部分患者中可见肾小管基底膜补体 C3 与 IgG 线性沉积或,或血中可测得抗 TBM 抗体。

【临床表现】

本病可发生于各种年龄,但 NSAIDs 引起的 AIN 主要发生在老年人。AIN 发病前接触药物的时间长短不一,一般 15 天左右,由 NSAIDs 引起的 AIN 常发生在数月之后。典型临床三联征为皮疹、发热和嗜酸性粒细胞增多,仅出现在约 10% 的病例中。

1. 急性全身过敏反应症状　如发热、皮疹、淋巴结肿大及出现外周血嗜酸性粒细胞增多症等。

2. 间质性肾炎引起的症状　如腰痛、水肿,血尿、白细胞尿,少数患者可有高血压。肾功能损害除肾小管外,也可累及肾小球。老龄且有基础肾脏病的患者,多表现为少尿型急性肾功能衰竭。肾衰竭程度各不相同,其中超过 30% 的患者需要接受透析治疗。

【实验室检查及其他检查】

1. 血常规　可有白细胞增高、贫血等改变,少数患者可有血小板减少症。多数病例可有短时间的嗜酸性细胞增多,对本病诊断有较大帮助。

2. 尿常规　包括红、白细胞管型尿,肉眼或镜下血尿,糖尿等。通常用于区分肾脏原因、血液动力学和梗阻原因急性肾损伤。多数患者尿白细胞中嗜酸性细胞占 30% 以上。但 NSAIDs 引起的 DAIN 只有 5% 的患者有嗜酸性细胞尿;多数患者一般只有轻度蛋白尿,24 h 尿蛋白定量小于 1.5 g,NSAIDs 引起的 DAIN 发生微小病变肾炎时尿蛋白可明显增加。

3. 血清学检查　可有肌酐、尿素氮增高、低钠高氯血症等。抗核抗体测试、抗梅毒螺旋体素 O 滴度、抗脱氧核糖核酸酶抗体、C3 补体、C4 补体等血清学检查有助于排除肾小球疾病,如肾小球肾炎。有或无血清 IgE 增高(肾活检证实确诊的患者只有半数可发现血清 IgE 水平升高,因此阴性结果不能排除本病诊断)。

4. 动脉血气分析　可有代谢性酸中毒。

5. 影像学检查　超声可见双肾增大;对比增强型磁共振成像(MRI)上表现为条纹状肾图等

6. 活体组织检查　确诊的金标准。

【诊断与鉴别诊断】

1. 诊断　AIN 的临床诊断标准至今尚未统一。较为公认的诊断条件有如下几点：①近期有过敏性药物用药史；②全身变态反应：发热、皮疹、关节痛和嗜酸性粒细胞升高；③尿检查异常：无菌性白细胞尿(包括嗜酸性粒细胞尿)可伴白细胞管型，镜下血尿或肉眼血尿，轻度至重度蛋白尿(常为轻度蛋白尿，但 NSAIDs 可引起大量蛋白尿)；④在短期内出现进行性肾功能减退：近端和(或)远端肾小管功能部分损伤及肾小球功能损害。B 超提示双肾大小正常或偏大。

凡具备以上①、②、③和(或)④者，临床诊断可以成立。但是，非典型病例(尤其是由 NSAIDs 致病者)常无②，必须依靠肾活检病理检查确诊。

2. 鉴别诊断　其他嗜酸性粒细胞增多的泌尿系疾病如肾移植后排异反应、尿道感染与肾盂肾炎、其他肾小球肾炎等，病史具有重要鉴别意义，必要时肾活检。

【治疗】

DAIN 治疗的首要措施是及时发现并停用可疑的药物，辅以对症支持治疗。根据肾活检病理诊断确定用药方案：(1) 肾间质弥漫炎症细胞浸润时，使用糖皮质激素治疗；(2) 肾间质有肉芽肿形成时，在糖皮质激素治疗的基础上，宜加用细胞毒性药物。对已经出现急性肾衰竭者，应进行血液净化治疗。治疗过程中应严格掌握适应证，警惕不良反应与药物间的相关作用，适时调整用药方案。

1. 糖皮质激素　肾穿刺病理提示肾间质弥漫水肿、肾间质弥漫炎症细胞浸润者。口服泼尼松，0～40 mg/d，2～4 周后逐步减量，总疗程控制在 1～2 个月。肾穿刺病理提示肾间质除弥漫炎症细胞浸润外，可见肾间质肉芽肿形成者，泼尼松 0.5～10.0 mg/(kg·d)联合环磷酰胺 1.5～20.0 mg/(kg·d)，口服，总疗程控制在 2 个月内。

2. 透析疗法　对于少尿型急性肾衰竭或合并严重内环境紊乱，如血钾过高、严重酸中毒等患者，应尽早开始透析(血液透析或腹膜透析)。

3. 其他　有研究指出，霉酚酸酯和环孢霉素可作为糖皮质激素依赖和耐药患者的治疗选择，但其疗效仍待进一步研究。

【预后】

DAIN 常呈自限性，及时诊断与有效治疗后预后良好。影响预后的因素主要为间质纤维化、间质肉芽肿和肾小管萎缩。此外研究发现，肾衰竭超过三周和 NSAIDs 相关的 DAIN 也与更差的预后相关。接近一半的患者可能需要短期血液透析，部分患者可能需要长期透析。质子泵抑制剂引起的急性肾损伤通常不重，但长期药物暴露导致其在 6 个月内恢复的可能性较小。

主要参考文献

［1］ Finnigan NA，Bashir K. StatPearls［Internet］. StatPearls Publishing；Treasure Island（FL）；Mar 18，2020. Allergic Interstitial Nephritis.

［2］ 宋艳君,张欣,马青山.儿童嗜酸性膀胱炎诊疗进展［J］.中国实用儿科杂志,2018,33(5)：386－390.

［3］ 李华梅,金科,向永华.儿童嗜酸性膀胱炎的临床及 CT 表现［J］.临床放射学杂志,2019,38(5)：900－903.

［4］ 万建新.变应性间质性肾炎［J］.内科急危重症杂志,2009,15(6)：282－284.

［5］ 冯庆玉,杜金英,贡联兵.急性药物过敏性间质性肾炎临床合理用药［J］.人民军医,2020,63(7)：714－715.

［6］ Moledina D G，Perazella M A. PPIs and kidney disease：From AIN to CKD［J］. Journal of Nephrology, 2016, 29(5)：611－616

［7］ Humayun Y，Sanchez P，Norris L T，et al. Kidney biopsy for renal tubular acidosis：When tissue diagnosis makes a difference［J］. Clinical Nephrology Case Studies, 2015, 3：1－4.

［8］ Sulaiman K，Locati J，Sidhu I，et al. Allergic interstitial nephritis due to ceftaroline［J］. The American Journal of the Medical Sciences, 2014, 348(4)：354－355.

［9］ Galesi'c K，Prkacin I，Tisljar M，Horvati'c I，Ljubanovi'c DG. \［Drug induced allergic interstitial nephritis\］. Lijec Vjesn. 2011 Jul-Aug;133(78);27683

［10］ Cooke W D, Cooke A J T. Successful treatment of eosinophilic cystitis with benralizumab［J］. Urology Case Reports，2020，33：101379.

［11］ Mosholt K S S, Dahl C, Azawi N H. Eosinophilic cystitis：Three cases，and a review over 10 years［J］. Case Reports，2014，2014(oct13 2)：bcr2014205708.

［12］ Rossanese M，Palumbo V，Sioletic S，et al. Surgical treatment of eosinophilic cystitis in adults：A report of two cases and a literature review［J］. Urologia Internationalis，2019，102(1)：122－124.

［13］ Choi M Y，Tsigelny I F，Boichard A，et al. BRAF mutation as a novel driver of eosinophilic cystitis［J］. Cancer Biology & Therapy，2017，18(9)：655－659.

第十章

内分泌系统疾病伴嗜酸性粒细胞增多

肾上腺皮质功能减退症与嗜酸性粒细胞增多

肾上腺皮质功能减退可分为两类:慢性肾上腺皮质功能减退症及急性肾上腺皮质功能减退症(又称艾迪生危象)。慢性肾上腺皮质功能减退症又分为原发性与继发性两类。原发性者又称 Addison 病,由双侧肾上腺皮质破坏导致肾上腺皮质激素(包括皮质醇、醛固酮和雄激素)产生减少引起,可急性发病,与嗜酸性粒细胞增多密切相关。本章重点叙述 Addison 病。

【病因】

本病最常见的病因是自身免疫性肾上腺炎,与 21-羟化酶抗体水平升高有关。其他原因包括感染(如败血症、结核病和艾滋病毒)、双侧肾上腺出血(由凝血病、创伤、脑膜炎球菌血症、涉及肾上腺的肿瘤过程引起)。本病通常表现为糖皮质激素缺乏,其次是盐皮质激素,这两种情况最终都会通过负反馈导致血液中促肾上腺皮质激素(ACTH)和血浆肾素水平升高。

【临床表现】

疾病具有潜伏和逐渐发作的特点,通常在患者出现急性肾上腺危象(低血压、低钠血症、高钾血症和低血糖)后才能作出诊断。多见于 20~30 岁人群。

1. 皮肤和黏膜 皮肤和黏膜色素沉着通常在疾病后期出现,在阳光照射区域最明显,系垂体 ACTH、黑素细胞刺激素(MSH)、促脂素(LPH)分泌增多所致,可呈弥漫分布。

2. 其他症状 遇到非特异性症状(不明原因的疲劳、食欲不振、慢性腹痛或体重减轻等)聚集的病人时,要高度怀疑 Addison 病。Addison 病可伴或不伴有高钾血症和或低血压的低钠血症。

3. 艾迪生危象 表现为严重脱水、顽固性低血压和休克,为本病急骤加重的表现,抢救不及时可危及生命。

【实验室检查及其他检查】

1. 血常规与血沉 可有轻度贫血,但脱水引起血液浓缩时,可有红细胞增多与血细胞比容增高。白细胞大多正常或稍低,在艾迪生危象时可增高,一般淋巴细胞与嗜酸性粒细胞百分比与绝对值均增高,嗜酸性粒细胞增多症有时可达 $3\times 10^9/L$ 以上。血沉可加快。

2. 血液生化　可有低血钠、高血钾。脱水严重时可出现氮质血症,低血钠可不明显。血钾过高时需考虑合并肾功能不全或其他原因。可有空腹低血糖,可能是摄入不足和糖皮质激素缺乏所致。少数患者可有轻度或中度高血钙(糖皮质激素有促进肾、肠排钙作用),如有低血钙和高血磷则提示合并甲状旁腺功能减退症。

3. 肾上腺皮质功能检查

(1) 血、尿 17 -羟皮质类固醇与血浆 11 -羟皮质醇测定:均明显降低。

(2) 尿- 17 酮类固醇:测定常降低,但也可接近正常。

(3) 24 h 尿游离皮质醇:常低于正常低限。注意有些患者上述测定可正常,因而需要测定 ACTH 兴奋试验。

(4) 促肾上腺皮质激素(ACTH)试验:临床上怀疑 Addison 病时,患者应接受促肾上腺皮质激素刺激试验以确诊。

4. 血浆基础 ACTH 测定　原发性肾上腺皮质功能减退者明显增高,而继发性肾上腺皮质功能减退者,ACTH 浓度低。

5. 影像学检查　自身免疫病所致者肾上腺通常不增大。部分患者 CT 或 MRI 显示垂体增大,此与 ACTH 细胞增生有关,激素替代治疗后多恢复正常。感染、出血、转移性病变在肾上腺区 X 线摄片、CT、MRI 检查时,可显示肾上腺增大及钙化阴影。

6. 其他　如果根据家族史怀疑肾上腺脑白质营养不良或评估后病因不明,应检查血浆长链脂肪酸谱。

【诊断与鉴别诊断】

本病需与一些慢性消耗性疾病相鉴别,后者也可伴尿 17 -羟、17 -酮类固醇降低,而 Addison 病患者尿 17 -羟也可接近正常。最具诊断价值者为 ACTH 兴奋试验。注意继发性肾上腺皮质功能减退症合并嗜酸性粒细胞增多时的鉴别诊断,文献报道危重患者中普遍存在继发性肾上腺皮质功能不全,但这些患者一般无血清 ACTH 明显增高,而有较重的基础病。

出现以下三类情况的患者,应高度怀疑艾迪生危象:①接受皮质类固醇治疗;②尽管接受了积极的液体治疗,但血液动力学不稳定;③出现感染性休克。

【治疗】

1. 基础治疗

(1) 健康教育:①强化终身治疗观念;②完善个人身份信息,服从健康团队的规范化管理;③熟悉本病常见体征和症状,如有不适,及时就医。

(2) 糖皮质激素替代治疗:疗效显著,服药后外周血嗜酸性粒细胞常可迅速下降,并逐渐恢复正常。基础量的确定应综合考虑身高、体重、性别、年龄、体力劳动强度及激素分泌周期等因素,晨起服全日量的 2/3,下午 4 时服余下 1/3。出现合并症时应适当加量。

(3) 食盐及盐皮质激素:患者在服用氢化可的松和充分摄盐下常可获满意效果,合并水肿、高血压、低血钾则适当减量。不效需加用盐皮质激素。

2. 病因治疗 有活动性结核者,应给予积极抗结核治疗。补充替代剂量的肾上腺皮质激素并不影响对结核病的控制。如病因为自身免疫病者,则应检查是否有其他腺体功能减退,如存在,则需做相应治疗。对于继发于全身疾病或危重症患者的肾上腺皮质功能不全,要强化基础病的治疗。

3. 艾迪生危象抢救 抢救措施主要为静脉滴注糖皮质激素,补充盐水、葡萄糖及治疗存在的应激状态。

(1) 补充盐水:典型的危象患者液体损失量约达细胞外液的 1/5,故于初治 2 日内应迅速补充生理盐水。适当补充葡萄糖液,以避免低血糖。

(2) 糖皮质激素:立即静脉注射氢化可的松或琥珀酸氢化可的松,使糖皮质激素浓度达到生理应激时的水平,后逐渐减量。

(3) 积极治疗感染及其他诱因。

【预后】

本病预后较好,长期应用糖皮质激素可继发感染,诱发艾迪生危象。对于原发性肾上腺皮质功能不全或自身免疫性肾上腺炎患者,需警惕伴随的另一种自身免疫性疾病。

主要参考文献

[1] de Yamamoto T. Latent adrenal insufficiency: Concept, clues to detection, and diagnosis[J]. Endocrine Practice, 2018, 24(8): 746 - 755.

[2] Munir S, Quintanilla Rodriguez BS, Waseem M. Addison Disease. In: StatPearls. Treasure Island (FL): StatPearls Publishing, November 22, 2020.

[3] Bancos I, Hahner S, Tomlinson J, et al. Diagnosis and management of adrenal insufficiency[J]. The Lancet Diabetes & Endocrinology, 2015, 3(3): 216 - 226

[4] Michels A W, Eisenbarth G S. Immunologic endocrine disorders[J]. Journal of Allergy and Clinical Immunology, 2010, 125(2): S226 - S237.

[5] Fischli S. \[CME: Adrenal Insufficiency\]. Praxis (Bern 1994). 2018 Jun, 107(13): 717725.

[6] Santosh RaiP V, Bhat I G, Chakraborti S, et al. Childhood adrenoleukodystrophy—Classic and variant—Review of clinical manifestations and magnetic resonance imaging[J]. Journal of Pediatric Neurosciences, 2013, 8(3): 192.

［7］ Charmandari E，Nicolaides N C，Chrousos G P. Adrenal insufficiency［J］. The Lancet，2014，383(9935)：2152－2167.

［8］ Takahashi K，Kagami S I，Kawashima H，et al. Sarcoidosis presenting Addison's disease［J］. Internal Medicine，2016，55(9)：1223－1228.

［9］ Guignat L. Therapeutic patient education in adrenal insufficiency［J］. Annales d'Endocrinologie，2018，79(3)：167－173.

［10］ Chanson P，Guignat L，Goichot B，et al. Group 2：Adrenal insufficiency：Screening methods and confirmation of diagnosis［J］. Annales d'Endocrinologie，2017，78(6)：495－511.

［11］ Amrein K，Martucci G，Hahner S. Understanding adrenal crisis［J］. Intensive Care Medicine，2018，44(5)：652－655

［12］ Walsh J，Gittoes N，Selby P，et al. SOCIETY FOR ENDOCRINOLOGY ENDOCRINE EMERGENCY GUIDANCE：Emergency management of acute hypercalcaemia in adult patients［J］. Endocr Connect，2016，5(5)：G9－G11.

［13］ Oelkers W，Diederich S，Bähr V. Diagnosis and therapy surveillance in Addison's disease：Rapid adrenocorticotropin (ACTH) test and measurement of plasma ACTH，renin activity，and aldosterone［J］. The Journal of Clinical Endocrinology & Metabolism，1992，75(1)：259－264.

［14］ Michels A，Michels N. Addison disease：Early detection and treatment principles［J］. American Family Physician，2014，89(7)：563－568.

［15］ Bornstein S R，Allolio B，Arlt W，et al. Diagnosis and treatment of primary adrenal insufficiency：An endocrine society clinical practice guideline［J］. The Journal of Clinical Endocrinology & Metabolism，2016，101(2)：364－389.

［16］ Chantzichristos D，Eliasson B，Johannsson G. MANAGEMENT OF ENDOCRINE DISEASE Disease burden and treatment challenges in patients with both Addison's disease and type 1 diabetes mellitus［J］. European Journal of Endocrinology，2020，183(1)：R1－R11.

［17］ Michels A，Michels N. Addison disease：Early detection and treatment principles［J］. American Family Physician，2014，89(7)：563－568.

第十一章

眼部相关疾病伴嗜酸性粒细胞增多

嗜酸性粒细胞增多眼部相关疾病可见于寄生虫感染、眼睑皮肤大疱性疾病、HES 以及眼部过敏性疾病如单纯性过敏性结膜炎(急性、季节性与常年性变态性结膜炎)、春季卡他性结膜炎、特应性角膜结膜炎及巨乳头结膜炎等。除过敏性疾病外,其他眼部病变均属于继发性表现,故本节重点叙述四种过敏性疾病。

诊断主要依据过敏史,典型临床表现及实验室检查。眼部过敏性疾病总体预后良好,并发症少,但可复发。角膜损伤的患者可失明,治疗过敏性结膜炎的药物可诱发白内障。

第一节 单纯性过敏性结膜炎与嗜酸性粒细胞增多

单纯性过敏性结膜炎因症状轻微,经常被忽略。主要见于 20 岁以下的人群,老年人群中患病率下降。通常与过敏性鼻炎、特应性皮炎和/或哮喘有关,也可独立存在。

【病因】

大多数病例继发于眼表面的简单过敏原暴露。研究发现,常年性变态性结膜炎(perennial allergic conjunctivitis,PAC)患者 CD19＋CD38＋Bregs 亚群的 IL - 10 表达低,并且泪液中 IL - 10 与 TNF - α 的比例倒置,从而促进了局部促炎性微环境。

【发病机制】

单纯性过敏性结膜炎是一种免疫球蛋白 E(IgE)介导的超敏反应(Ⅰ型),并导致与眼表面过敏原直接接触的肥大细胞脱颗粒,不同炎症调节因子介导不同阶段反应。

【临床表现】

过敏性结膜炎多具有季节性,反复发作,最重要的临床特征是瘙痒和结膜充血,主要变应原为粉尘和花粉。其他病史和体检结果因过敏性结膜炎的具体亚型而异。单纯性过敏性结膜炎:分泌物常呈清澈的水样,很少结痂,通常在早上出现,累及双侧。部分病人可出现眼睑和球结膜水肿,疼痛和视力下降在单纯性过敏性结膜炎中并不常见。

【治疗】

对患者进行一般过敏性眼部护理教育（避免揉眼睛，使用人工泪液和冷敷，避免接触过敏原）。难治性病例可在医师指导下应用激素。轻度急性的，可以短时间内联合应用组胺药和血管收缩药进行治疗。使用含有血管收缩剂的滴剂患者避免结膜注射。

季节性和常年性过敏性结膜炎应联合使用抗组胺药和肥大细胞稳定滴剂。系统性抗组胺药和类固醇在难治和有系统症状的病例中作用有限。

第二节　春季卡他性结膜炎与嗜酸性粒细胞增多

春季角结膜炎（vernal keratoconjunctivitis，VKC）常在干燥温暖的时节出现，主要见于 20 岁以下的人群，男性更常见。通常有遗传性过敏或哮喘史。大多患者在青春期后可自愈。

【病因】

确切的病因尚不清楚，可能是气候和过敏原的共同作用所致。

【发病机制】

发病机制尚不清楚，可能存在 IgE 介导的超敏反应以及 T 细胞参与的反应。TGF - β(1)在与 VKC 相关的组织嗜酸性粒细胞增多中起重要作用。

【病理】

组织病理学可发现嗜酸性粒细胞、肥大细胞的积聚和成纤维细胞的增殖，生化染色揭示蛋白酶、糜酶和类胰蛋白酶的存在。固有质因胶原沉积而增厚，T 淋巴细胞和 B 淋巴细胞释放 IgE 和 IgG。总体情况类似于 Ⅰ 型和 Ⅳ 型超敏反应。晚期嗜酸性物质可呈放射状排列，即 Splendore-Hoeppli 现象。一种罕见的组织病理学诊断，与聚集无定形嗜酸性物质的肉芽肿性炎症一致。

【临床表现】

常见的症状包括排出黏稠的黏液、疼痛、畏光和视力模糊，部分患者自觉眼内有异物，通常在春季最严重。检查时常发现睑板结膜上的巨大乳头状突起，有时会发现角膜溃疡和结膜浸润。

【治疗】

一般过敏性眼部护理教育（避免揉眼睛，使用人工泪液和冷敷，避免接触过敏原）。最初的药物治疗类似于季节性和常年性过敏性结膜炎，局部使用抗组胺药或肥大细胞稳定滴剂。难治性病例可激素治疗，不能控制，可使用局部或全身应用钙调神经磷酸酶抑制剂。

第三节　特应性角膜结膜炎与嗜酸性粒细胞增多

特应性角膜结膜炎多见于 30～50 岁人群,男性更常见,患者多伴有特应性皮炎。

【病因】

病因尚不清楚,可能是过敏原暴露、特应性皮炎(超过 90% 的病例)和或遗传易感性的共同作用。

【发病机制】

特应性角膜结膜炎通常涉及以下两种反应:迟发型(Ⅳ型)和速发型(Ⅰ型)超敏反应。

【病理】

组织病理学可出现嗜酸性粒细胞和肥大细胞的轻度增多,泪液中的 IgE 升高,类似于Ⅰ型超敏反应。

【临床表现】

最常见的症状包括双眼瘙痒,烧灼感和常年流泪;还可出现视力模糊、畏光、异物感、黏液类分泌物。眼表有慢性炎症表现,如角膜瘢痕形成和新血管形成;眼睑(尤其是下眼睑)和眶周皮肤可出现从过敏到苔藓样变的各种改变。

【治疗】

特应性角膜结膜炎的治疗旨在控制症状,减少复发和加重。治疗方法同"春季卡他性结膜炎"。

第四节　巨乳头结膜炎与嗜酸性粒细胞增多

巨乳头结膜炎(Giant papillary conjunctivitis,GPC)多见于使用软性隐形眼镜的人群,好发于青少年群体。平均发病时间为开始佩戴软性隐形眼镜后的 1～2 年。

【病因】

病因包括过敏原和眼部异物(如隐形眼镜、假体、氰基丙烯酸酯胶、缝线)等。危险因素包括非一次性镜片、不常更换镜片、佩戴时间长、镜片不清洁和遗传性过敏症等。

【发病机制】

GPC确切的发病机制尚不完全清楚,可能是由上睑板结膜的机械损伤和结膜对隐形眼镜前表面沉积物的免疫反应共同作用的结果。有研究表明,患者泪液中嗜酸性粒细胞趋化因子的量与症状的严重程度呈线性相关。GPC 患者乳头急性形成可能是补体激活、白细胞介素和炎症细胞水平增加共同作用的结果。

【病理】

组织病理学可发现多种白细胞(浆细胞、肥大细胞、淋巴细胞、嗜碱性粒细胞和嗜酸性粒细胞)的浸润。泪液中 IgE 水平升高。

【临床表现】

与单纯性过敏性结膜炎临床表现相近,但通常更严重,如瘙痒剧烈和分泌物黏稠。患者通常诉疼痛加剧,视力模糊,异物感增强。覆盖睑板结膜的巨大乳头,可能与黏液分泌过多、瘙痒、视力模糊和隐形眼镜耐受性降低有关。

【治疗】

首要治疗是去除机械刺激物,最常见的是隐形眼镜。进行一般过敏性眼部护理(避免揉眼睛,使用人工泪液和冷敷,避免接触过敏原)。治疗类似于春季卡他性结膜炎和特应性角膜结膜炎,但钙调神经磷酸酶抑制剂在治疗中通常不起作用。

主要参考文献

[1] Baab S，Le PH，Kinzer EE. Allergic Conjunctivitis. In：StatPearls. Treasure Island (FL)：StatPearls Publishing，November 18，2020.

[2] Ridolo E，Kihlgren P，Pellicelli I，et al. Atopic keratoconjunctivitis：Pharmacotherapy for the elderly[J]. Drugs & Aging，2019，36(7)：581 - 588.

[3] Kenny S E，Tye C B，Johnson D A，et al. Giant papillary conjunctivitis：A review[J]. The Ocular Surface，2020，18(3)：396 - 402

[4] Doğan Ü，Ağca S. Investigation of possible risk factors in the development of seasonal allergic conjunctivitis[J]. International Journal of Ophthalmology，2018，11(9)：1508 - 1513.

[5] Jordakieva G，Jensen-Jarolim E. The impact of allergen exposure and specific immunotherapy on circulating blood cells in allergic rhinitis［J］. World Allergy Organization Journal，2018，11：19.

[6] Mehta R. Allergy andasthma：Allergic rhinitis and allergic conjunctivitis［J］. FP Essentials，2018，472：11 - 15.

[7] Roberts G，Pfaar O，Akdis C A，et al. EAACI guidelines on allergen immunotherapy：Allergic rhinoconjunctivitis[J]. Allergy，2018，73(4)：765 - 798.

[8] Ridolo E，Kihlgren P，Pellicelli I，et al. Atopic keratoconjunctivitis：Pharmacotherapy for the elderly[J]. Drugs & Aging，2019，36(7)：581 - 588.

第十二章

组织相关疾病伴嗜酸性粒细胞增多

第一节　嗜酸性粒细胞性乳腺炎

嗜酸性粒细胞性乳腺炎属于全身性疾病在乳房的罕见病变。临床表现为进行性增大、无痛性乳房肿块，多见于中年女性。

对于伴有外周血嗜酸性粒细胞显著增多的病例，需行手术切除，术后病理提示嗜酸性粒细胞性乳腺炎，与乳腺恶性肿瘤相鉴别。

术后可复发，预后取决于基础疾病。

第二节　嗜酸性粒细胞性脂膜炎

嗜酸性粒细胞性脂膜炎（EP）是以大量嗜酸性粒细胞浸润为特征的脂膜炎。临床常表现为累及躯干、四肢或头皮的皮下结节，也可观察到丘疹、脓疱甚至溃疡。多见于 30～60 岁人群中。嗜酸性粒细胞脂膜炎可分为以下两型：①继发性嗜酸性粒细胞性脂膜炎，仅表现为皮下组织嗜酸性粒细胞浸润，即皮肤嗜酸性粒细胞增多症；②原发性嗜酸性粒细胞性脂膜炎，伴有外周血和（或）骨髓嗜酸性粒细胞增多，是一种独立的嗜酸性粒细胞增多症。

【病因和发病机制】

病因未明。Winkelman 等人认为本病属炎症性或免疫反应性脂膜炎，是一个对各种刺激的反应过程。此外，它还与某些感染（如艾滋病毒、链球菌和 COVID-19 等）及药物相联系。

【临床表现】

本病呈慢性病程，反复发作，具有自限性。皮肤损害表现为结节和斑块，可出现紫癜、风团性丘疹。常伴有原发疾病，通常是系统性疾病，包括结节性红斑、白细胞介素性血管病变、非典型皮炎、淋巴瘤、昆虫叮咬、淋巴瘤、木村病等。

【病理】

其组织学特征为脂肪小叶以及间隔有特征性的弥漫嗜酸性粒细胞浸润，可伴有数量不等的其他炎性细胞浸，包括中性粒细胞、淋巴细胞，嗜酸性粒细胞可占浸润细胞的95%。有时可见到脂肪组织坏死，偶尔也可见嗜酸性蜂窝织炎表现的"火焰现象"。其外有组织细胞和巨细胞环绕，呈栅栏状。嗜酸性粒细胞浸润可扩展至真皮网状层，也可累及脂肪组织下方的筋膜。

【诊断与鉴别诊断】

诊断需结合临床表现、实验室检查、组织病理学检查等。临床上本病需与下列疾病鉴别：

1. 嗜酸性粒细胞性筋膜炎　累及深筋膜，以皮肤疼痛性肿胀、躯干四肢皮肤结节、关节挛缩、外周血中嗜酸性粒细胞增多等为主要特征。真皮一般不受累，表现为浅筋膜明显的增厚、纤维化，筋膜内可见炎性细胞浸润，以嗜酸性粒细胞为主，弥漫或散在分布，可累及皮下脂肪，但是一般炎症较轻。

2. 嗜酸性蜂窝织炎　皮肤出现红斑、斑片、斑块或风团样皮疹，也可有水疱、丘疹、麻疹样结节或环状结节样皮疹，伴有瘙痒。病理显示真皮全层均可见较多以嗜酸性粒细胞为主的炎性浸润，嗜酸性粒细胞可见脱颗粒现象，在胶原纤维上有鲜红色颗粒聚集，形成特征性的"火焰现象"。

3. 结节性红斑　主要区别在于组织病理，结节性红斑为间隔性脂膜炎，以淋巴细胞和组织细胞为主，偶可见嗜酸性粒细胞，多伴有明显的血管炎表现。

4. 其他　自体脂肪移植（AFG）是一种越来越多地用于癌症手术后初次乳房重建和后续轮廓成形的技术。自体脂肪移植（AFG）相关的EP需要与复发性炎性乳腺癌、脂肪坏死和放射性皮炎鉴别。

【治疗】

去除诱因，药物首选糖皮质激素，大多数患者疗效较好，但停药后可反复。有人提出应用西咪替丁治疗EP，通过抑制嗜酸性粒细胞的趋化，改善症状。部分患者可联用抗生素。

第三节　嗜酸性粒细胞增多症相关肌病

嗜酸性粒细胞增多症相关肌病（EAM）是一组临床和病理上的异质性疾病，特征表现为存在外周和或肌肉嗜酸性粒细胞增多症。包括以下三种主要亚型：局灶性嗜酸性肌炎（focal eosinophilic myositis）、嗜酸性多发性肌炎（eosinophilic polymyositis）和嗜酸性肌周围炎（eosinophilic perimyositis）。

【病因与发病机制】

EAM的主要病因包括：寄生虫感染、结缔组织疾病、血液和非血液恶性肿瘤、药物和有毒物质。

本病发病机制尚不清楚，推测可能为自身免疫或免疫介导的特发性疾病。普遍认为 EAM 病程伴随着嗜酸性粒细胞的持续激活,随后是细胞毒性颗粒蛋白的释放,进一步造成局部肌肉损伤。其中的一种蛋白质是位于嗜酸性粒细胞核心的 14-kDa 细胞毒性肽,与宿主防御机制和组织损伤有关。阳离子蛋白、酶和细胞因子,特别是白细胞介素-5,参与了病理过程。

【病理】

常规组织学检查最常见的发现是轻度至中度内膜炎,伴有非特异性肌病变(即可变肌纤维直径),很少检测到嗜酸性粒细胞。此外,在肌膜附近、内膜、肌周和肌肉毛细血管中可见嗜酸性粒细胞主要碱性蛋白(MBP)的细胞外沉积物。炎症性肌肉浸润主要由 CD4$^+$ T 细胞、CD68 巨噬细胞和 CD8$^+$ T 细胞组成。

【临床表现】

不同疾病亚型的临床表现不完全相同。

1. 局灶性嗜酸性肌炎 一种良性疾病。临床表现包括近端无力、肌肉受累,但通常局限于小腿,表现为下肢疼痛、软组织压痛和小腿肿胀。

2. 嗜酸性多发性肌炎 急性、亚急性起病。临床表现为近端肌无力,可累及肺、肠等器官,尤其易累及心脏,常伴有心肌炎、心力衰竭,肌酸激酶和嗜酸性粒细胞增高。

3. 嗜酸性肌周围炎 不同于上述两种疾病的临床表现。临床表现包括肌痛和皮肤异常(如血管性水肿或皮下硬结),通常缺乏全身性受累表现,近端肌无力不常见,偶尔会出现低热和关节痛。

【实验室检查及其他检查】

1. 血常规与血沉 可有白细胞、成熟的嗜酸性粒细胞增高、部分嗜酸性粒细胞胞浆脱颗粒。嗜酸性肌周围炎外周血嗜酸性粒细胞可不升高。

2. 血清生化检查 如肌酸磷酸激酶(CK)可明显增高,嗜酸性肌周围炎血清肌酸激酶正常或略有升高。醛缩酶可轻、中度增高。

3. 免疫学检查 可有 RF 强阳性或显著增高,CRP 可中等度增高,血清总 IgE 可明显增高,血清补体 C3、C4 可不同程度降低,可见免疫复合物。

4. 肌肉活检 诊断主要依据肌肉活检,可见嗜酸性粒细胞性肌炎及中等大小血管坏死性血管炎。

5. 骨髓穿刺 嗜酸性粒细胞计数可增高,但细胞形态学正常。

6. 肌电图 可见肌病改变如低振幅电位、多相性伴早复极与纤维颤动等。

7. 其他辅助检查 有其他脏器受累时,心电图、肠道钡剂检查及头颅与腹部 CT 检查、肺功能、胸部 X 线片可出现相应异常。PET-CT 在区分炎症和恶性肿瘤以及准确指导活检部位选择方面具有潜在的作用。

【诊断与鉴别诊断】

诊断主要依据肌肉活检。

嗜酸性多发性肌炎主要同以下疾病鉴别：①感染性疾病，糖皮质激素及免疫制剂会进一步加重感染。②系统性自身免疫性疾病，包括各种类型的血管炎，如结节性多动脉炎或伴有多血管炎的嗜酸性肉芽肿病（以前称为 Churg-Straus 综合征），甚至包括多发性肌炎或皮肌炎形式的一些特发性炎性肌病。肌电图检查可见肌病模式，肌肉表面通常可见致密的肌周嗜酸性细胞浸润，没有相关的肌纤维坏死，有时累及筋膜。③毒素暴露，如中毒性油综合征和嗜酸性粒细胞增多-肌痛综合征等。

【治疗】

糖皮质激素是特发性形式的主要治疗方法，可以一定程度上缓解症状和实验室异常。其他可用的药物如伊马替尼和美泊利单抗等。

【预后】

EAM 总体预后良好。部分患者可复发，再次治疗有效。

第四节　结节病

结节病是一种原因不明的、以非干酪样坏死性上皮样细胞肉芽肿为病理特征的系统性肉芽肿性疾病。该病几乎可以累及全身各个器官，但以及胸内淋巴结最易受累，其次是皮肤和眼部。部分患者有外周血嗜酸性粒细胞增多。

【病因】

结节病的病因和发病机制可能与下列因素有关。

1. 遗传易感性　偶有家族性结节病的病例报道，人类白细胞抗原（human leukocyte antigen，HLA）、嗜乳脂蛋白样基因-2（butyrophilin-like-2，BTNL2）的某些位点的基因表型与结节病的临床表现、预后有一定相关性；例如 HLADRB 1 * 03 易患自发消退的疾病，而 HLA-DRB1 * 14 或 HLA-DRB1 * 15 易患慢性病程。BTNL2、膜联蛋白 A11（ANXA11）与结节病易感性相关。

2. 环境因素　感染（带状疱疹等多种病毒、结核及非结核分枝杆菌、支原体及痤疮丙酸杆菌等）和粉尘（铝、锆等无机粉尘，松花粉、黏土等有机粉尘）可能与结节病的发病有关。

3. 免疫病理机制　在结节病发生、发展和肉芽肿形成过程中起着非常重要的作用，包括抗原递呈胞、$CD4^+$ T 辅助细胞及白细胞介素-2（IL-2）、肿瘤坏死因子-α（tumor necrosis factor α，TNF-α）及干扰素-γ（interferon-γ，IFN-γ）等多种细胞因子。尽管有报道称白介素 17 的产生和 Th17 阳性细胞率增加，但 Th17 细胞在结节病中的作用仍有待确定。

【病理】

本病病理特点是非干酪性上皮样肉芽肿，肉芽肿中心聚集的为上皮样细胞与多核巨细胞,周围是淋巴细胞。多核巨细胞胞浆内可见包涵体,如舒曼小体、星状小体、草酸钙结晶等。晚期肉芽肿周围成纤维细胞增生、胶原化与玻璃样变,引起非特异性纤维化。研究表明,部分患者肺组织有明显的嗜酸性粒细胞浸润。

【临床表现】

结节病多发于45岁以下,女性多于男性。结节病的临床表现受流行病学和社会经济因素的影响。多数结节病表现为亚急性或慢性过程。少数呈急性起病,表现为双侧肺门淋巴结肿大,关节炎和结节性红斑,通常伴有发热、肌肉痛,称为Löfgren's综合征或急性结节病。

1. 胸部受累 常见的呼吸系统症状包括干咳、胸闷、气短、胸痛、喘息,可见于1/3~1/2的结节病患者。胸骨后胸痛相对多见,但患者常不能明确的定位胸痛部位,大多数为隐痛。咯血少见。杵状指、爆裂音等体征罕见。90%以上的病例有肺和胸内淋巴结受累。常见的表现为持续咳嗽、感觉障碍、自主神经障碍、结节性红斑及疲劳等。疲劳见于70%的患者,认知障碍也是结节病患者的常见问题,但疲劳及认知障碍与疾病的严重程度没有必然的联系。多数结节病表现为亚急性或慢性过程。少数呈急性起病,表现为双侧肺门淋巴结肿大,关节炎和结节性红斑,通常伴有发热、肌肉痛,称为Löfgren's综合征或急性结节病。

2. 肺外表现 部分结节病患者以肺外组织或器官受累主要临床表现。30%~50%的胸内结节病患者会出现肺外表现,皮肤受累最常见,其次为肝或胃肠道、眼、肾、神经系统、心脏及肌肉骨骼系统(表12-1)。

表12-1 结节病肺外受累的部位及常见表现

受累部位	临床表现
皮肤	冻疮样皮疹、皮下结节、结节红斑、丘疹、斑丘疹、皮肤溃疡、瘢痕或文身图案上的丘疹
肝脏	肝肿大、肝内结节、ALP/GGT升高为主的肝功能损伤、肝硬化
眼	葡萄膜炎、视神经炎、角膜羊脂状沉积物、虹膜结节、视网膜炎、巩膜炎、视力下降甚至失明
肾脏	高钙血症、高尿钙、肾结石、肾功能不全、间质性肾炎
神经系统	单颅神经病变、神经内分泌功能不全、癫痫、脑实质病或脑血管病、脊髓-神经根病、脑膜炎、周围神经病等
心脏	Mobitz II 或 III 度房室传导阻滞、室性心律失常、心肌病、猝死、心包积液等
肌肉骨骼	多关节炎、弥漫性肉芽肿性肌炎、骨病

美国胸科协会（ATS）2020 年推出的结节病诊断和监测的临床实践指南则主要侧重于结节病的常见或特异性临床表现（表 12-2）。

表 12-2　支持结节病诊断的临床特征

临床特征	高度疑似结节病	提示结节病
临床表现	Löfgren's 综合征	第 7 对颅神经麻痹、肾功能衰竭、心肌病或 AVNB、不明原因的自发性、可诱导性 VT
体征	冻疮样皮疹、葡萄膜炎、视神经炎、结节红斑	红色或紫罗兰色斑丘疹、皮下结节、巩膜炎、视网膜炎、泪腺肿大、直接喉镜下见肉芽肿性病变、对称性腮腺肿大、肝脾肿大
影像学表现	双肺门淋巴结肿大、肺淋巴管周边型小结节，增强 MRI 中提示中枢神经系统强化、溶骨性改变，骨囊性变/穿凿样病变，小梁样骨病变、腮腺摄取增高	双上肺分布为主或双肺弥漫性病变、支气管束增粗、两处或以上胸内淋巴结肿大、心脏炎症性病变、肝脾增大或多发结节、骨炎症性病变、不明原因的 LVEF 下降
其他检测	高血钙或高尿钙，伴有维生素 D 代谢异常	ACE 升高、肾结石、BALF 为淋巴细胞为主型或 $CD4^+/CD8^+$ 比值升高、ALP3 倍正常高限及以上、青中年患者出现 Ⅲ 度房室传导阻滞

【实验室检查及其他检查】

1. 血液检查　活动进展期可有白细胞减少、贫血、血沉增快、血钙增高、血清碱性磷酸酶增高。血管紧张素转化酶（SACE）增高对本病诊断有一定价值。有文献报道，近一半的患者伴有外周血嗜酸性粒细胞增多症，最高嗜酸性粒细胞为 0.21。累及多个器官时可出现高血钙、高尿钙、血清碱性磷酸酶增高、血浆免疫球蛋白增高，血浆 N 末端脑钠肽前体和肌钙蛋白 T 的浓度升高等实验室指标异常。

2. 结核菌素试验　约 2/3 的病人可无反应或呈弱反应。

3. Kveim 试验　又称结节病抗原试验，类似于结核菌素试验，引起肉瘤样肉芽肿反应，但意义有限。

4. 支气管镜检查　目前尚无结节病患者气管镜下活检措施方面的推荐共识；常见的措施包括支气管肺泡灌洗液（bronchoalveolar lavage fluid，BALF）分析、支气管黏膜活检（endobronchialbiopsy，EBB）、经支气管镜肺活检（transbronchial lung biopsy，TBLB）、经支气管镜淋巴结针吸活检（transbronchial needle aspiration，TBNA）及经气管镜超声引导下针吸活检（endobronghial ultrasound-guided TBNA，EBUS-TBNA）。支气管肺泡灌洗液（BALF）表现为淋巴细胞为主型(淋巴细胞比例>15％),CD4$^+$ T 细胞/CD8$^+$ T 细胞>3.5。对于结节病合并慢性嗜酸性粒细胞性肺炎患者,BALF 中嗜酸性粒细胞显著增多。

5. 活体组织检查　肿大的浅表淋巴结,纵隔、肺门淋巴结穿刺活检及肺活检,可见典型的非干酪性上皮样肉芽肿病变。外周血嗜酸性粒细胞增多症与经支气管活检标本中的嗜酸性粒细胞计数之间无相关性。约 20％的结节病患者可以出现肉芽肿内的坏死,这时特别需要与分枝杆菌、真菌等感染性疾病鉴别。

6. X 线检查　为最常用与最重要的检查方法,但对于胸内淋巴结及肺内病灶的评价价值很有限。几乎 90％及以上的结节病患者都有不同类型、不同程度的肺、胸内淋巴结(纵隔淋巴结、肺门淋巴结)肿大。目前的结节病分期还是 20 世纪 60 年代提出的根据胸部平片表现进行的 Scadding 分期:0 期,双肺正常;Ⅰ 期,双肺门淋巴结肿大;Ⅱ 期,双肺门淋巴结肿大伴肺内浸润影;Ⅲ 期,仅有肺内浸润影;Ⅳ 期肺纤维化。但 X 线胸片分期并不反映疾病发展顺序的规律。建议对初诊、疑诊结节病患者安排胸部增强＋胸部高分辨率 CT(HRCT)检查。对于有生育要求的年轻患者,可采用低剂量胸部 CT 进行肺结节病的初筛、随诊。

7. 肺功能试验　结节病以限制性肺功能障碍常见,特别是出现胸部 X 线异常时。可伴一氧化碳弥散量(DLCO)降低。进展期出现气道阻塞或狭窄以及合并支气管哮喘时可见阻塞性通气功能障碍,必要时需测定肺动脉压。

8. 正电子发射体层成像(PET-CT)　不建议结节病患者常规进行 PET-CT 扫描。可用于准确评估不明原因、持续、无血清证据的致残症状患者的炎性活动。

9. 其他　腹部 CT 检查可发现肿大的淋巴结;心脏核磁对患者心脏受累敏感;疲劳评估量表测量和监测疲劳状态等。

【诊断与鉴别诊断】

1. 诊断　结节病属于排除性诊断,尚无客观诊断标准,诊断主要依据:

(1)具有相应的临床和(或)影像学特征;

(2)组织学显示非干酪样坏死性上皮样细胞肉芽肿;

(3)除外有相似的组织学或临床表现的其他疾病。

临床诊疗流程见图 12-1。

2. 鉴别诊断　应根据其不同分期分别进行相应的鉴别诊断。

(1)Ⅰ、Ⅱ 期结节病需要与结核感染、淋巴增殖性疾病、IgG4 相关性疾病、恶性肿瘤等鉴别;

(2)Ⅲ 期结节病则需要与多种职业性肺病、肺结核等鉴别;

(3)Ⅳ 期结节病需要与多种病因所致的肺纤维化鉴别,比如多种职业性肺纤维化、特发性肺纤维化、其他多种原因引起的继发性肺纤维化等。

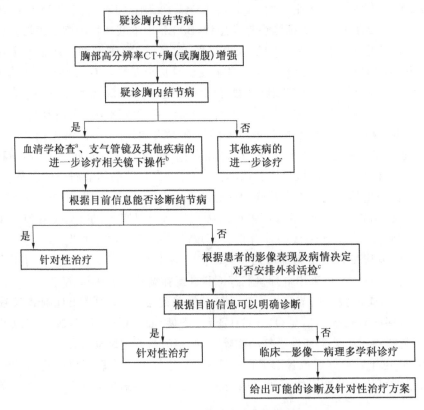

图 12 - 1 结节病临床诊疗流程

注：

a：包括血清血管紧张素酶水平测定、血淋巴细胞培养＋干扰素释放试验（T-SPOT. TB）、IgG 亚型测定，鉴于某些结节病患者可以合并多种自身免疫性疾病，对于有自身免疫性疾病提示的疑似结节病患者，建议查抗核抗体谱系列（包括抗核抗体、抗双链 DNA、抗可提取核抗原系列、类风湿因子等）。

b：包括支气管肺泡灌洗液细胞学分析、淋巴细胞亚群分析、经支气管镜肺活检、经支气管镜淋巴结穿刺活检（视患者的病情而定）。

c：外科活检包括：①纵隔镜深部淋巴结活检；②胸腔镜下／胸外科手术下肺活检和（或）深部淋巴结活检；③皮下结节或浅表淋巴结活检。

【治疗】

大多数患者可自发缓解，无需治疗。

1. 系统性糖皮质激素 是结节病治疗的标准方案，可迅速改善症状，但没有长期效果的证据。适应证：①有明显的呼吸系统症状，如咳嗽、呼吸困难、胸痛等和（或）明显的全身症状，如乏力、发热、体重下降等；②肺功能进行性恶化；③肺内阴影进行性加重；④有肺外重要脏器的受累，如心脏、神经系统、眼部、肝脏等。对于肺结节病,通常起始剂量为泼尼松(或相当剂量的其他激素)0.5 mg/(kg·d)或20～40 mg/d;2～4周后逐渐减量,5～10 mg/d维持,总疗程6～24个月。目前尚无结节病患者的激素减量的具体方案。激素应用期间,对于无高钙血症的患者,可以加用双磷酸盐和钙剂,以减少激素所导致的骨质疏松治疗剂量和持续时间因人而异。慢性病程的患者可能需要低剂量维持治疗。对于轻度皮肤受累,抗疟药或四环素类药物可能优于糖皮质激素。伴有轻度高钙血症,治疗首选抗疟药。

吸入激素的治疗可以减轻咳嗽、气短等呼吸系统症状,尤其适用于气管镜下表现为支气管黏膜多发结节,且不需要给予全身激素治疗的胸内结节病患者。

2. 免疫抑制剂治疗 适用于激素治疗不能控制疾病进展、激素减量后复发或不能耐受激素治疗的病例。一般建议选择甲氨蝶呤,10～15 mg/周;若不能耐受,可选择硫唑嘌呤、来氟米特及霉酚酸酯等。由于甲氨蝶呤有延迟作用,当涉及重要器官、需要快速作用且预期病程延长时,必须与糖皮质激素一起使用。

3. 生物制剂 如肿瘤坏死因子(tumor necrosisfactor,TNF)-α拮抗剂,对于激素联合免疫抑制剂治疗后仍无效、反复复发或合并神经系统受累的患者,可以考虑使用英夫利西单抗或阿达木单抗。有研究发现,利妥昔单抗对难治性眼部病变有效,阿扑米司特对难治的皮肤病变有效。

4. 肺移植 是终末期肺结节病可以考虑的唯一有效的治疗方法。移植指征是活动耐力下降(NYHA功能Ⅲ或Ⅳ级),符合下列任意一条:①静息状态下低氧血症;②肺动脉高压;③右心房压增高,>15 mmHg(1 mmHg=0.133 kPa)。

【预后】

半数病例在2年内自然消退,部分病例在5年内消退,5年后自发缓解率低。结节病预后不良的因素包括肺纤维化、合并肺动脉高压、心脏结节病、神经系统结节病以及多脏器受累。建议确诊结节病后,进行全面的病情评估。白细胞介素-2受体、新蝶呤和壳三糖苷酶的血清浓度可能是结节病活动和进展的标志。有文献报道,延长疗程可防止进行性肺纤维化。

主要参考文献

[1] Parakh A, Arora J, Srivastava S, et al. Isolated eosinophilic infiltration of the breast[J]. Indian Journal of Radiology and Imaging, 2016, 26(3): 383-385.

[2] Crouser ED, Maier LA, Wilson KC, et al. Diagnosis and Detection of Sarcoidosis. An Official American Thoracic Society Clinical Practice Guideline. Am J Respir Crit Care Med, 2020, 201(8): e26e51.

［3］ 吴伟芬,庄建波,李通城,等.嗜酸性脂膜炎5例临床与病理分析[J].皮肤性病诊疗学杂志,2018,25(2):81-84.

［4］ 中华医学会呼吸病学分会间质性肺疾病学组,中国医师协会呼吸医师分会间质性肺疾病工作委员会.中国肺结节病诊断和治疗专家共识[J].中华结核和呼吸杂志,2019,42(9):685-693.

［5］ 黄慧,徐作军.我国与国际结节病诊治指南的比较[J].中华结核和呼吸杂志,2020,43(12):1009-1010.

［6］ Wick M R. Panniculitis:A summary[J]. Seminars in Diagnostic Pathology, 2017, 34(3): 261-272.

［7］ Logunova V, Bridges A G. Subcutaneous mixed lobular and septal panniculitis with numerous eosinophils associated with autologous fat grafting: Expanding the differential diagnosis of eosinophilic panniculitis[J]. Journal of Cutaneous Pathology, 2020, 47(3): 305-307.

［8］ Selva-O'callaghan A, Trallero-Araguás E, Grau J M. Eosinophilic myositis:An updated review[J]. Autoimmunity Reviews, 2014, 13(4/5): 375-378.

［9］ Bokhari SRA, Zulfiqar H, Mansur A. Sarcoidosis. In: StatPearls. Treasure Island (FL): StatPearls Publishing, November 19, 2020.

［10］ Ma Y L, Gal A, Koss M. Reprint of: The pathology of pulmonary sarcoidosis: Update[J]. Seminars in Diagnostic Pathology, 2018, 35(5): 324-333

［11］ Møller J, Hellmund V, Hilberg O, Løkke A. \[Sarcoidosis\]. Ugeskr Laeger. 2018 Aug 20,180(34)

［12］ Sohn D W, Park J B, Lee S P, et al. Viewpoints in the diagnosis and treatment of cardiac sarcoidosis: Proposed modification of current guidelines[J]. Clinical Cardiology, 2018, 41(10): 1386-1394.

［13］ Wills A B, Adjemian J, Fontana J R, et al. Sarcoidosis-associated hospitalizations in the United States, 2002 to 2012[J]. Annals of the American Thoracic Society, 2018, 15(12): 1490-1493.

［14］ Yoon H Y, Kim H M, Kim Y J, et al. Prevalence and incidence of sarcoidosis in Korea: A nationwide population-based study[J]. Respiratory Research, 2018, 19(1): 158.

［15］ Celada L J, Kropski J A, Herazo-Maya J D, et al. PD-1 up-regulation on CD4[+] T cells promotes pulmonary fibrosis through STAT 3-mediated IL-17A and TGF-β1 production[J]. Science Translational Medicine, 2018, 10(460): DOI:10.1126/scitranslmed. aar8356

［16］ Shimada S, Furusawa H, Ishikawa T, et al. Development of mediastinal adenitis six weeks after endobronchial ultrasound-guided transbronchial needle aspiration [J]. Respiratory Medicine Case Reports, 2018, 25: 161-164.

［17］ Niederer R L, Al-Janabi A, Lightman S L, et al. Serum angiotensin-converting enzyme has a high negative predictive value in the investigation for systemic sarcoidosis[J]. American Journal of Ophthalmology, 2018, 194: 82-87.

[18] Płusa T. Advances in differential diagnosis and treatment of patients with sarcoidosis[J]. Polski Merkuriusz Lekarski: Organ Polskiego Towarzystwa Lekarskiego, 2018, 44(261): 135 - 138.

[19] West S G. Current management of sarcoidosis I: Pulmonary, cardiac, and neurologic manifestations[J]. Current Opinion in Rheumatology, 2018, 30(3): 243 - 248

[20] Valeyre D, Prasse A, Nunes H, et al. Sarcoidosis[J]. The Lancet, 2014, 383(9923): 1155 - 1167.

[21] Wick M R. Panniculitis: A summary[J]. Seminars in Diagnostic Pathology, 2017, 34(3): 261 - 272.

[22] Selva-O'callaghan A, Trallero-Araguás E, Grau J M. Eosinophilic myositis: An updated review[J]. Autoimmunity Reviews, 2014, 13(4/5): 375 - 378.

[23] Chen S J, Wang X Y, Hua F C, et al. Detection of multiple muscle involvement in eosinophilic myositis with 18F-FDG PET/CT [J]. European Journal of Nuclear Medicine and Molecular Imaging, 2013, 40(8): 1297.

[24] Bokhari SRA, Zulfiqar H, Mansur A. Sarcoidosis. In: StatPearls. Treasure Island (FL): StatPearls Publishing Copyright © 2020, StatPearls Publishing LLC., 2020.

[25] Landi C, Carleo A, Cillis G, et al. Sarcoidosis: proteomics and new perspectives for improving personalized medicine[J]. Expert Review of Proteomics, 2018, 15(10): 829 - 835.

[26] Møller J, Hellmund V, Hilberg O, Løkke A. \[Sarcoidosis\]. Ugeskr Laeger, 2018, 180(34).

[27] Sohn D W, Park J B, Lee S P, et al. Viewpoints in the diagnosis and treatment of cardiac sarcoidosis: Proposed modification of current guidelines[J]. Clinical Cardiology, 2018, 41(10): 1386 - 1394

[28] Płusa T. Advances in differential diagnosis and treatment of patients with sarcoidosis[J]. Polski Merkuriusz Lekarski, 2018, 44(261): 135 - 138.